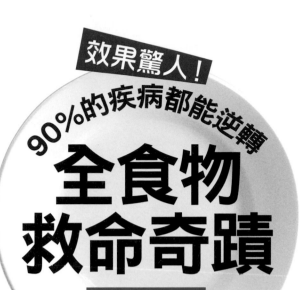

效果驚人！

90%的疾病都能逆轉

# 全食物
# 救命奇蹟

新裝修訂版

*Crazy Sexy Diet*

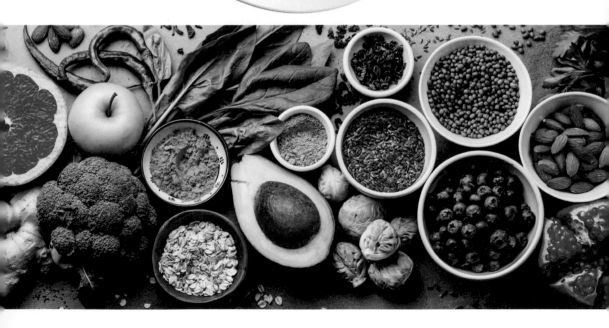

克莉絲·卡爾 Kris Carr / 著

洪淑芬 / 譯

健康smile.104

**效果驚人！90%的疾病都能逆轉‧全食物救命奇蹟**（新裝修訂版）

原書書名　Crazy Sexy Diet
原書作者　克莉絲‧卡爾（Kris Carr）
譯　　者　洪淑芬
美　　編　吳佩真、劉玉堂
編　　輯　余月霞、王舒儀
主　　編　高煜婷、劉信宏
總 編 輯　林許文二

行銷業務　鄭淑娟、陳顯中

出　　版　柿子文化事業有限公司
地　　址　11677臺北市羅斯福路五段158號2樓
業務專線　（02）89314903#15
讀者專線　（02）89314903#9
傳　　真　（02）29319207
郵撥帳號　19822651柿子文化事業有限公司
投稿信箱　editor@persimmonbooks.com.tw
服務信箱　service@persimmonbooks.com.tw

初版一刷　2012年11月
二版一刷　2019年11月
三版一刷　2024年01月
定　　價　新臺幣480元
I S B N　978-626-7408-14-8

國家圖書館出版品預行編目(CIP)資料

效果驚人！90%的疾病都能逆轉‧全食物救命奇蹟(新裝修訂版)／克莉
絲‧卡爾（Kris Carr）作; 洪淑芬譯. --初版. --臺北市：柿子文化事業有
限公司，2024.01
面；　公分. --（健康Smile；104）
譯自：Crazy Sexy Diet : eat your veggies, ignite your spark, and live
like you mean it!
ISBN 978-626-7408-14-8（平裝）
1.CST:素食主義　2.CST:健康飲食　3.CST:婦女健康
411.3　　　　　　　　　　　　　　　112022067

# 好評推薦

## 國內推薦

（國內推薦按姓氏筆劃少→多）

才不過幾年的光景，臺灣大腸癌發生率已躍升為全世界第一名，我走遍兩岸及東南亞許多國家，發現在不同地區的人們因為飲食習慣的改變，加上生活作息違反自然法則，許多人都面臨了相同的健康危機。

老祖先幾千年來的智慧就告訴我們：「不通就痛。」腸道健康，全身才會健康！書中提到的許多排毒方法與我致力推廣的——讓排毒更貼近生活化——可說是英雄所見略同。我常說，健康的兩大隱憂是「無知與疏忽」，書中提供許多健康知識，有了健康知識後，最重要的還是要去身體力行，養成良好的飲食習慣，再搭配正確的排毒方法，我想這是現代人保持健康應有的生活態度。

——王明勇，生機養生專家

本書作者克莉絲‧卡爾是美國著名的女演員，以前糜爛的生活和錯誤的飲食習慣使她得了罕見癌症，然而經由正確的飲食與心態，讓她重拾健康並且成為抗癌明星。本書彙整了豐富的抗癌小法寶，並以俏皮的口吻呈現出來，和一般嚴肅的抗癌書籍迥然不同。可別小看它，以效果來說，我認為本書相當實用，不但可以抗癌，更是養生保健的實戰手冊。

現代化工業、農業、畜牧業、食品業造成地球和人體的汙染，導致慢性病愈來愈多；想要恢復健康，不必念醫學院，先把書中的方法徹底實踐，傾聽身體的呼喚，回歸自然，你就會愈來愈健康。你相信嗎？做了就知道！

——陳俊旭，臺灣全民健康促進協會理事長、美國自然醫學博士

3

克莉絲是很多人的貴人，雖然她的肝臟腫瘤未完全消失，光是她面對病痛的態度就很有啟示性了。這是一本活潑動人的新人類健康指南，除了鹼性飲食法，第五章更強烈主張灌腸的重要，希望大家都能重視之，讓「雙口齊下、百病不生」成為本書對世人的終極祝福。防癌長鏈也會將本書列為普傳的重點書籍，讚！

——梅襄陽醫師，全球華人防癌長鏈倡導人


克莉絲在書中提到有關自然食療的許多觀念，如生機飲食的好處、清淨斷食的利益、陽光食物的重要性、什麼是鹼性食物，以及食品加工的危害等，其中的發炎食物，更是最近媒體上常被大家討論的熱門話題，都非常健康、環保、實用。
克莉絲‧卡爾成功的抗癌經歷，以及她辣妹式的生活體驗和實踐方式，使得這些看似理論的論述，變得非常清楚易懂。而她的明星光環，更能吸引許多年輕人認識真食物對人體的重要，進而改變他們目前不自覺的錯誤飲食方式！

——詹益清，綠色小鎮創辦人、海力捷兩岸綠色平臺創辦人


我從30歲開始輔導癌症朋友，用自然療法（包含果菜汁斷食與生機飲食、灌腸、晨間深呼吸等）包吃包住的幫助病友尋回健康。在31年的努力摸索中，我買過許多自然療法的相關書籍，急切尋找正確有效的食療方法，來拯救這些生命垂危的病友。這個清晰的食療系統散見於我的著作中，而今讀到本書，非常驚喜地發現其中有許多觀念與我的論點不謀而合，更重要的是，我從這本書中學到更為精闢完整的學理根據與實務細節，真是讓我如獲至寶！非常感恩柿子文化把這麼重要的書帶進臺灣，真為病友們感到開心。擁有這本書，病友終於可以自救了！

——歐陽英，生機飲食權威、歐陽英樂活生機網網主

在如何引領人們管理好自己的身體和健康這方面,我從克莉絲‧卡爾身上得到了許多啟示。

——T‧柯林‧坎貝爾(T. Colin Campbell),暢銷書《救命飲食》作者

如果你準備要管理自己的健康,本書是必備的指南,希望你可以像我一樣這麼享受這本書!

——尼爾‧柏納德(Neal Barnard),暢銷書《糖尿病有救了》作者

我非常欣賞克莉絲‧卡爾,她整個人散發出閃耀的光采。這不僅僅是因為她非凡的成就,更令人激賞的是她的個人特質。

——狄恩‧歐寧胥(Dean Ornish),美國非營利預防醫學研究中心創辦人兼執行長

克莉絲‧卡爾從得癌症到因為蔬食而變健康的故事令人驚豔!

——魔比(Moby),知名音樂人&DJ

克莉絲是一道耀眼的光芒,更是一位充滿勇氣且激勵人心的真正領袖!

——唐娜‧凱倫(Donna Karan),DKNY創辦人

趕快搶讀克莉絲‧卡爾這本書,並開始用心活、用心吃、用心思考吧!

——克莉絲蒂‧特林頓(Christy Turlington),世界名模

不要錯過鼓舞人心的克莉絲‧卡爾和她的新書,本書將會震撼你的世界。

——妮可‧里奇(Nicole Richie),名媛&好萊塢明星

你今天會拾起克莉絲這本書，絕非只是巧合——而是奇蹟，因為這是你後半生裡健康快樂的關鍵。

——蘿莉・費里曼（Rory Freedman），《瘦婊子》作者

馬上拿起克莉絲・卡爾的這本書，打開你的健康和幸福吧！

——凱莉・華盛頓（Kerry Washington），好萊塢演員

對於有任何健康問題的人來說，克莉絲・卡爾都是一座燈塔，她留下訊息激勵我們好好掌握並照顧好自己的生活、身體、健康與心靈，喚醒快樂、健康且有趣的人生。加油！克莉絲！

——馬克・希曼（Mark Hyman），執業醫師＆《六星期大腦健康計畫》作者

我非常樂意為您推薦克莉絲……新穎、可靠、有力的聲音！

——瑪莉安・威廉森（Marianne Williamson），紐約時報暢銷作家＆《改變的禮物》作者

克莉絲・卡爾將超市變成她維持健康的「藥房」，令人驚艷！

——穆罕默德・奧茲（Mehmet Oz），心臟外科醫師＆歐普拉脫口秀客座醫師

朋友，推薦您閱讀克莉絲・卡爾的這本書，它會幫助你變得更健康！

——狄帕克・喬布拉（Deepak Chopra），醫學博士＆《人生成敗的靈性7法》作者

感謝上帝！克莉絲極具勇氣，且慷慨分享了自己的經驗，我很喜歡她的書。

——雪瑞兒・可洛（Sheryl Crow），葛萊美獎女歌手

讀讀克莉絲・卡爾寫的這本書吧，我真的愛死它了，書中很認真地跟我們分享關於蔬食和快樂生活的點點滴滴！

——麗莎・馬斯特森（Lisa Masterson），醫學博士＆CBS「醫生（The Doctors）」特約主持人

# 目錄

CONTENTS

Chapter  1

## 睡美人兒！
## 還不快接這通救命電話！　18

Chapter 2

## 不生病的求生"鹼"食法──
## 打造性感微鹼體質　42

Chapter 3

## 杯子蛋糕、咖啡和紅酒，
## 讓人又愛又病的糖、麩質、咖啡因和酒精　62

Chapter **4**

## 漢堡和嘴邊的牛奶泡泡！
# 你不願面對的食物真相 82

Chapter **5**

## 隨「腸」所欲，
# 排毒和心跳一樣重要 113

Chapter **6**

## 不要發動戰爭，要發動果汁機
# 綠汁、果昔、水和斷食 130

Chapter **7**

## 身體，
# 健康不能只靠食物 148

# 為慢性疾患者帶來希望

我非常欣賞克莉絲‧卡爾，她整個人散發出閃耀的光彩。

這不僅僅是因為她非凡的成就，更令人激賞的是她的個人特質。

被宣判罹癌之後，克莉絲轉變為一個對所有健康資訊非常渴求的學生，也積極地駕馭自己的療程。她全面改造自己的生活，並成為一個能真正掌握自我身、心、靈健康的最佳模範。因為進行了現代醫學和傳統療法的合併整合療程，原本被宣判死刑的她，如今仍朝氣蓬勃地生活著。

許多病人都這樣告訴我：「癌症是我一生中得到最棒的禮物。」有些人很懷疑這句話的可信度，也許會質疑：「你瘋了嗎？」而這些病人可能會這樣回答：「若非得到癌症，我不可能會有動機去努力將生活變得比以往更快樂、更有意義。」

沒有人會刻意去追求疾病或痛苦，但當疾難降臨之際，並沒有人能告訴我們原因。我們面對疾病的態度，將會決定疾病對我們所造成的影響——即使在無法痊癒之際，也能得到進一步治療，並因此讓自我變得更完整。在這段療癒的過程中，積極面對的態度將使我們頓悟苦難的真諦，因此，就算再難受，我們也能夠撐下去。當我們的心靈得到撫慰，肉體的健康通常也會跟著受益。

改變是困難的。不過，當痛苦已經超過忍耐的極限，也許我們就會比較樂意嘗試改變：「好吧，改變飲食和生活習慣的確不容易，但真的太痛苦、太難受了，我看我還是來試試一些不同的方法好了。」

2009年，發現端粒酶的伊莉莎白‧布萊克本（Elizabeth Blackburn）醫師得到了諾貝爾醫學獎。控制老化的端粒位於人體細胞染色體的尾端，端粒酶則是負責修補和維持端粒長度的一種酵素。

伊莉莎白‧布萊克本醫師以及伊萊莎‧依普（Elissa Epel）醫師，以一群照顧患有自閉症或慢性疾病的小孩而長期累積情緒壓力的婦女為研究對象，她們發現，當婦女所感受到的壓力愈大、承受壓力的時間愈久，不只端粒酶會比較少，端粒也會比較短。這是首次有研究提供基因證據指出，長期累積過多的情緒壓力可能會縮短婦女的壽命。

其中特別引起我興趣的是：**影響端粒的並不是客觀量化的壓力值，而是婦女對壓力的感受**。換句話說，當兩位婦女面對同等的壓力，其中一位能夠自立自強掌握生活，管理好自身的壓力，最後她的端粒就會比另一位婦女更長。

我們通常認為，醫療進步就是指新科技、昂貴的藥物、新雷射或最新的手術療程，卻很難去相信，日常生活中簡單的選擇——包括我們的飲食內容、看待壓力的角度、運動量多寡，以及獲得多少關愛與

親密關係（或許也是最重要的一點）——
就能夠對健康和幸福感產生強大的影響，
但這些的確與健康息息相關。

在最近33年多的時光裡，我協同非營
利預防醫學研究中心與加州大學舊金山分
校的研究人員，共同進行一系列調查。研
究結果顯示，許多傳統觀念認為不可能的
任務，其實都是可以完成的。

我們發現，採取植物性飲食、攝取未
經加工的完整食物、適度的運動、善用瑜
伽或冥想等壓力管理技巧，以及學習如何
付出關愛並接受他人的關愛等，往往能發
揮意想不到的療癒效果，甚至逆轉下列慢
性疾病：冠狀動脈問題、早期攝護腺癌、
第二型糖尿病、高血壓、高膽固醇血症、
病態肥胖和憂鬱症等。

研究也發現，改變生活型態有扭轉基
因的效果。常聽到有人抱怨：「這些病都
是我的基因造成的，我根本無從改善，力
不從心啊！」我通常稱這種說法為「基因
虛無論」（指完全將疾病歸咎於基因，認為不管做
什麼都沒有用的觀點）。

事實上，有研究發現，罹患攝護腺癌
的男性，只要徹底執行這些改變3個月，
就能改變500種以上的基因，「開啟」預
防疾病的基因，同時「關掉」有可能引發
慢性病的基因，其中包括許多引起乳癌、
大腸癌或攝護腺癌的基因。

**基因只代表體質傾向，而非宿命。**

研究團隊也和布萊克本醫師合作，共
同測量這些病患的端粒酶水平，發現在短
短3個月內，端粒酶增加了近30%。全面
改造生活就能夠增加端粒酶，而且目前還
沒有任何藥物能達到這樣的效果。

**這些研究為許多人帶來更多希望和選
擇，克莉絲也同樣帶來希望的光芒。**

喜悅、歡樂和自由都能帶來永續的活
力，這些影響健康的機制其實作用非常深
遠，甚至已經超出我們的想像。許多人在
實踐本書的生活原則之後，很快就感覺到
健康有了極大的改善，也讓他們重新定義
改變的原因——最初或許是因為「畏懼死
亡」而選擇改變，如今則是為了感受「生
命的喜悅」。

克莉絲·卡爾在《效果驚人！90%的
疾病都能逆轉·全食物救命奇蹟》中，用
智慧簡潔的筆法，清楚地列出這些重要的
實踐方法，並以清楚易懂的文字解釋這些
做法背後的科學與邏輯觀念，包括為什麼
要採取植物性為主的飲食？為什麼全穀類
比加工穀類來得好？該如何選擇全穀類？
我們到底需要多少蛋白質、脂肪和糖分？
以及該如何在不過量攝取動物性產品的前
提之下，完整攝取到均衡的營養？

請不要把本書當成飲食指南，而是充
實生活的指引；不是飲食計畫，而是邁向
自立自強的地圖，途中處處可見克莉絲無
與倫比的熱情、幽默與愛心。相信你讀完
本書會和我一樣欣賞她。

**狄恩·歐寧胥（Dean Ornish）**
非營利預防醫學研究中心的創辦人兼執
行長、加州大學舊金山分校臨床教授。

# 改變健康和生命的4大任務

環顧周遭，你可能會發現很多人每天過著夢遊般的生活，你的朋友、家人和其他人或許都這樣。

這種現象很常見，也很可悲。如果你再看看自己，說不定會發現自己也是行屍走肉。你也許會問：「怎麼會變成這樣？已經多久了？我怎麼會落到這步田地？」

不要管那麼多了！人生苦短，別再虛擲光陰！你今天會拾起克莉絲這本書，絕非只是巧合——應該算是奇蹟，因為這是你後半生裡健康快樂的關鍵，健康生活**現在**就要開始囉！

許多決定都會影響你的生命，其中尤其以飲食改變所帶來的衝擊最為強大、最為深遠，也最持久。你送進嘴裡的每一口食物，都能夠直接影響你的身體、心靈和精神。

我個人在1994年改變飲食後就深深體認到這一點，而且我發現，改變的不只是身體的狀況，我變得比以往更快樂、更健康、也更加樂觀！我壓根兒也沒想到，內在會有如此的轉變，也從未想過要追尋改變，不過，我真的變了！改變飲食不但改造了我的世界，也讓我整個人徹底改頭換面，現在的我，幸福感更是與日俱增。

今日，我必須將生命中所有正面的事物都歸功於飲食的轉變——我根本不敢想像，當初要是沒有看到那一線曙光，現在的我會變成怎樣？

現在，該輪到你啦！你有克莉絲的幫助，這真是很大的福氣，這位瘋狂性感的獨角獸女神，帶給你的資訊是如此震撼，這將賦予你改變的力量。我們這些凡夫俗子，實在不應該糟蹋這份神聖的恩賜。

只要你願意勇敢往前踏出第一步，你也可以化身為獨角獸。你一定會興奮到尿出來！

這本書是天大的佳音！你即將擁抱燦爛的新生活。

## 第一項任務

訂立一份合情合理，同時又富挑戰性的飲食計畫。

計畫內容的難易度可以很初階，像是「不喝汽水」；也可以很高階，像是「完全純素」。你可以自行決定挑戰的內容以及難度，不過，**請務必要求自己，一定要稍微走出習慣的舒適圈。**

在決定好內容之後，你就可以挑個開始行動的日期。在接下來幾週中挑出21天，決心徹底進行這項新生活計畫。請慎選開始的日期，生日和假日都可能會降低你改變的意願。

另外，當你**寫下飲食的原則時，請留意自己使用的文字是否傳達出積極的態度和蓬勃的生氣。**比方說，請不要這樣寫：

「我得1個月不喝汽水——糟糕,我可能會活不下去!」而應該這樣說:「在接下來的21天,我要給身體喝水,而不是有毒的汽水。」

## 第二項任務

招募親朋好友一起加入。

當你想達成某一個目標時,親友的支持與互助是成功的關鍵。2009年10月中旬,我決定在感恩節以前滴糖不進。6週沒有甜點的生活就像人間煉獄(因為我已經達到目標,所以有權使用負面文字,反正我說了算)!

我當時立刻招募了兩位好友和我一起進行這項任務。在實行排毒計畫後幾天,我又找到三位同好。我們咬緊牙關、互吐苦水,一起忍受所有的煎熬。

3週後,一位朋友因為心情跌到谷底而想要放棄,但是我們適時給了她必要的支持,最後她和我們一樣成功達到目標。

當計畫結束之後,其中兩位朋友的健康真的有了極大的改善,結果她們竟然還決定繼續這項排毒計畫。

所以**請至少找一位(當然四、五位更好)朋友和你一起進行**,你最好先確認他能夠面對這項挑戰,在你情緒低落時會為你加油打氣,而且絕對不會容許你放棄。

## 第三項任務

做好準備。

清空廚房的垃圾食品,冰箱和廚櫃要擺滿正確的食物,並寫下1個月的飲食計畫。這過程其實蠻有趣的。

你可以看看最新的美食書籍、上網找食譜,或和朋友分享最新發明的餐點。相信這樣做,你不但能夠享受美食,也可以吃得很健康。

這是你的權利喔!

## 最後任務

勾勾小指頭!

請認真的看著朋友,勾勾小指,代表彼此都同意遵守這項協定。你要對著自己、朋友和全宇宙**大聲喊出你的任務,以及執行和結束的日期**。這是一份在上述三者之間成立的有效契約,但其中最重要的,還是你對自己許下的承諾。這是旅途中最刺激有趣的部分,也是奇蹟確確實實發生的地方。

你真的可以改變你的一生。

**蘿莉·費里曼(Rory Freedman)**
暢銷書《瘦婊子》的作者之一。

# 認識全食物救命飲食法專家

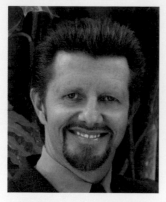

**布萊恩・克里蒙醫師**
克里蒙醫師是希波克拉底醫學中心的執行長，著有《生機飲食》。
（見51頁）

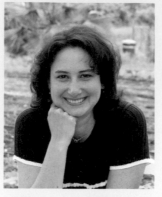

**莉莉・林克醫師**
經過認證的內科醫師，目前在紐約市擔任營養顧問，專長是生機飲食和整合式營養學。請上網www.llinkmd.com。
（見71、95頁）

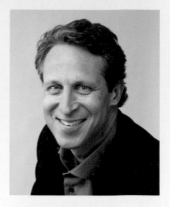

**馬克・希曼醫師**
執業醫師，著有《6星期大腦健康計畫》等書，是功能醫學的倡始者，功能醫學是近來漸受矚目的研究領域，強調以最新研究來徹底瞭解並根治疾病。
（見75頁）

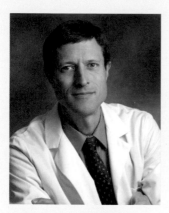

**尼爾・柏納德醫師**
著有《這樣吃，全身疼痛都消失》和《糖尿病有救了》等書。責任醫療醫師委員會的創辦人，此團體致力推廣預防醫學，並針對現代醫學的爭議提出解決之道。
（見86頁）

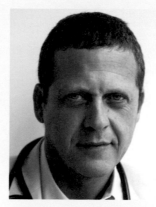

**亞歷山卓・強格醫師**
著有暢銷書《潔淨：重建身體自癒力的全新方式》。
（見100、121頁）

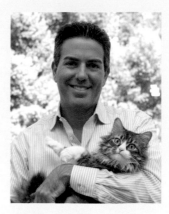

**緯恩・巴塞**
「美國人道對待動物協會」的前會長和執行長。他也是「人道對待動物美國組織」的共同創辦人與前理事長，此組織致力於幫助富有人道理念的候選人競選。
（見107頁）

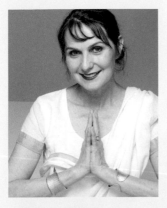

**雪倫‧蓋農**
資深瑜伽師、作家、動物保
育者、音樂家和藝術家，致
力於教授瑜伽，著有《瑜伽
和素食》等多本暢銷書，同
時也是國際吉瓦穆提瑜伽法
的創始人之一。
（見151頁）

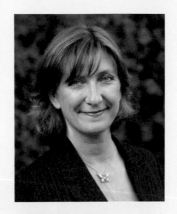

**史黛西‧摩肯**
「安全化妝品推動小組」創
辦人之一，著有《美麗的代
價：化妝品的恐怖真相》。
（見157頁）

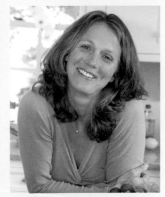

**史蒂芬妮‧薩克斯**
食物營養學家，工作地點涵
蓋漢普敦地區和紐約一帶。
她藉由實地探索的方式教導
民眾如何正確選擇食物來滋
養身體，幫助大家過更健康
的生活。
（見171頁）

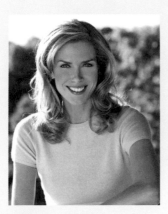

**凱西‧佛斯頓**
健康養生專家，著有《一點
小改變，簡單醫百病》。
（見187頁）

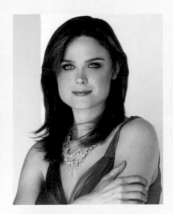

**艾蜜莉‧黛絲彩能**
除了演出影集《尋骨線索》
之外，也是健康和動物權益
的宣導者。
（見188頁）

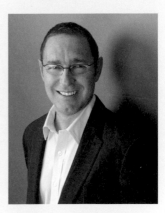

**法蘭克‧理曼醫師**
1111健康中心創辦人。
（見195頁）

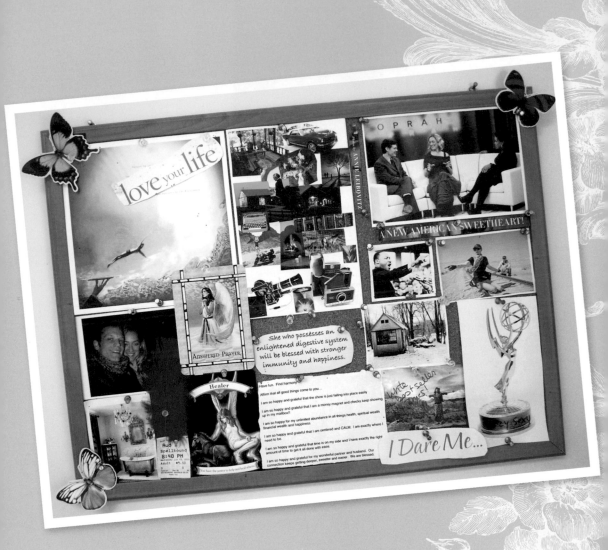

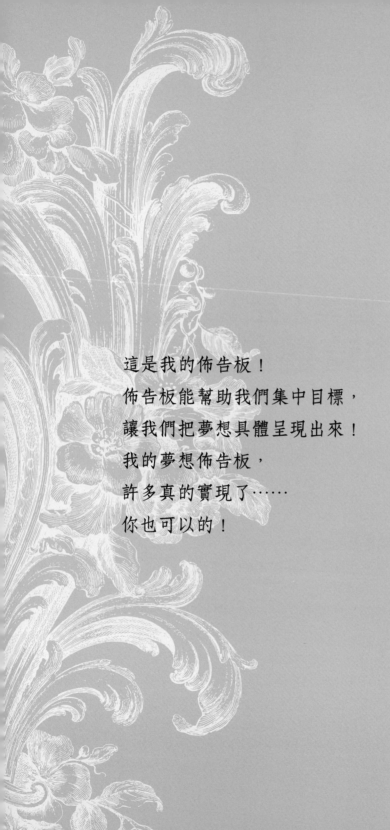

這是我的佈告板！
佈告板能幫助我們集中目標，
讓我們把夢想具體呈現出來！
我的夢想佈告板，
許多真的實現了……
你也可以的！

Chapter

# 1

# 睡美人兒！
# 還不快接這通救命電話！

*現在請問問自己下面這些問題*：你決定要開始認真生活了嗎？你是否已經決定要克服低潮、擺脫恐懼，並開始發揮瘋狂性感的潛力？如果你還不曉得什麼是「瘋狂」、什麼是「性感」，請聽我解釋。

**瘋狂指勇敢、創新、前衛與挑戰現狀。**
**性感指自信、關懷、圓滿、熱情，而且富有自主意識。**

聽起來不錯吧！讓我告訴你，現在瘋狂性感的熱線已經響起囉！鈴！鈴！我親愛的大美女，還不快接！

我們這一群粉領族，雖然成天腳踩著高跟鞋，打扮得光鮮亮麗，但是總有一天，會有一通緊急電話告知你：「天賜良機！」對某些人來說（包括我），這個機會卻是降臨在罹患絕症之時。此時生命突然響起119的求救訊號，你好像在做垂死的掙扎，祈求上天再給一次機會。你突然發現，衝破這些難關的唯一辦法，就是重建一個更強壯的身體。

也許你是在大跳迪斯可的時候，一道神聖的光束突然觸動了你對自己的愛。此時，你心中的小皇后會猛然意識到：「嘿！我值得！」於是你跟自怨自艾說掰

掰！跟寵愛自己說哈囉！這樣的覺醒就像是喝下一杯自我意識超濃的雞尾酒，讓你沉醉於自立自強的自信中。

或許事實並沒有那麼戲劇化，也沒那麼誇張。你會突然想行動，可能只是因為悶過頭，或是再也無法忍受每天頭昏腦脹的生活了。你決定不再無意義的殺時間、不再手握遙控器窩在沙發上、不再用臉書追蹤朋友的動態……，也不再給自己任何藉口。

我親愛的好姊妹，請跟我一起說：「阿門！」

在這追求健康的路上，不管一開始的改變動機為何，你其實已經邁開了一大步。現在會拾起這本書，就代表你有潛力成為一位超級健康鬥士。

開始全面改造你的身心靈吧！因為你值得！現在，我們應該要從最基本做起，你將化身為《終極女特務》影集中的主角，身體更強壯、行動更快速、頭髮更亮麗。前提是你必須清醒起來，而且願意改變現有的生活模式，不要再持續累積壓力，也不要再成天嚼著肉桂麵包。

優雅的美女！現在就開始進行「逆轉疾病的全食物救命飲食法」吧！


**你是否感受過身心圓滿的幸福？**

**你是否對自己充滿自信？**

**你是否能同時擁有腳踏實地和活力充沛的特質？**


相信我，你絕對有辦法達成這些目標。

這套全食物救命飲食法和生活方式將提供必備的工具，指引你清楚的方向，讓你在這段航程中一路順暢。這世上有太多你無法控制的事，鄰居的臭小孩、暴風雨、超緊身牛仔褲和細肩帶的小可愛，但健康幸福的生活卻掌握在你自己手上。

這一切都從你的嘴巴開始，**你吃進去的食物和你講出來的話，都將決定你的命運。**營養不良和化學添加物都會

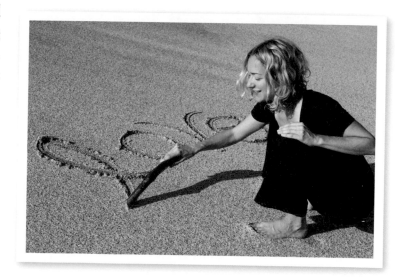

## 逆轉疾病的全食物救命飲食法？

讓我好好解釋什麼是「逆轉疾病的全食物救命飲食法」。這是一套低脂蔬食的計畫，著重在平衡身體的酸鹼值，強調多攝取新鮮美味的完整食品、低升糖指數的水果、生鮮蔬菜、使身體變鹼性的綠汁，以及超強力果昔。若是能多攝取鹼性食品，同時減少酸性食品，如動物性食品、精製糖類和澱粉等等，你可以降低身體的發炎反應、增強免疫功能，並提高自己的生命力。

簡單的說，你手中將握有更多健康的籌碼。太棒了！萬歲！

逆轉疾病的全食物救命飲食法有兩種靈活的運用層次，可以隨時根據個人需要和生活型態來調整。這兩階段分為60/40和80/20，也就是飲食中涵蓋60%或80%的鹼性食品，以及40%或20%的酸性食品 見 33 頁。

雖然80/20是最佳的目標，但以長期來說，60/40也算是酸鹼平衡的健康比例。如果你現在的健康狀態已經不錯，採用60/40的比例就能得到很棒的效果。但如果你曾經大病一場或正在和病魔對抗，也或許你純粹想追求黃金比例，那麼80/20和你最速配。

我要先澄清一點：60/40並非意指60%健康食物和40%垃圾食物，像糖果、洋芋片和超市減重區裡的加工食品。**你的飲食必須百分之百是完整的「全食物」。**

本書最後將引導你如何展開這21天的體內淨化旅程，途中充滿著美味的綠汁、豐富的生鮮蔬果，完全沒有發臭的屍肉。

除此之外，本書還會賦予你許多啟示、鼓勵、強烈的動機、念珠等宗教心靈慰藉，還有一些小撇步，保證讓你渾身是勁，光彩四射喔！

使你疲憊不堪，負面思考和自我奚落將會折斷你天使般的羽翼。**沒有疾病不代表就是健康**，你還必須要有勇往直前的充沛活力，健康是代表身心靈都達到安詳和諧的境界。現在就著手改寫你的菜單並創新你的食譜吧！

**趁壞習慣還沒摧毀你之前，**
**趕快先將它們全部消滅！**

別誤以為完美健康遙不可及，**我們必須為自己所選擇的生活習慣負責。**

若你能仔細檢視自己身體與心靈所汲取的養分，包括飲食、思想、念頭、八卦和劣質的真人實境節目，你的世界將徹底改變。當你將自己排在第一順位時，各種好運將隨之降臨，也許是獲得新的工作機會，或是找到新的興趣，也可能有新的使命降臨；原本放棄的夢想現在正準備起飛；單向的情感付出也得到了應有的回饋；健康問題現在都能持續控制在穩定狀況，有時甚至能夠好轉。可以百分之百確定的是：你整個人會由裡到外散發健康的光彩。

當你感到快樂又健康時，沒有人能奪去你紅寶石般燦爛的光彩；一旦你充滿正面的能量，周遭的人也將隨之受益。你會發揮以身作則的精神，分享養生之道來幫助更多的人。這將創造出一種雙贏的局面，但好處還不只這一些，你做的選擇不只能改善你的健康，整個地球也將快樂起來。

現在就開始盡情搖擺吧！

# 天啊！我不敢相信自己在寫一本飲食養生書！

*老實說*，我從來沒想過要出一本飲食養生書，因為有時飲食計畫根本沒有用。然而，自罹病這幾年來，我累積了許多實驗和研究結果，實在不應該全部私藏起來。

由於我的抗癌紀錄片和前兩本書都非常成功，許多人寫信請教我飲食內容、冥想方法、該閱讀的書籍、好的排毒和養生中心，以及如何得到全方位的平衡。這些信件不只來自癌症病患，也有許多是迫切想瞭解如何全面改善生活的各界人士。這些來信的朋友充滿著潛修的動力，剛好契合我這種不服輸的精神，他們同時也很欣賞我這過來人所提供的養生之道。

本書所提供的計畫不只侷限於飲食內容，還包括了最佳的生活習慣，我和無數人都從中獲益匪淺。雖然我不是醫師，也不是科學家，但卻是一位「瘋狂性感」的癌症過來人。自從我開始改變飲食和生活方式後，身心靈都變得更加健康茁壯。**我活著的每一天都是本書的最佳見證**，這是再實在不過了。

本書也分享了其他人的見證，這些同伴的故事深具啟發性，而他們努力的精神更是令人感動。

加入我們的行列吧！現在大環境這麼糟，我們更應該積極推動「預防勝於治療」的觀念。現在就開始以身作則來教育下一代，引領他們獲得身體的健康、心靈上的富足以及精神上的愉悅。

沒有任何人比你更瞭解自己的身體，如果你被動的等別人來幫自己解決痛苦，那只會像賭輪盤一樣冒險又沒保障。

本書是我給你的禮物，像一封給生命的情書，誕生於我被診斷出罹癌之時。但是，這糟糕透頂的疾病卻激勵我去尋找更健康的生活方式。稍後你將讀到我當時身陷泥沼的慘況，可是別忘了，蓮花可是出自淤泥的喔！最美的花也是從醜陋的堆肥中盛開的呀！癌症徹底顛覆了我的人生，迫使我去為「正常」找到一個全新的定義。

本書是我多年來探索和研究的成果，裡面提供的資訊將深深改變你的生活，甚至還可能救你一命，不然好歹也能幫你減少一點討厭的橘皮組織！

**你不用罹病也能有所頓悟，不必花大錢就買得到寶貴的知識。**

其中最難的也許就是改變自己的想法。然而，一旦突破舊有的思想藩籬，你會發現，原來你也可以蛻變成自己心目中那個美好的形象。

# 情人節快樂！PS：我得了癌症……

*在2003年的2月14日*，我接到了一通生命中的緊急電話：「情人節快樂！恭喜你得到『捱』症。」我故意把癌症的「癌」寫錯，因為我才不想任其擺布。當時我這位時髦的紐約客才31歲，還是才華洋溢的演員和攝影師。但老實說，身心俱疲的我當時只知道成天搞派對，滿腦子只想趕快在百老匯和演藝界闖出一番名氣。我有時過著錦衣玉食的生活，有時卻連買麥當勞的錢都沒有——許多藝術工作者大概都是這樣，不是餓肚子就是吃大餐。

在那展開長期抗戰的第一天，我躺在冰冷的手術臺上，一位名叫蜜德莉的護理師用超音波掃描著我的腹部。我之所以會去找我的個人主治醫師，是因為當時肚子實在痛得不得了，甚至連喘氣都覺得困難。其實3年以來，我一直都有這些困擾，但現在症狀卻更為嚴重。

前幾次就診時，醫師都沒有檢查出任何問題，我也慢慢學會忍耐這些不適。當時醫生對我說：「你大概和其他太過緊張的都市女孩一樣，得到便祕啦！」當時我隨身帶著止痛藥，自以為天下無敵。然而，那天的痛苦已經超過我所能忍耐的極限。原本我還以為，前陣子參加自己演出的電影首映會時，已經將痛苦全部

宣洩出來了，但其實根本只是假象。上瑜伽課時，即使在猛男面前賣力演出，好像也沒讓我好過一點。

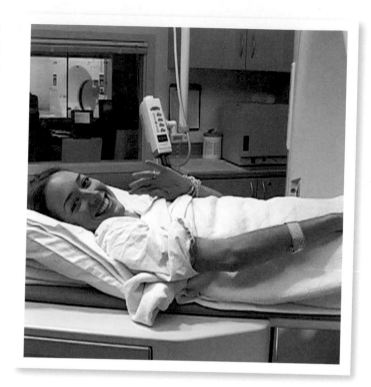

看到蜜德莉憂慮的表情，我忍不住問她到底發現了什麼異狀，她十分嚴肅的說：「我不可以擅自回答病人的問題，你必須自己請教醫師。」我想那就算了，多等個幾分鐘也無所謂。然後，醫師走了進來，說：「你的肝臟表面有十幾個傷口。」我聽了滿頭霧水，不是被刀子切到才會有傷口嗎？我怎麼有辦法切到自己的肝臟呢？

**我承認我有時會喝雞尾酒，**
**嘗試一些娛樂毒品，**
**但踰矩幾次就得承受如此慘痛的後果，**
**上天的處罰會不會太嚴厲了？**

接著醫師開始解釋病情。原來所謂傷口就是腫瘤，我的肝臟表面有12顆腫瘤，從超音波影像看來，像極了充滿氣泡的瑞士乳酪。更糟的是，連肺部也有10顆腫瘤。聽好喔！這種癌症完全無法以手術開刀治療，放射線治療和化療也都派不上用場。最慘的是，這種病根本就無藥可救！在聽到這消息的那一瞬間，我突然從性感辣妹變成了罹患「上皮樣血管內皮瘤」的垂死病患，此病的罹患率不到總癌症病患的0.01%。這個病不但難寫難念，還難以瞭解，而且沒有任何單位會動用大筆基金來研究它，靠！

## 壞肝臟

我認為，上天一定在跟我開玩笑。我沒有任何癌症病史，才剛過完31歲生日，還是個黃金單身女郎，但現在卻罹患這個罕見疾病？情況可大不相同了！

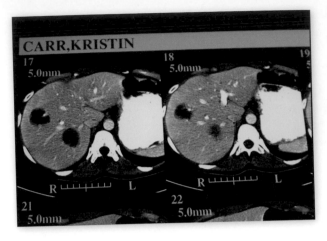

我原本逍遙自在的約會模式如今正式宣告結束，結婚前再也沒機會到處風騷，這根本就像只能吃主餐、不能吃遍所有前菜一樣無趣。我的生命頓時支離破碎，蒙上一層陰影。朋友離我而去，同事把我看成恐怖的瘟疫，慰問信件開始如雪片般飛來，上面全寫著一樣的話：「聽說你快死了，真令人遺憾！」

我怎麼會落到這樣的下場？我一直都很乖啊！我一切都照規矩來，沒有違規穿越馬路，也沒有搶銀行。我保持運動，飲酒也還算適量，有時甚至也吃得蠻「健康」。我都有說「請」和「謝謝」，出外用餐更是會給服務生20%的小費。我的老天爺呀！請幫幫忙，我不但是忠實的民主黨員，也是形象清新的啤酒女郎呢！

接下來我不斷尋求更多醫師的建議，也每天上網查詢這個疾病。我很快就發現到，我必須把這個疾病視作一件重要的任務。如果想要成功控制住這場癌症風暴，就必須將情緒抽離，保持冷靜。再見了，百老匯！哈囉，「救我一命」科技公司大總裁！我就是這家公司的總裁，所有醫師都要為我賣命。為了活下來，我必須立刻備足人馬。以下就是我的徵才內容：

我是一位嚇破膽的病人！
正在尋求一位厲害的癌症專家，應徵者必須完全瞭解這可笑的罕見疾病。
應徵者必須是能掌握最新醫學脈動的科學家。一定要有團隊精神，不能自以為是，也不能故步自封。對待病人的態度必須親切溫和，不可以有地獄使者般可怕的面容，也不可以用軍事化的教條來嚇唬病人——這點請特別注意。
如果你的學歷證明是來自某間加勒比海島國的學校，那你可以不用報名。

在眾多應徵者當中，有幾位是合格的申請人，但也有一堆蠢蛋。有一個醫師建議我移植3種器官，我當場就把他掃地出門。

拜託！這對我也太不敬了吧！還有一個醫師宣判我只剩10年的壽命，到現在我都還想對他比中指！

沒錯，當時的我的確身陷於癌症風暴，但我仍然不確定疾病進展的速度，所

以不管是挖出器官、化療或何時要翹辮子，在我看來都未免言之過早。我十分清楚，現在只有我能為自己爭取權益，我必須學習如何駕馭這套系統。

在四處求才之下，最後我終於找到我的左右手。坦白說，如果不是那位癌症醫師的幫助，我可能早就沒命了吧！猜猜看他的診斷結果是什麼？沒錯，正如我所想的，我的疾病進展速度十分緩慢。

因此，簡而言之，我坐擁所有癌症病人最覬覦的東西：時間。這是個天大的好消息，因此我選擇了一條最極端的治療方式——什麼都不做，而醫師也同意我的決定，他說：「我們可以採取靜觀其變的策略，等癌症先出手再說。」

**聽起來好像不錯！**
**不過，與其靜觀其變，我可否「動」觀其變呢？**
**主動出擊會不會更好？**

如果無法治癒這個疾病，那我是否還有保持健康的希望？像我這樣的人是否還可以被定義成健康？**與其將這疾病視為癌症，或許我可以重新將其定位為「生理失調」**。我不曉得機率有多高，但說不定我能幫助自己的身心控制住這疾病。我很清楚的發現，自己不懂的實在太多，但就在主動出擊的這一剎那，我又重新獲得生命中的喜悅，求知的欲望再度湧現。面對癌症將不會是一場戰爭，而是生命中最令人興奮的冒險。

## 內在醫師

進行了一番透徹的內在探索後，我終於遇見了自己的內在醫師。她不但聰明絕頂，求知若渴，還具備極端敏銳的直覺，穿起醫師白袍的造型還很可愛！她給我的處方箋簡單易懂：「小乖乖，快改造生活吧！當一位自立自強的偵探，解開健康的謎團吧！」

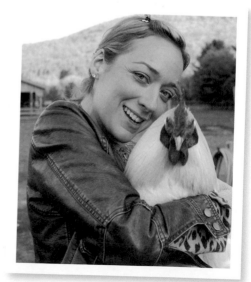

在頓悟的瞬間，我突然覺得自己變成電影裡的霹靂嬌娃。霹靂嬌娃會被壓力擊倒嗎？不可能！她們會抹上美美的唇膏，然後主動出擊。我的內在醫師鼓勵我**和自己的身體合作**，從最簡單但也最重要的地方著手，為了達到這個目標，我必須先保持樂觀，才有重建體內平衡的機會。

我以往的飲食目標是在鏡頭前能保持纖瘦，所以對健康飲食的定義實在一竅不通。過去我總是把精力投注在測量食物的重量以及計算卡路里和脂肪量；方便性擺第一，要能配合試演的時間，也不能耽誤到雞尾酒會。

我吃飯的座右銘是：「打開包裝放進微波爐，拿出來就可以吃！」蔬菜好像很不好處理，不論是購買或料理蔬菜都太麻煩了，裝在塑膠袋或厚紙板裡的「偽食品」既省時又便宜，就算它們的成分表裡面，出現一些難念的「毒藥」名稱，也嚇不了我。

當時我天真的以為：「如果某樣成分有害人體，廠商絕對不會把它添加到食物裡，畢竟有食品醫藥管理局把關啊！」更何況我最關心的是包裝給我的承諾：「吃下這塊美味的蛋糕，實現窈窕的夢想！」我不但可以吞進這塊垃圾，還能擁有迷人的小翹臀，這真是令我感動到想大聲呼喊：哈利路亞！

在這樣的生活方式之下，我的健康一開始就亮起了許多紅燈，但我還是不曉得問題的根源：這樣詭譎的生活型態和環境給我的身心帶來極大的壓力，我因此罹患了許多慢性病，其中包括臉上的痘痘、感冒、胸腔感染、過敏、憂鬱（我都靠百憂解和葡萄酒解悶）、皮膚乾燥、濕疹、性欲低落（我才20幾歲呢）、腹脹、便祕、腹痛、胃酸逆流、酵母菌感染和慢性疲勞……，這些都是失衡的身體所發出的求救訊號。

然而，我非但沒有正視身體的問題，反而吞進更多藥物，讓情況愈發嚴重，惡化到身體無法承受的地步。最後才發現，是該進行改變了。

## 下一站：全食物超市

全食物超市（whole foods，全美最大的有機超市）現在變成我的新藥局。一開始我都是胡亂採買，以瘋狂的速度把購物車裝滿書籍、錄影帶、營養補充品、各式粉末或健康飲品，和所有觸目可及的有機蔬菜。買株羽衣甘藍吧？沒問題！我心裡想著羽衣甘藍顏色深綠又是綠葉蔬菜，一定對健康很有幫助。但心底卻又對如何對付這株恐怖的植物感到焦慮，我還懷疑自己會不會在死於癌症之前，就先被這株植物搞死了！

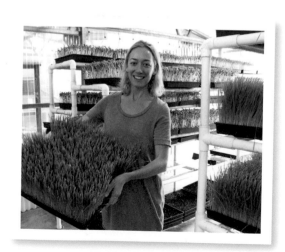

我把所有的身體問題製作成一張表格，然後一一處理。我開始正視失眠的問題，學習如何入睡，例如冥想之類的練習，就能幫

助我不再胡思亂想。我終於發現，過去所有不運動的藉口，都不具任何說服力。或許你也跟我一樣，總把時間壓榨到極限，完全沒有運動的空檔。

**運動對人類，**
**就像土壤對植物一樣重要，**
**每個人都需要規律的運動，**
**沒得商量！**

運動能修護身體、撫慰心靈、使你活力充沛，有足夠的能量可以去處理每天的問題。

我回到校園學習營養學，才有辦法學會飲食及自療的技巧。幾何學，滾蛋吧！營養學，快來吧！同時我也中斷了演藝生涯、賣掉公寓，變成全職的自療師──我可是有證照的喔！

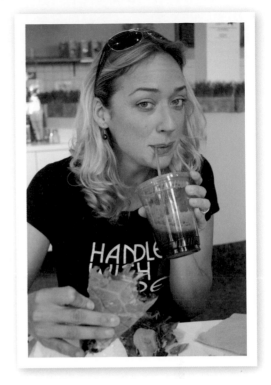

在揮別了活躍的紐約派對生活後，我暫時搬到了新墨西哥州的一間禪寺，步調從快速緊張變成輕鬆和緩。最後我在紐約的烏茲塔克定居下來，在大自然的環繞下過著簡單的生活。

我用虔誠的祈禱取代了馬路上的咆哮，用清靜斷食取代速食餐飲，用有機綠汁取代馬丁尼，我開始全面採取關懷眾生的純素餐飲。

就這樣，7年過去了，我的癌症尚未消失，但病情一直都保持穩定。肝臟上的腫瘤目前處於休眠的狀態，現在這些傷口都被我戲稱為美人斑。

我現在能如此容光煥發、神采奕奕，這一切都要歸功於飲食和生活型態的轉變。或許我的成功是因為這個疾病本身就不具威脅性，也或許是因為我採取正確的療法，但這些都不是重點。

事實擺在眼前：我的血液檢驗報告都很棒，我的精力充沛，我的免疫系統很活躍，而且最重要的是，我很快樂！

沒錯！我真的很快樂！

接下來我將告訴你，在這個慢性的致命疾病威脅下，我如何日益茁壯。抱歉！我不是故意在吹牛，但我一定要再公開另一件得意的事──在疾病逼迫我改變之後，我竟然找到了生命中的靈魂伴侶！

如果你也和我一樣喜歡尋覓愛情，而且爛桃花居多，或許這點能說服你改變。我竟然還能嫁給我電影的剪接師，看來我這個「已損毀商品」其實還蠻有價值的。

不管癌症是否消失，當我清除掉無用的雜物，寄予自己更崇高的任務，生命中原本失散的拼圖都自動歸位了。

不要坐著等待風暴解除或霉運消失，現在就著手改變、現在就陷入愛河、現在就開始生活；不要等待別人發給你健康生活的許可證，因為你永遠也等不到那一天。健康生活是你與生俱來的權益，趕快緊緊抓住！

# ✕ 別因為 癌症而垂頭喪氣

*聊到這裡……*該好好談談你生命中有什麼事和癌症一樣討厭。

你最困擾的是過度肥胖嗎？還是憂鬱症？你是否罹患心臟病或糖尿病？膽固醇是否過高？你有什麼遺憾？做事老是拖拖拉拉？還是經歷離婚的風暴——那可不好玩。

其實你痛恨什麼並不重要，但是，你處理的方式卻足以改變你自己的生命。

你應該化悲憤為力量，與其受到疾病的羈絆束縛，不如讓它成為你的心靈導師，點燃你內心的智慧之火，看清你的內在醫師。

**一旦你決定要認真生活，飲食和生活習慣就是最重要的兩個關卡。**如果你還是過著渾渾噩噩的生活，那你永遠也無法看清自己的內在；若你想徹底發揮潛力，就必須改變飲食內容和對食物的想法。

此時，這本書就可以助你一臂之力，**因為你的飲食就是你內在醫師的助理。**

**別因為自己的疾病而垂頭喪氣！每個人的癌症版本都不同，**

# 一些健康失調的大數據

　　我們現在遇到的麻煩可大了！我們吞進嘴裡的垃圾，呼吸的髒空氣，身處的惡劣環境，都和健康失調有關，如果我騙你，上帝可以懲罰我吃自己的牛仔靴配墨西哥辣醬。世界衛生組織的統計資料顯示：

- 癌症是全世界人類的頭號殺手，2030年死於癌症的總人口將較2007年同期高出45%。新的癌症病例將從2007年的1,130萬人增加到1,550萬人。
- 全世界的第二型糖尿病總人數超過1億8,000萬人。如果再不採取緊急行動，未來10年因糖尿病而死亡的總人數將激增50%。
- 心臟疾病高居美國人死因的第一位。在2005年，有超過1,700萬人死於心臟病或中風之類的心血管疾病。其中高達8成的早發性心臟病和中風其實可以透過飲食和生活習慣的轉變來預防。
- 約有16億人口的體重超標，而有4億人口已處於病態肥胖的範圍。若只說5歲以下的孩童，全世界就有超過2,000萬名超重兒童。
- 1970年代，美國兒童罹患自閉症的比例約1/10,000。現在，某些州的罹病率已經高達1/150。每20分鐘就有一名孩童被診斷出罹患自閉症。

**即使看似「滿分美眉」的鄰居，**
**也有她的致命傷。**

　　你能瞭解這點，已算是非常幸運，而且你還懂得要積極面對，更是不簡單。

　　超過半數美國人死於心臟病和癌症，有⅔以上的人終其一生都過度肥胖。美國是全世界最富裕國家之一，但是醫療品質卻排名第33位（落後斯洛維尼亞）。

　　當我還在念小學時，沒有同學罹患第二型糖尿病等成人疾病，也沒聽說誰在服用改善的處方藥。如果有點鼻塞，就趕快吃些豌豆再多喝點柳橙汁；如果有誰抱怨自己得到不寧腿症候群，大家就會勸他多多散步！

　　美國人花在醫病的錢比花在健康的錢還要多，許多人年紀輕輕就患上祖父母才會有的致命疾病。

　　有些醫學研究員預言：下一代的壽命將比這一代更短。在我看來，解決之道很清楚：除了採行良好的生活習慣之外，同時將值得信賴的最新醫學和正確的營養觀念結合起來，相信成果將十分豐碩。

總而言之，如果我們想要保持健康，除了要靠高明的醫師不斷創新突破之外，我們自己也要改善飲食和生活模式，學會控制壓力，並攜手整理我們共同的家園。

# 癌症基因並非宿命

最近基因領域的新發現廣受各界注目。基因被吹捧成能塑造未來健康快樂的奇蹟。各大研究領域，舉凡科學、醫藥和科技全部都想趕上基因這班列車。但當我們健康受到威脅之際，似乎又把過錯全部歸咎給基因。不管是癌症、酗酒、偷腥或肥胖，全都說是基因造成的就好了。

但狄恩·歐寧胥醫師曾一針見血的點出：基因並非宿命。最新的擬遺傳學顯示，在不需要改變DNA的條件下，每天日常生活所做的選擇，諸如飲食、生活型態和環境中的壓力因子，就可以**改變基因的展現方式**。這些和基因無關的因素可以任意啟動疾病的開關，也可以決定肥胖和其他健康問題是否真的發作。

舉例來說，位於波士頓的戴那·法柏癌症研究中心的研究指出，只有5%到10%的癌症是因為遺傳性的基因突變所造成。其他頂尖癌症中心也一致認為：約有70%到80%的癌症，是飲食或其他行為（吸菸或飲酒）所造成，和基因並沒有關係。2009年美國癌症研究中心的報告指出：

**每年光是因為體脂肪量過高而罹癌的病例就高達10萬人。**

好消息是，既然我們能把健康搞砸，也許也有重拾健康的希望，這就是天然基因與人為因素擦出的火花！

但並非每個人都認同我的看法。

最近我在喬治亞州的一間醫院演講時，會場上有一位女士舉手發言，她說：「你錯了！」她認為選擇正確的生活方式並不能改變宿命，假如我們的名字出現在上帝準備召喚的名單當中，那就一定會生病。

她繼續表示道：「害你生病的是上帝的名單，不是那片香腸披薩。」

這真是我聽過最貧乏無力的生命觀了！假如事實真如那位女士所言，那每天坐著清理肚臍眼就好了，何必再做什麼努力？上帝不是給了我們自由選擇的權利？身為人類，「自由」可以說是最棒但也最害人的權利了！

# 全食物 救命

*正如嬉皮教主喬尼・米切爾所言*，該是回歸田園的時候了！大自然是所有健康事物的泉源，沒有任何手術臺比得上自然的療癒力，同時它也是全食物救命飲食法的基礎。

我喋喋不休了這麼久，到底是在講什麼革命性的計畫呢？我之前曾概述過，現在讓我們再從頭說起。別擔心，這計畫很簡單，你不用是天才也能瞭解。

全食物救命飲食法是一套低脂蔬食（或純素）的計畫，著重在平衡身體的酸鹼值，降低發炎反應，方法是**多攝取新鮮美味的完整食物、低升糖指數的水果、生鮮蔬菜、使身體變鹼性的綠汁以及超強力果昔。**

採行這套飲食法時，我鼓勵你減少攝取動物性食品、精製糖、加工過的垃圾食品和所有你看不懂的食品或添加物（異國水果例外），若能將這些全面屏除則更佳。

少吃酸性食品，你的身體將能發揮天然的修護力。

你將擁抱一個新的座右銘：

**乾淨的食物入口，**
**骯髒的廢物排出。**

鹼性飲食可以幫助你排出身體累積的毒素，讓你得到真正的自由。隨著身體達到酸鹼平衡，整體健康也將獲得改善，呼吸變順暢、粉刺消失、味覺甦醒、神采奕奕、大腿上的皺褶消失了、性生活更美滿、記憶力變好（當你絞盡腦汁回想到底是和誰上過床時，這點特別有用），連排便系統也變得和法拉利跑車一樣強勁有力。

好處還不僅止於此！當你瞭解清淨蔬食對細胞的作用，你對逆轉疾病的全食物救命飲食法的興趣將愈來愈高。科學有其性感動人的一面，你將瞭解以植物為主的飲食法為何能讓人受益無窮，不論是健康、幸福感、容貌，連你的荷包都會感謝你！

你也很可能甩肉成功，但這只是眾多好處之一，當你終於達到自己的理想體重時，或許你對公斤數早已變得豁達，而只顧忙著享受活力無窮的新生活！

這是因為這套飲食法並非只有短暫的「藥效」，也不是偶一為之的休閒娛樂，它是能擺脫不適的愉悅生活，也是一輩子的健康計畫。

# 吃對蔬食當然不生病

如果你攝取蔬菜的方式正確,以植物為主的飲食便能提供你完整的營養,你將不會缺乏維他命、礦物質、植物性營養、氧氣和酵素。你還懷疑嗎?美國飲食協會的聲明如下:妥善規劃的素食餐飲能夠提供各年齡層所需的營養,包含懷孕期、授乳期、嬰兒期、兒童期、青少年期和運動員在內。

資料顯示,素食者的血膽固醇和血壓都比較低,罹患高血壓和第二型糖尿病的比例也比非素食者低。除此之外,素食者的身體質量指數(BMI)和癌症發生率也都比較低。美國農業部也指出:素食餐飲能夠提供所有必要的養分,包括蛋白質和鈣質。

## 這套計畫為何有效?

你能夠將原本酸化的體內系統調整為富含氧氣的鹼性環境。這要藉由增加生鮮食品、綠汁和綠色果昔的攝取量,並配合減少或排除加工過的糖類、精製澱粉、飽和脂肪過高的動物性食品、刺激性食品和過多的熟食。

太讚了!你將能擺脫標準美式飲食(我把它簡稱為SAD,這縮寫有夠貼切,因為這種飲食法真得很遜)不斷加諸身體的壓力和發炎反應。

身體一旦開始自行修護,細胞更新的機制也隨之啟動,這種飲食法可以說是餐盤中的奇蹟,它所帶來的連鎖反應將反映在你生活中的每個角落。

你可能會有一些疑問。這套飲食法是否規定你一定要完全生食呢?並非如此!鮮脆的清蒸蔬菜和清炒的蔬菜也都算數。

是否一定要吃素甚至純素呢?都不用!逆轉疾病的全食物救命飲食法是很有彈性的,你可以酌量吃一些比較健康的熟食,飲食中的酸性部分可以包含一點點動物性食品,但等到你瞭解肉類食品對健康和地球的危害時,你可能就會改變主意了。

**請記住:純素不一定健康。**

即使是再重視食物倫理的人,也可能吃進過多的加工食品和過度酸性的食物。下面條列的這些食物都算純素,但可不怎麼健康:薯條、話匣子玉米片、白麵包和白麵條、家樂氏的果醬餡餅、Kool-Aid果汁粉、Crisco白油,以及其他許多甜食零嘴。

我把這群吃錯食物的素食者暱稱為:瑪芬蛋糕素食者。因為當我的飲食變得和瑪芬蛋糕素食者一樣,我的腰間就會長出「瑪芬頭」,也就是溢出牛仔褲的那

圈贅肉。這族群原本的出發點很好，但卻吃進了太多垃圾食物和過量的大豆，還納悶為何老是疲倦、肥胖和感冒。

真正有效、充滿生機的蔬食或是純素餐飲，主角就是……蔬菜。那還用說！

## 你將從本書學到什麼？

- 酸鹼值的療癒力，以及如何攝取適當比例的鹼性食物。
- 排毒的重要。
- 如何維持體內系統的平衡。
- 抗發炎生機飲食等同於真正的精力。
- 榨取蔬菜的綠汁將改變你的生活。不要啟動戰爭，要啟動果汁機。
- 避免食用麩質的好處。
- 糖等於毒品，低升糖指數的選擇較好。
- 肉類和乳品業的醜陋真相。
- 負面思考和壓力都會使身體趨於酸性。
- 正視娛樂的重要性。
- 如何先扭腰擺臀……。
- 然後一屁股坐在冥想墊上。
- 如何排除「科技毒素」。
- 設定界限的重要。
- 誠心祈禱和自我肯定的重要。
- 只要你想要，你就做得到。

# 60/40 和 80/20，選擇最適合你的比例

*逆轉疾病的全食物救命飲食法*有兩個層次：60/40和80/20。我鼓勵你以80/20為目標，即80%的鹼性食物和20%的酸性食物，但不一定要太過嚴格執行。

對許多人來說，特別是剛脫離標準美式飲食的族群，60/40就足夠了，而且相當有益健康。

60/40是維持期的標準，如果你原本的健康狀況就不錯，那麼維持60/40的比

例就能看到很棒的成效。如果你還想更上一層樓，又或者你大病初癒，80/20或更高比例的鹼性食物，就是你應有的目標，盡可能努力常常達到這個目標。一開始請採取溫和漸進的方式，等到你發現最適合你的比例，就盡量維持在那範圍。

請不要被60/40和80/20這些數字嚇壞了。這些數字只是幫助你有個概念，把你的盤子看做一塊派餅，把它切開，一半以上的空間必須盛放來自院子的新鮮有機蔬果。這樣你應該懂了吧？在切入本飲食計畫的核心之前，我的專家團隊將和我一起指導你應有的技巧和理論基礎，這樣你才能夠自己操控方向盤，隨時準備出發！

# 真食物 vs. 偽食品

*其實科學和科技都很棒*，但不幸的是，科技的濫用和誤用卻把一切搞得很複雜。很久很久以前，我們吃的是真正的食物，享用一頓美味的餐點和億萬產業扯不上關係，沒有焦點團體、狡猾的廣告，也和政府補助無關。然而時至今日，化學公司主導了整個食品工業，等到大眾健康受損後，收拾爛攤子的製藥公司等鼠輩就在旁等著坐收漁利，他們的荷包真是賺得有夠飽啊！

正如我的偶像麥可‧波倫（Michael Pollan）在《食物無罪》中所說的：「各種致命慢性病的根源都可以直接歸咎於食物的工業化、高度加工食品和精製穀類的氾濫、用化學物質大規模栽培出單一作物或養殖牲畜、用現代農業創造出來的廉價糖和脂肪變得隨手可得，飲食中的生物類型日趨狹隘，幾乎只侷限在幾種主要作物，像是小麥、玉米和大豆。這些現象塑造了我們現在的西方飲食：加工食品、肉類、一堆添加的脂肪和糖分，卻缺乏蔬菜、水果和全穀類。」

老天！麥可‧波倫真的超性感，他這番話實在是字字珠璣！我們現在已經不去討論真的食物，只會大談營養素，由於化學工業創造出神奇的藥丸，我們已經見樹不見林，維他命也取代了羽衣甘藍。

短視的科學家非常看重從羽衣甘藍分離出來的原子，但或許真正具震撼力的是羽衣甘藍本身？或許植物裡所有神奇的生化素必須協同互助才能發揮效果？同樣的比喻也適用於人類，如果我把自己切碎，然後把腳賣給你，那隻腳能幫你走路嗎？我們並非只是一堆器官的結合物，我們的整體精神要比破碎的組織更勝一籌，你、我和綠花椰菜都是一樣。

事實擺在眼前：

真正的食物和偽食品永遠不一樣，就算檢驗報告說，兩者有相同的成分。

你的身體知道新鮮番茄優於一罐用玉米糖漿和紅色40號組成的番茄醬；它也會分辨發芽全穀類和千年不壞、經局部氫化的怪物。但食品科學戰爭的目標就是要擊敗天然食品，卻又在規則上喊說營養素多多益善。

因此，如果我們在番茄裡上找到一個營養素，商人就會把偽番茄裡的這項成分提高1倍；假使新鮮番茄有10公克茄紅素，偽番茄為了要贏過它，就會有11公克。

但當這些單一的養分在實驗室中被分離創造出來，再混進麵條中，我們是否還能確定它的功效？

商人可以把纖維混進超大的香腸裡，但是這種「高纖香腸」對你的健康並沒有幫助。

## 數不完的好處

OK！各位，你現在已經知道全食物救命飲食法能消除橘皮組織並還你亮麗眼神，現在你將發現更多好處，也別忘了和朋友擊個掌，分享你維持體內健康環保的程序，這麼棒的訊息怎麼可以藏私呢？

- 超級性感的光環。
- 不容易感冒。
- 傷口和感冒都比較快痊癒。
- 排便順暢又沒有臭味。
- 五臟六腑都很健康。
- 皮膚光滑，呼吸順暢。
- 結實的腹部和緊實的臀部。
- 重燃性欲。
- 睡眠品質變佳。
- 口氣清新。
- 強壯的骨骼和無痛的關節。
- 膽固醇和血壓都降低（不需服藥）。
- 血糖值穩定。
- 持續保持精力。
- 心情較為開朗，內在的視野更為清楚。
- 疾病變少。

現今社會一再灌輸大眾錯誤的觀念，讓我們誤以為自己的身體是個謎團，我們不該相信直覺，內在的聲音亦不可信賴，因為這一切都是那麼令人困惑，又充斥著科學術語，我們還以為要先取得營養學碩士學位，才有資格料理一頓營養的晚餐。因為沒有人有閒工夫去念營養學，所謂「營養專家」就紛紛出籠了。不要追問這些專家的研究經費是從何而來，只要把他們建議你買的那些加工食品全丟進購物車裡就沒事了。然而，在這些「專家」的指引之下，我們現在落到什麼樣的田地呢？竟然是瀕臨破產、鬱鬱寡歡、英年早逝，並且在翹辮子前，還不忘一路破壞地球。

遺憾的是，我們的政府竟然是幕後的幫凶！食品藥物管理局和美國農業部等機關，原本應該教育和保衛大眾健康，到頭來卻讓我們更加困惑。怎麼會這樣呢？因為政府的飲食指南愈來愈少提及食物了，反倒是有關營養素的廢話愈來愈多，這點也許你早就發現了。政府的聲明和商家的言論竟然同聲一氣？這絕非巧合，在過去50年間，愈來愈多家庭農牧場被大規模的公司所取代，我們的食物系統也跟著愈來愈政治化。

　　在營養學主導的時期，發生過一次類似水門案的事件。1970年代末期，社會大眾愈來愈重視飲食與疾病的關連，國會於是準備重新改寫健康指南，這個提案被稱作麥高文報告。草案裡的新飲食標準非常清楚易懂：「減少肉類和乳製品的攝取。」這樣的用字在我看來，十分直接了當，但肉業和乳品公會的反應卻非常激烈。在一片喧嚷之下，國會議員只好改寫這份提案。

　　最後，原本清楚的訊息徹底變了相：「建議大眾少攝取飽和脂肪含量過高的食物。」報告出爐後，一個世代過去了，我們卻比以前更徬徨迷惑，營養指南不應該搞得像禪宗公案一樣複雜。

　　如果超級市場裡的產品會講話，它們會說：

「快把我買回家！我有omega-3！」

「選我！我不但有添加抗氧化劑，和隔壁這個沒纖維的傢伙比起來，卡路里還更低呢！拜託，她以為她是誰啊！」

「喔耶！我添加了鈣質和維他命D。還有，我不但可以降膽固醇，更能讓你跟足癬說再見喔！」

「我是快樂農場的新一代白肉！為了讓你大腿變瘦，我很樂意犧牲自己！」

「你如果買我，將能享受到更多性愛，因為你會變得更苗條、更快樂；你還能賺更多錢去巴黎玩、在Gucci血拼、邂逅強尼戴普……你還能解決全球暖化的現象，因為我是環保包裝！」

　　食品包裝和廣告上的用語愈來愈荒唐，一罐早餐飲料，竟然宣稱裡面的抗氧化劑能強化免疫系統！而實際上，那只不過是摻了糖和牛奶的加工產品。稍微瞭解食物科學的人都知道，糖和牛奶會抑制我們的免疫系統。更別提那些廠商所宣稱的抗氧化劑，因為高溫殺菌早就把那些抗氧化物殺死了。

　　還想來一杯嗎？

　　謝謝，免了！

　　明智選擇標籤是另外一個荒唐的行銷策略，廠商宣稱有此標籤的商品是明智

的健康選擇。家樂氏早餐穀片何時變成健康食品了？荒唐！但是家樂氏包裝上卻有明智選擇標籤的認證。這個認證毫無意義，完全是由廠商自行決定產品是否符合標準，許多消費者竟然傻乎乎的照單全收！

# 內在 和 外在 的 溫室效應

*健康不能只關注營養*，生態、精神、熱忱與文化都是健康的多種面貌，逆轉疾病的全食物救命飲食法涵蓋了這些相互連結的議題。疾病迫使我用嶄新誠實的態度重新檢視自己，也讓我因此開始正視我們所面對的諸多問題。

我們做的每一個選擇都對大環境有深刻的影響，**人體內在的環境反映了現在地球的環境**。我們與地球逐漸疏離，也因此忘記我們和地球其實是共生體。

**我們的身體和地球一樣，**
**都有河流、小溪、湖泊、海洋，以及土壤和空氣，**
**這些生態系統構成了我們每一個個體和星球的地表。**

我們和地球都需要一個乾淨的環境，同時也要取得微妙的平衡。化學物質毒害了我們的河流和靜脈、空氣與肺部都因為污染而窒息、過度酸化的環境侵蝕了花園和組織裡的礦物質。酸鹼值的影響力無遠弗屆，不管是森林、海洋、骨骼密度，甚至癌細胞，都和酸鹼值息息相關。

一旦我們擴大健康的定義，就會開始領悟到，原來要解決自身和地球問題的最佳方法就是盤裡的食物。如果每個人都開始用叉子來投票，也就是以食物選擇來宣示自己的立場，那麼世界將會發生多麼重大的轉變？

你那神聖的一票相當重要。你可以從餐桌就發動這場革命。為了達成這個目的，讓我們開始討論目前所遇到的阻礙吧！

## 將金錢投資在冰箱和食物上

一般人之所以對健康生活感到卻步，有兩大理由：「沒那麼多錢」和「沒那個閒工夫」。請設法解決兩個問題，本書第八章提供有許多節省時間和金錢的小撇步。沒錯，健康的食物似乎比較昂貴，但如果你懂得如何選擇正確的食物，學會大宗採購並挑選當季盛產或廉價出清的好康下手，其實你一定負擔得起。

以每滴營養素的價錢來看，健康食物還是比包裝食品或動物性食品便宜太多了。長久看來，你還是省下了不少錢。

**我寧可把薪水投資在冰箱，而非藥櫃，將冰箱裝滿健康食物比花錢買藥划算多了。**

我的藥櫃只是緊急救護箱，裡面只有4種東西：預備新年用的止痛藥、包紮繃帶、不含化學物質的衛生棉條和健康的化妝品。遺憾的是，多數美國人的藥櫃裡都塞滿了昂貴的「神奇子彈」——快速解痛的強效藥，其實真正有用的藥物就在你的冰箱裡。

我的偶像、美國知名飲食作家麥可‧波倫還說了另一番話，值得我們深思。他指出，在1960年代，全美總收入有18%是用於食物消費，只有5%是花在健康醫療；相較之下，現在我們的收入只有9%是用於食物消費，但醫療費用支出卻高達17%。

我們可以很清楚發現，花在食物上的錢愈少，醫療支出就愈高，而我相信，你應該會想把錢投資在有意義的地方。

捫心自問：你真的有需要添購那臺最新的科技廢物嗎？還需要多買一雙鞋、一個包包或是一件時髦的牛仔褲嗎？就算你不是那麼熱愛血拼的購物狂，你還是需要好好檢視一下自己的花費習慣，為了你的健康，你一定要這麼做。

## 接著處理時間問題

我知道你很忙碌，肩負了不少責任，但若是你的生命走到了盡頭，你還會感嘆沒有把行事曆上的工作全部完成嗎？你會責備自己加班時間不夠長嗎？你會希望把時間都花在推特或臉書嗎？

絕不可能！

你應該會懊悔沒有登上嚮往的那座高峰、沒有帶孩子一起上月球吧！

還有，想當太空人的話，就必須好好鍛鍊身體。身體就像樂器，若你沒有花時間調音，將只能聽到呆滯的音調。

時間就像金錢一樣必須花在刀口上，你會希望善用在適切的地方。

善用週末來計畫一週的餐點，這將為你節省許多時間。

想不想來好好放空一下？

把原本看電視的一小時，拿來洗菜和切菜，然後分裝在小袋中，這樣可以省下週一到週五早上寶貴的時間。只要每天規律滋養自己的身體，你將愈來愈靠近健康的夢想。

務必持之以恆，當你把這些日子串連起來，就會得到一條美麗的珍珠項鍊。

## 家人、朋友和食物的尷尬關係

我必須先來個小小的警告：全新的你也許會嚇壞某些人——家人、朋友和食物三者往往密切相關。如果改善飲食會讓餐桌氣氛變得雞飛狗跳，請改用溫和的漸進方法，並且好好運用基本的常識。

如果你關愛的人還是一直不願接受你的建議，你應該用直接了當的方式誠實應對，但別忘了用溫婉的語氣，並且以身作則。當你的同伴看到你愈來愈健康，或許他們也會想追隨你的步伐，再不然，至少不會再用鬥雞眼做出驚訝的表情。

有些人會希望你不要改變，這樣他們也可以不用面對自己的爛攤子。很抱歉！因循苟且的人通常都畏懼改變，而且當你非常認真生活的時候，你本身就會散發出強大的力量。現在該**好好確立人我界限，做出對你最好的選擇**——這不是自私，而是自愛。

## 完美主義的標準

剛開始你可能會覺得自己沒辦法做到那麼多改變，但全食物救命飲食法並不是「不成功便成仁」的計畫。大部分的飲食法之所以難以執行，就是因為沒有考量到參與者所需要的心理支持，我曾經幫助過上千人改採健康的生活模式，這些經驗讓我瞭解到，食物選擇並非成功的關鍵，真正重要的是懂得善待自己和解決自己的情緒問題，如果你偶爾犯錯，就稍微通融一下吧！

持之以恆固然很重要，但你不需處處完美，所謂健康是指你的大方向正確。你會一輩子都開同一條路線上下班嗎？甭提了！你應該會想偶爾走到風景優美的小路，甚至去間小酒吧休閒一下。也許你會想在下午時分來杯啤酒和薯片，最後喝杯墨西哥調酒當甜點，生活本該是如此甜蜜、好玩，而且隨時有意外的驚喜。

我自己也並非十全十美，而且永遠也不可能有完美的那一天；如果完美有種顏色，那應該會是黯淡的褐色，但我卻是火辣的紅色！你也是如此火辣狂野啊！你不會乖乖的坐在餐桌前，你會跳到桌上狂舞，等到酒吧打烊後，你就重新走上健康的道路。

為什麼許多人都把食物搞得如此複雜沉重？食物要能滋養我們，而非和我們做對，它不只浪漫、神聖，而且創意十足。

**任何害你無法感到滿足或離群索居的飲食法，都不值得你去嘗試。**

我很清楚一項事實：每個人的環境和條件都不同，健康狀況、居住地點、閒暇時間、收入、家庭成員相處的模式以及……沒錯，心理因素都不一樣，變數當然還不只這些。你只要盡到最大的努力即可，就算只有一點點改變，也比裹足不前來得好。

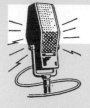

## 見證者：薇琪的類風濕性關節炎改善了

我在11年前被診斷出罹患類風濕性關節炎，醫師開了數種藥物。雖然這些藥物能緩解疼痛，但在服用這麼多年之後，我開始發現，服用這麼多藥物，對我的身體也沒什麼幫助。因此，我開始尋找新的生活方式，希望能早日擺脫藥物和疾病的束縛。然後我遇見了克莉絲‧卡爾，自從認識她後，我就再也無法離開她了！她的活力、熱情和致力於助人的精神都十分令我感動。而對於想要嘗試生機蔬食的朋友來說，克莉絲的網頁可以隨時供你參考，這真像天上掉下來的禮物！我現在的飲食幾乎是百分之百植物性，同時也善用瑜伽和針灸，我已經一年沒吃類風濕性關節炎的藥物囉！

# 出發吧！

你準備要抓起比基尼到海邊一躍而下了嗎？為什麼非得等到緊要關頭才願意掌握自己的健康呢？鼓起勇氣表達你的立場吧！

努力求知，要求自己離開舒適圈，離開熟悉的生活模式，我將幫助你重新設定平日飲食的自動導航系統，引領你達到夢想。

不管你是總經理還是家庭主婦，生命都充滿著錯綜複雜與火辣狂野的特質。現在就卸下你的心房，解除你的武裝，當一匹放浪不羈的野馬，自由馳騁在這片生命草原之上，逆轉疾病的全食物救命飲食法將幫助你達到心中的目的地。

# 回顧

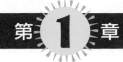

第**1**章

請記住下面幾點：

- 你有獲得健康的**權利**。

- 掌握自身健康的時機就是**現在**。

- 良好的營養對生活**各方面**都有幫助。

- 逆轉疾病的全食物救命飲食法是一套低脂蔬食的計畫，著重在**平衡身體的酸鹼值**，強調多攝取新鮮美味的完整食品、低升糖指數的水果、生鮮蔬菜、使身體變鹼性的綠汁，以及超強力果昔。

- 超市就是你的藥局。

- 你每天所做的選擇將影響**基因的展現模式**。

- 逆轉疾病的全食物救命飲食法很有彈性，**小改變**也能有大成效。

- 逆轉疾病的全食物救命飲食法有兩種靈活的運用層次，即60/40和80/20，也就是飲食中涵蓋60%或80%的鹼性食品以及40%或20%的酸性食品，請循序漸進，並持之以恆。

- 逆轉疾病的全食物救命飲食法將指導你如何採行正確的素食餐飲，甚至到達純素的階段，這是為了確定你能攝取到**完整的營養**。

# 不生病的求生ˮ鹼ˮ食法
## 打造性感微鹼體質

　　你曾經愛上壞男人，被他榨乾所有精力嗎？我有！以前只要遇到壞男人，我的眼睛就會像聖誕樹一樣閃閃發光，完全無招架之力。如果我必須在浪蕩的叛逆小子與休閒造型的好男人之間做選擇，你應該猜得出誰能得到我的電話號碼。

　　浪蕩的叛逆小子通常給人八面玲瓏的感覺，他們認識高級牛排店的領班，騎著歐洲炫風摩托車，還不惜為了你在酒吧和人大打出手。總之，叛逆小子讓你感受生命的活力，但一番玩樂享受過後，卻發現他竟然和你的好朋友上床，還偷走你畢生的積蓄。你可能很好奇，我這樣可悲的約會生涯和你的飲食有何相關？答案很簡單，就是酸鹼平衡。我們可以經過檢驗得知體液和組織的酸鹼值──浪蕩的叛逆小子就是酸性食物，而好男人就是鹼性食物。

　　好男人能給你精力，給你依靠，也值得你信賴。他如果答應回你電話，就一定信守諾言；他不但會幫你打掃車庫，還會陪你練習瑜伽；不管你的家人多麼古怪，他還是彬彬有禮──他還能讓你享受翻雲覆雨般狂熱的性愛。

　　雖然叛逆小子可以幫助你放鬆心情，但長久下來卻會讓你精神渙散；持續採用浪蕩飲食法會害你無精打采。尤其當你沉溺於叛逆小子（垃圾食物、脂肪、糖和酒精）所給你的快感，已到了無可自拔的地步時，好男人（蔬菜和全穀類）似乎會更顯得無趣，但是，給他們一個機會吧！

你身體的細胞也喜歡鹼性的好男人。若你的細胞能和周遭的環境和諧共處，將比較容易吸收養分和排泄廢物，你也因此能夠享受到健康帶來的美好感受。但若是你所吃、所喝、所想的內容都是垃圾，細胞和體內環境也將受到污染。

**想要達到超性感的健康境界，祕訣就在於創造一個微鹼性的體內環境。**這聽起來那樣簡單，卻又是那樣複雜。簡單是因為這些幫助你獲得最佳健康的食物隨處都有，價格平易近人，準備起來也不花時間；複雜是因為我們每個人都背負著許多和食物有關的情感包袱，這使我們無力再做任何改變。

但是親愛的，你一定要瞭解到一點：你的飲食和生活型態都會影響體內微妙的酸鹼平衡與整體的健康。本章會指導你將體內維持在最佳的健康狀況，現在就掌握鹼性食物的要領，揮起韁繩出發囉！

# ✕ 血液 酸鹼值

*你可能像我一樣*，早就丟掉高中化學課本，變成愛調情的老菸槍（酸性）。還好，我最後終於重拾書籍，彌補之前沒學到的東西——物質的PH值決定了它的酸鹼程度。

PH值是以0到14的刻度來衡量，中性的物質PH值是7，7以上就是鹼性，7以下就是酸性。高於7愈多的數值，代表其鹼度愈高，含氧量也愈高；反之，則酸度愈高。以科學術語來說，PH值代表的是氫離子濃度，也就是用某種特殊溶液測量出氫原子的數量，氫原子的數量愈多，溶液的酸度愈高；數量愈少，溶液的酸度就愈低。

那這些知識有何重要呢？請注意，只有當體內酸鹼值落在某個特定範圍內，你奇妙的身體才能正常運作。以最高的健康標準來看，身體最好能稍微偏鹼性。

**血液的酸鹼值最重要，也最具參考性，**
**最好是在7.365左右。**
**即使血液的酸鹼值只有一點點波動，**
**不管是過鹼或過酸，**
**都代表身體在發出求救訊號。**

通常一開始症狀都不明顯，但若是長期失衡，症狀就會愈演愈烈。

醫界在追根究柢之後發現，許多症狀都和體內酸化有關，包括流鼻水、粉刺、心絞痛、濕疹、發炎、關節炎、循環不良、慢性疲倦、腸躁症和免疫系統低落等，甚至是癌症。事實上，血液的酸鹼值低於7是非常危險的訊號，此時含氧量變低，細胞也停止新陳代謝。這代表快要翹辮子啦！

身體極易酸化，卻不容易鹼化。平日不管是呼吸、新陳代謝、細胞分解還是運動，身體都要不斷處理這些活動所產生的酸性物質，此時若又採取酸性的飲食和生活習慣，身體將無法承受這些負擔。

如果你能把體內環境調整為弱鹼性，就等於是幫自己的身體一個大忙。做法很簡單，只要多多攝取鹼性食品，也就是蔬菜、綠葉植物、新鮮的有機綠汁和果昔、芽菜、小麥草汁、某幾種穀類，以及其他非常棒的植物性食物。

酸性環境也是壞菌、酵母菌和黴菌的溫床，但鹼性環境卻能防止這些病菌的孳生。我們之前都以為，感冒或病毒感染是因為我們遭受外界某種「壞蟲」的襲擊，但事實上，許多常見的感染是體內原本就存在的細菌所造成的。不良的飲食和生活習慣會讓壞菌加速繁殖，在體內為非作歹。

會影響體內酸鹼值的並非只有飲食，其他導致體內酸化的原因，還有缺乏運動、發怒、藥物、吸菸和壓力。壓力不容我們等閒視之，也不是表揚勇氣的勳章，不論是過勞或過度玩樂。

**任何讓壓力過度累積的生活態度，**
**全都容易使身體偏向酸性。**

情緒壓力也會促使體內分泌使身體酸化的荷爾蒙，例如可體松或腎上腺素，這類荷爾蒙一旦釋出，就會使體內的「土壤」酸化。

此外，壓力還會導致皺紋產生，當你60歲時，就會後悔沒有即時處理這些問題。其實你可以預防皺紋的出現，趕快丟掉手上的甜甜圈，告別混亂的生活，看看時光會不會倒流，變得愈來愈年輕。

# ✕ 尿液 酸鹼值

*你身體各部位的酸鹼值*都有些微的差異。微鹼性的血液和組織是完美健康的基礎，而你的腸子、皮膚和陰道應該要是微酸性的，才能趕走不友善的細菌。胃

部則是體內最酸的環境，酸鹼值約在1.6到2.4之間，這是胃酸所造成的；胃酸負責抵抗外來的病菌及消化食物，特別是蛋白質。唾液的酸鹼值波動最大，但還是以弱鹼性較佳。

利用試紙來檢測尿液，是透視體內酸鹼值最簡單也最正確的途徑，尿液的酸鹼值是體內最值得參考的指標之一。一般來說，上網就可以買到檢測尿液的試紙。廠商一般建議的測量方式如下：讓尿液沾濕試紙約1、2秒，接著等個10秒鐘，然後將變色的試紙和酸鹼表（或是包裝上的圖示）做比較即可。

**在最健康的情況之下，你尿液的酸鹼值應落在6.8到7.5之間。**

請記住尿液的酸鹼值會隨著你的飲食而改變，測量的時間也會影響結果。要想解讀出最準確的酸鹼值，請不要用早上第一次排出的尿液來檢測，因為晚上體內的新陳代謝通常會使第一次的尿液呈現酸性。你一早起來的尿液不是酸性，並不代表你就一定健康，事實可能恰恰相反：有可能是你的身體無法順利排出酸性物質。**最佳的檢驗樣本是早上第二次排出的尿液，而最好的檢驗時間是在吃飯前**，若用餐過後才測量，至少要等個1～2小時，數據才會比較準確。

若你只測量一次，這數據其實可信度並不高，因為尿液的酸鹼值每天都會有波動，因此最好能夠持續一週左右，每天都檢查數次，這樣你就知道自己的酸鹼值大概會落在什麼範圍。把你的檢測結果記錄在一本日誌中，持續追蹤自己的進展狀況，這樣持續檢測個幾週後，你將能透視身體內部的化學環境。

當你將飲食調整為鹼性，相信你一定會發現數值也變漂亮。這樣持續一陣子後，你就不需要再檢測了，到那時，大啖辣味雞翅和狂飲咖啡會帶來什麼結果，你早就心知肚明啦！

**請特別注意一點，
酸鹼值是使用對數來計算的，
這意味著當你的數值從7變成6時，
體內酸度已經增加了10倍。**

若是從7變成5，體內酸度則增加100倍，以此類推。例如，咖啡的酸鹼值大約是4，汽水是2，現在你應該曉得標準美式飲食的殺傷力是多麼強大了。要將身體維持在鹼性的範圍倒是不難，但要「由酸入鹼」可就沒那麼簡單，想要中和1單位的酸性得耗費20單位的鹼性，天啊！早知道剛剛就不要喝下那杯咖啡！

幾年前，我教導老公測量酸鹼值，同時也鼓勵並強迫他多吃鹼性的生食，並要求他完全戒除動物性食品。當時我仍處於威脅強迫的階段，對我老公而言，這實在是最差勁的方式。有一天，當他在附近的速食連鎖店吃完一頓漢堡薯條啤酒餐之後，我要他測量尿液，結果得到的數值竟然是8，這可是超級鹼啊！

可想而知，這是一個超級震撼的結果，甚至讓我開始質疑之前所學。於是我遍覽群書，想找出原因，最後才瞭解到，動物性食品、油炸食品和酒精都是非常酸的食物，當我老公吃下這些食物，身體只好開始動用自己庫存的礦物質。由於之前的身體太酸了，結果導致身體過度提用自身庫存的礦物質作為補償，尿液因此呈現鹼性。這樣你瞭解了嗎？這樣的結果其實是**假陽性**。一旦你有了酸鹼值的基本常識，相信你將很清楚身體是否健康。

# 挖 東牆 補 西牆

*你聽過挖東牆補西牆這句話嗎？* 那個要犧牲的東牆就是你自己的身體！你那盡忠職守的身體為了讓你活著，會不計一切代價來搶救你，你的身體不是只會尋找平衡而已，它還會超級努力地去創造平衡。如果你曾經發高燒，就應該感受過身體拚了老命，企圖扭轉形勢的痛苦，體溫37度算健康，不過若是高燒到40度，趕快到急診室報到吧！從字面上看起來，兩者差異也許不大，但增加的這幾個數字可真是要人命！當你的身體拚命想要規律體溫的時候，你不但會噁心、嘔吐、打寒顫，也會頭痛和全身疼痛，症狀實在是不勝枚舉。

請想像一下，身體試圖維持酸鹼平衡，就如同在進行一場浩浩蕩蕩的戰役。標準美式飲食會讓身體很難保持酸鹼平衡，你吃下那片毫無纖維的炸漢堡肉與造成體內黏液增生的凝固牛汁（乳酪），狂飲咖啡或酒精，然後再吃下害死胰臟的甜脆餅……你在享受這些食物的當下也許感覺很爽快，但你可憐的玉體卻必須負責善後。**你的身體會不計手段來重建平衡，方法之一就是盜用自身庫存的礦物質和酵素。**

## 礦物質和酸鹼值

你的身體需要超級性感的礦物質才能順利運作。**因為身體無法自行製造礦物質，所以必須從食物中攝取，最好是有機栽培的。**

身體需要多種礦物質，最主要的有鈣、鎂、鐵、鉀和鈉，但各種微量元素，

如錳、硒、鋅、碘、鉻和銅，也同樣不可或缺。身體要依靠礦物質來製造蛋白質、酵素、荷爾蒙和神經傳導物質，這些物質彼此必須相互合作。

礦物質會如何影響身體的酸鹼值呢？

富含鹼性礦物質如鈣、鎂和鉀等的食物能增加身體的鹼度，而富含酸性礦物質如磷和硫等的食物則會增加身體的酸度。

**健康的飲食能讓身體貯備足夠的鹼性礦物質，**
**但是過分酸性的飲食卻會刷爆你身體的庫存。**

你的身體為了要將血液維持在弱鹼性，會被迫釋出自己的礦物質，來中和酸性物質。身體中和酸性物質的方法之一就是剝削自身的鹼性礦物質，像是骨頭、牙齒、組織和器官，它們都是必須為你犧牲的部位。當鹼性物質和酸性物質結合之後，就變成中性鹽，這種鹽分將不再影響體內的酸鹼值。

哇！化學真有趣！

身體這套神奇的緩衝系統，就像是隱形的緊急制酸劑——偶爾服用制酸劑對健康尚無大礙，但卻不能當成主食。而且你如果沒有靠飲食中的礦物質來補充體內「隱形的緊急制酸劑」，下次想取用時可能早就坐吃山空囉！

從身體流失礦物質，尤其是牙齒或骨骼，所引發的最嚴重後果就是骨質疏鬆症或是骨質密度降低，這種流失的狀況常發生在嗜喝牛奶的族群。這真是一件諷刺的現象！以動物性為主的高蛋白飲食屬於高酸性，為了避免這些過多的酸性物質危害健康，你的身體於是動用牙齒和骨骼裡的鈣質，藉以中和牛奶所帶來的酸性物質。

當我們血液中的酸性物質過高時，身體就會把血液中的酸性物質丟到組織裡。接下來你的淋巴系統就會試圖中和這些酸性物質並排除廢物，但唯一的解決之道竟是把酸性物質再次丟回血液中。你發現其中的惡性循環了嗎？更嚴重的是，如果你的淋巴系統原本就塞滿了酸性物質，那它們就會慢慢沉積在組織裡。

# 酵素 點亮生命的火花

至少有95%的體內運作要依靠礦物質，而礦物質最主要的任務就是幫助身體製造酵素。酵素是非常微小的蛋白質催化劑，每一種植物或動物的細胞都要靠酵

素來點燃一連串複雜的化學反應。人體內有數千種不同的酵素，負責消化晚餐、腦部運作、修護細胞以及排毒。如果你問我對酵素的看法，我會告訴你：「酵素是你最親密的朋友。」

你的身體所產生的酵素，主要有兩大類，分別是消化酵素和代謝酵素。消化酵素能將食物分解成較小的分子，以利身體吸收養分。從你把食物送進嘴巴的那一刻起，體內的消化過程就已經展開，這是一步一步的奇妙旅行，途中各站包括唾液、胃部、十二指腸、胰臟和小腸。

在消化途中的各階段，每一個器官都會分泌不同的酵素。唾液中的澱粉酶負責將澱粉分解成單糖，胃裡的胃液則分解蛋白質，而胰臟則會分泌脂肪分解酵素至小腸中。如果這過程的某階段缺乏足夠的酵素，食物將原封不動的順流而下，於是身體就會產生消化不良的現象；如果再加上暴飲暴食或是一堆餐間點心零食，你的身體將無法承受這些多餘的負荷。

另外，我還必須說明一項重點：

**酵素對酸鹼值或溫度都非常敏感，**
**以超過47度的高溫烹煮食物將會摧毀掉酵素。**

但這並不表示你不能吃烹煮過的食物，正確的觀念應該是，**不要「只吃」熟食**。高度精製或加工的食物最不健康，因為這類食物已經完全不含任何酵素，殺菌過的產品亦然，吃下加工食品後，你的身體必須製造出更多消化酵素才能將其分解。

但身體的能量是有限的，難免顧此失彼。當你的身體花費許多時間製造消化酵素，當然就比較沒時間去製造代謝酵素。而代謝酵素有何重要性呢？基本上，你的身體是由代謝酵素所統管，體內成億成兆的細胞中，每一樣生化反應都要依靠代謝酵素才能完成；代謝酵素還負責造血、建構組織和器官、修補你美麗的身軀，同時幫你的細胞產生能量並排除廢物。你現在應該明白，這群忠實勤奮的小工人是多麼重要。

## 食物酵素

另外一種非常重要的酵素是食物酵素。**為了達到最佳的健康狀況，我們需要從食物中攝取更多的酵素**。尤其在老化的過程中，身體製造酵素的速度也將漸趨緩慢。叮噹！還好植物性食品能彌補我們所缺乏的酵素，讓我們腦袋和外表都變年輕。

**請把你的身體想像成一個銀行戶頭，**

**酵素就是錢幣。**

　　我們是否能夠不斷地存款，而不是一直領錢？如果存的錢愈多，資產和利息也就愈豐沛。

　　假使你平日吃了太多熟食或酸性食物，採取蔬食或純素餐飲，並盡量多攝取生食，將能給身體一個喘息與修護的機會——熟食帶給身體太多壓力，而生食本身則含有充沛的酵素。酵素之父艾德華・豪爾（Edward Howell）醫師曾經這樣說過：「有機體的酵素分泌量永遠不及消化食物所需。」如果你的食物在到達體內時，能伴隨著食物酵素，就不會累垮你的身體，而且食物本身的酵素還能幫助消化，這樣還可以省下自身寶貴的消化酵素。

　　若你邏輯清晰，也許會懷疑酵素在胃部強烈的胃酸下是否能保留活性，因為酵素對酸鹼值非常敏感，這問題也讓我困惑了許多年。最後我終於找到幾個值得信賴的解釋，讓我茅塞頓開，其中一位專家是《用心吃》的作者嘉布里・卡任（Gabriel Cousens）；他提出證據，說明胃其實分為上胃部（心臟部位）和下胃部（幽門部位），上胃的酸鹼值約為5～6，這樣的酸鹼值對酵素來說很重要，因為此時還能保有活性，這對身體來說是好消息。

　　食物最久可以在上胃部停留60分鐘，在這段時間內，食物酵素和唾液中的酵素共同合作分解食物。一旦食物到達酸度較高的下胃部，這裡則是由胃酸和胃液掌管，兩者共同進行分解蛋白質的任務，而食物酵素在此階段會暫時失去活性。

　　食物接下來會到達鹼性的小腸，食物酵素會在此恢復活性，繼續完成消化食物的工作。食物酵素還有一樣很棒的功能：讓胰臟暫時不需分泌消化酵素，放鬆一下；當你那忠實的胰臟在休息時，還能分泌出較多的代謝酵素，有助於身體排毒、更新、修護，這對整體健康的維持相當有幫助。

　　如果你很喜歡養寵物，也要特別注意食物酵素的問題。你會不會好奇，為什麼野生動物不像寵物一樣會罹患慢性病呢？答案或許就在酵素的力量。如果我們給動物吃熟食或加工食品，這些動物就會生病。

　　在1930年代早期，法蘭西斯・布登傑（Francis Pottenger）醫師針對900隻以上的貓咪，進行一項為期10年的研究，他把貓咪分為兩組，第一組餵食生肉和未經高溫殺菌的生牛奶，第二組則餵食烹煮過的肉類和殺菌過的牛奶。結果發現，生食組的貓咪不但健康而且能順利成長；相較之下，百分之百熟食的貓咪卻罹患退化性疾病、生殖系統疾病，其他健康問題也亮起紅燈。對你和你的寵物狗而言，生食和酵素都非常重要。生食萬歲！酵素萬歲！

## TIP2 如何開始生食？

雖然生吃水果和蔬菜是最理想的選擇，但如果必須退而求其次，你也可以使用以下這些方式料理食物：快速清蒸、快速水炒或是川燙，保持食物的清脆口感是重點。如果你的消化系統比較虛弱，驟然吃太多生食可能會肚子痛，這就像突然命令沙發馬鈴薯去參加鐵人三項競賽一樣。清蒸和川燙能加速分解植物的纖維屏障，讓食物比較好吸收，不過，當你的消化能力慢慢增強，就可以增加生食的比例，同時還能降低烹煮的溫度喔！

## 生食的力量

你現在應該猜得出來，攝取未經加工的完整食物和生食，就像是在你的健康戶頭存很大一筆植物性錢幣。這些食物就是青春的泉源！綠葉蔬菜、小麥草、蔬菜、芽菜、某幾種水果、堅果和種子、穀類、海藻、綠汁和果昔都能提供身體充沛的葉綠素、酵素、維他命、礦物質、植物性養分、纖維和氧氣。

高涵氧的鹼性植物飲食最能維持身體的健康。反之，不健康的細胞，如癌細胞、病毒、細菌以及有害的微生物，全都討厭氧氣。這類生物體會希望你採用高酸性飲食，多吃動物性食品、加工過的精製食品和化學合成的物質。

你聽過奧多‧沃伯（Otto Warburg）這號人物嗎？他可是很性感的喔！他已經過世十幾年了，但我始終暗戀著他。他在1931年因為研究出癌細胞的新陳代謝模式而獲得諾貝爾獎，其中最關鍵的發現是：**癌症發生只有一個最主要的原因，就是細胞從原本高涵氧的正常運作模式變成缺氧模式。**簡單來說，癌細胞屬於厭氧性的，比較喜歡缺氧的環境，它們無法像正常細胞一樣存活在高氧的環境。

如果我們採取植物性為主的飲食，並盡量多吃生食，就能幫助身體維持在弱鹼性、高氧的環境，我們從食物獲得愈多氧氣，身體也會愈健康。過分酸性的食物會引發病態的細胞環境，使細胞突變的機率變高；生食有生命力的、還在成長的植物，如芽菜（生機飲食）的含氧度最高，同時也最偏鹼性。這類食物是我開給你的處方藥，能夠讓你保持最佳的健康狀態，尚未經過烹煮，所以仍然保有生命力。同時，生食或高纖食物裡的纖維就像是腸道的掃帚，能幫你清理廢物，讓腸子保持乾淨，也比較容易吸收來自其他食物的養分。你的身體和免疫系統都非常熱愛生食所帶來的這股力量。

你寶貴的細胞就像小電池，而電力是由太陽以直接或間接的方式提供。想從太陽直接獲得電力的方法就是攝取在太陽底下成長的食物，這類食物富含維他命、礦物質、碳水化合物、脂肪以及酵素。而間接獲得電力的途徑則是攝食草食

性的動物，但就算這些動物吃的是富含養分的陽光產物，食用這類肉品對健康的功效，仍遠比不上直接攝取植物。

PS：直接攝取永遠勝於間接攝取！

# 健康抗老的 生機療法 布萊恩‧克里蒙醫師 見14頁

**你身體的70%都是$H_2O$**，也就是水。水分子是由兩個氫原子和一個氧原子所組成。若想避免體內系統過度酸化，就要特別注意氫原子的部分。這是一個急需解決的問題，因為根據目前醫界的估計，在全世界的人口中，水分攝取不足者就佔了6成。水分可是生命最重要的甘露！水分攝取不足的現象並不容易解決，一般健康人腦中有一個提醒自己喝水的鈴鐺，但有4成的人卻缺乏這個重要的東西，鈴鐺到哪兒去了？

飲用適量的水分，特別是純天然的鹼性水分，對健康幫助甚大。當你在炎炎夏日喝一杯西瓜汁，細胞會飢渴的將其一飲而盡，你的細胞若能受到滋潤，就能預防身體產生過度酸化的現象。

另外，控制體內氧原子的方法則是透過食物。食物當中的超級巨星當然是有機蔬菜，金牌得主則是催芽過的堅果、種子、穀類和豆類。如果能夠生吃這些食物，不但能完整攝取到其中所蘊含的天然養分，還能攝取到水分與水中的氫原子。

然而，植物性食物一旦經過加工或烹煮的程序，或是水果未成熟就採收食用，都會使身體和骨骼退化。早在約20多年前，《鹼化是唯一生路》的作者希鐸‧伯魯迪（Theodore Baroody）醫師就明確指出：「健康最大的敵人就是組織中無法排出的酸性廢物。」研究實驗也一再證明，加工食品不但無助於體內的新陳代謝，還會給身體帶來很大的負擔，尤其以動物性食品最為嚴重。

家庭療法專家芭芭拉‧韓德爾（Barbara Hendel）曾經一語道出：「以生物的角度來說，食物是身體裡的信差，負責傳遞訊息。」她指出，你無法用一顆煮熟或加工過的蘋果泥來種出一顆蘋果樹，就算那顆蘋果是有機的也於事無補。生吃蘋果才能攝取到富含生物電解質的養分，那是人體成長必備的物質。

超過半世紀以來，希波克拉底醫學中心都秉持著醫藥之父希波克拉底的

精神來供養眾生，受惠人數已多達千百人，我們這裡所提供的餐點就是希波克拉底所說的：「滋養身心的療癒食品。」

現在就赤足回到大地吧！攝取新鮮的有機純素食品能幫助身體成長、修護並抗老化。若能多攝取這些食物，就不用憂慮酸鹼值或擔心衰老的問題，還能和愛人一起享受狂野的戀情，而不是孤單的躺在醫院病床上。

## 鹼性的 陽光飲料

*我們建議的超級食物*都能夠創造鹼性的健康體質，但其中以葉綠素最為亮眼。葉綠素能幫助植物吸收陽光，再將陽光轉化成能量，陽光是一切生命的泉源，在許多層面上，我們都和陽光緊密連結，尤其是吃進嘴裡的食物。

植物翠綠的顏色就是來自葉綠素，你可以把葉綠素想成植物的血液，葉綠素和人體的血液也很相似。唯一的差別在於，血液中負責攜帶氧氣的血紅素，其主要化學原子是鐵；而葉綠素的主要化學原子則是鎂。

**葉綠素是非常強力的造血食物**，你沒看錯！植物的血液能修護人體的血液，並排除血液中的毒素。葉綠素能增加紅血球細胞的數量，並強化細胞攜帶氧氣的能力，也可以強化免疫系統、改善血液循環、降低發炎現象，並打擊危害健康的自由基。

富含葉綠素的食物通常是綠色的，但菠菜可不是你唯一的選擇，其他葉綠素的寶庫包括蘆筍、綠色甜椒、綠花椰菜、綠橄欖、羽衣甘藍、綠韭蔥和蘿蔔葉。富含葉綠素的飲食就像富含氧氣（陽光）的飲料，幫助我們成長茁壯。

## 打擊危害健康的 自由基

*過分酸性的食物*會給消化系統、肝臟和腎臟帶來極大的負擔。身體在中和這些酸性物質時，會產生過多的有害分子，我們稱之為自由基，自由基會損害細胞，並搶奪健康組織內的電子，那可是生命的活力來源。人體不可能完全沒有自由基，而且那也不見得是一件好事，當身體進行新陳代謝，或是當免疫系統在消

滅細菌和病毒時，自然會產生一些自由基，但來自垃圾食物、致癌物、環境毒素和壓力的過量自由基卻會加速老化並使疾病加劇。

這些分子為何對身體有如此大的殺傷力呢？

基本上，自由基是少了一個電子的分子，因此極不穩定。請想像，當你發現你那雙Jimmy Choo的名牌高跟鞋竟然少了一支，會有多麼著急？少了一個電子的自由基也一樣，它會拚命想抓住任何可以到手的電子，但當這個小偷竊取了其他分子的電子，那個遭竊的分子就會變成下一個自由基，這樣持續不斷的惡性循環將危害細胞的健康。

**你一定要小心提防過多的自由基！**自由基就像巧言令色的惡棍，只想敲詐你細胞中的電子。

你那機智的身體會製造抗氧化酵素來對付自由基，正因為抗氧化劑很大方，所以能解決自由基的問題——慷慨的抗氧化劑會捐贈一個電子給貪婪的自由基，因此這些「小異形」就得以穩定下來，不至於再去搶奪其他細胞的電子。但如果自由基的數量太多，身體製造抗氧化劑的速度將趕不上自由基生成的腳步，身體在疲於奔命的同時，健康當然就走下坡啦！

對抗自由基的方法之一，就是減少身體接觸上述的危險因子，而另一個方法則是提供身體大量的抗氧化劑。

那抗氧化劑要從哪兒取得呢？啊哈！你猜對了！答案是未經烹煮過的植物性食品！

# 維他命，天然的最好！

*你知道為什麼*大家總把維他命和礦物質連在一起討論嗎？因為兩者的關係就像鮑嘉（Bogie）和白考兒（Bacall）一樣是天作之合，他們總是形影不離（鮑嘉和白考兒分別出演電影《蓋世梟雄》的男女主角，他們在現實生活中也是夫妻檔）。維他命是一種有機、含碳原子的化學成分，身體必須依靠它才能正常運作，但身體無法自行製造維他命，所以必須從食物中攝取。維他命共有13種，為了保持健康，每一種都不可或缺。

雖然許多營養強化食品，如早餐麥片、麵包和柳橙汁，都會添加維他命，但這種獲得維他命的方式卻不同於直接攝取天然形式的維他命，這真是文明倒退的最佳例證。

廠商在加工的過程，碾去了食物原有的天然維他命，最後又在加工品內摻入化學合成的維他命，試圖彌補流失的養分。尤有甚者，有些廠商竟直接在毫無養分的偽食品中添加維他命！**實驗室製造出來的化學合成維他命根本比不上天然食物中的維他命！**你知道嗎？有些廠商會直接幫偽食品「噴灑」一些維他命！這做法實在有夠蠢！

**食物在烹煮的過程也會流失一些維他命和礦物質。**煮菜時會傳來陣陣逼人的香氣，這味道你一定不陌生。哈！趕快多吸幾口香氣吧！因為組成香氣的成分，正是那些流失的維他命和礦物質！當你烹煮（殺死）綠花椰菜時，大部分的維他命C就會流失到菜汁裡，剩沒多少留給你囉！

# ✕🍴 植物性 養分

*植物性養分就像是*植物體內的祕密警察，負責幫助植物抵抗疾病。當你吃下富含植物性養分的植物，便能為你踢除自由基和疾病。植物那鮮豔的顏色和特殊的香氣就是由植物性營養所帶來的。

因為**植物性養分擁有一個多餘的電子**，所以可以說是體內的慈善家。植物性養分的類型高達上千種，但和酵素一樣不耐熱，因此生食仍是攝取植物性養分的最佳方式。

有些研究顯示，烹煮比較能夠讓植物釋放出β-胡蘿蔔素和茄紅素等抗氧化劑，但如果考量到生食能保留住神奇的酵素（而且生食仍然含有這些抗氧化劑，只是屬於未經烹煮的形態），絕大部分生食仍舊較為理想。攝取較多植物性營養的人，通常活得比較健康，也較為高壽。

以下是一些我最喜歡的植物性養分：

- **β-胡蘿蔔素**：β-胡蘿蔔素的寶庫是橙色系食物，例如紅蘿蔔、甘薯和冬季南瓜。身體會將β-胡蘿蔔素轉換成維他命A，其他β-胡蘿蔔素的來源包括深色綠葉蔬菜，只是在綠色蔬菜中，葉綠素把橙黃色的胡蘿蔔素給掩蓋住了。
- **茄紅素**：來源包括番茄、西瓜、粉紅色葡萄柚等。茄紅素可有效幫助預防攝護腺癌。
- **葉黃素和玉米黃質**：來源包括柳橙、紅色和黃色蔬菜，例如玉米。這些植物性養分能防止眼睛因老化罹患黃斑部退化，這是老年人失明的頭號原因。

- **白藜蘆醇：** 來源包括白、藍或紫色食物，像藍莓、葡萄和紅酒。白藜蘆醇因為有延長壽命之效，現在備受研究人員矚目。美女，請不要因為興奮過度而立刻衝去買醉，葡萄酒仍屬酸性食物，但若和紅牛飲料或伏特加比起來，還是較好的選擇。
- **槲皮素：** 蘋果和洋蔥都含有這種能預防心臟病的養分。

# 酸性食物 大不同

*其實酸性食物*並非完全不能吃，但我們通常攝取過多的酸性食物，而很少吃鹼性食物。

以標準美式飲食來說，酸性食物和鹼性食物的比例約為80/20，也就是80%的酸性食物和20%的鹼性食物（例如新鮮生菜）。美國人普遍採取這樣的飲食模式，也難怪現在出現如此嚴重的健康危機。

我們應該將這比例顛倒過來，飲食中最好60～80%偏鹼性，20～40%偏酸性。但請記住，酸性食物各有不同。事實上，我們需要食用某幾種酸性食物才能攝取到完整的營養，例如堅果、穀類和豆類，它們雖然屬於弱酸性，但卻是蛋白質的超級寶庫，所以你最好能規律攝取這些小寶藏。

自然療法醫師——克里斯多福・凡希（Christopher Vasey），曾在《酸鹼飲食健康法》一書中指出，植物性食品中的酸性物質其實是屬於弱酸性，其中包括草酸、丙酮酸、檸檬酸和乙醯水楊酸，但動物性蛋白質裡面的酸性物質卻是強酸，包括尿酸、硫磺酸和磷酸。中和強酸的過程會耗費許多精力，增加肝臟和腎臟的負擔。因為腎臟一天所能排除的強酸量有限，其餘的就會累積在身體的組織裡；相反的，弱酸卻非常好解決。

正如凡希醫師所述，你那可愛的腎臟所能排出的弱酸量，並沒有上限。由此可見，弱酸性的糙米和強酸性的牛排，雖然同屬酸性食物，卻有著天壤之別啊！

如果你偶爾會吃些酸性食物，也不用太過擔心，那總比每天都吃兩三次來得安全。不管你的醫師能發明出什麼仙丹妙藥或神奇療法，如果你不主動去平衡體內的酸鹼值，科技將永遠只能治標，不能治本。

請記住，以上的原則是大方向，而非嚴苛的規矩。我偶爾也會吃點沾香檳酒的純素蛋糕，**問題在於，次數是否過於頻繁？**持續惡劣的飲食習慣會扼殺我們的核心能量，偶爾通融一下，或是小小的享樂卻能提醒我們不用當聖賢。只要絕大

部分的時間能供給身體所需的養分（請記住銀行的比喻），那偶爾的出軌，反而能幫助我們持之以恆。

# 選擇 鹼性食物

*我們要如何判斷*某食物是屬於酸性還是鹼性食物呢？

而酸鹼程度又要如何測量？最常見的方法是取一小片食物樣本，將其燃燒後，分析灰燼裡的礦物質含量。這是要進實驗室才做得到，玩具店買來的化學遊戲組可不管用！言歸正傳，如果灰燼裡的鹼性礦物質含量很高，那大概就屬於鹼性食物。可惜有時這只是理論上的做法，因為各實驗室的結果和各專家的解讀都有出入，許多書籍和網站所列出的酸鹼食物表也不盡相同；大致說來，都是小地方不同，但有時也可能出現極大的差異。

以本書而言，我個人已經先檢視過所有可信的數據，然後再利用營養學的知識來判斷哪些數據較具參考價值。

我依照這個做法，統整出一張迷你酸鹼食物表（見右頁），從中你可以大略得知哪些食物可以盡情食用，哪些應該節制攝取或完全避免。

不用太在意某樣食物到底是弱酸性還是弱鹼性，其實很可能那樣食物的酸鹼值原本就是處於模糊地帶，重要的是學會如何大致判斷某食物的酸鹼值，這樣你隨時隨地都能做出正確的選擇。

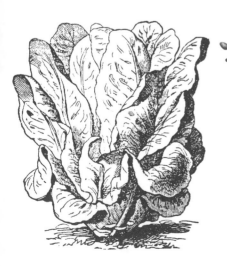

# 檢查你的 飲食習慣

*既然你已經大致瞭解*酸鹼食物的差異和危險的酸鹼值，現在就可以開始揪出你飲食中的酸性壞蛋。

請看看盤中放了什麼食物，杯中盛滿了什麼飲料，你的大方向是否正確？你的情況我無從得知，但我自己以前三餐的選擇都很糟糕，而且每天每餐都是如此。來看看以前我每天都吃些什麼吧 見 58 頁 ！

# 一窺鹼性食物巨星

下列都是鹼性食物，請盡情享用吧！

- 鹼性水。
- 杏仁、巴西堅果、芝麻籽以及亞麻仁籽。
- 酪梨。
- 冷壓油種，如大麻油、亞麻籽油和琉璃苣油。
- 適量的穀類，如藜麥、野米、小米、莧籽、蕎麥。例外：小麥、燕麥和糙米都屬弱酸性。
- 草類：尤其是超營養的小麥草。
- 綠汁。
- 綠色蔬菜：任何種類皆可，但綠葉蔬菜更佳，如羽衣甘藍、菠菜、生菜、綠葉甘藍、芥末葉、蘿蔔葉、甘藍菜（包心菜）和歐洲菊苣。
- 檸檬、萊姆和葡萄柚：這些水果的味道是酸的，卻能鹼化體質。
- 扁豆和其他種豆類：大致說來，所有的豆科植物（豆類和豌豆）都可鹼化體質。
- 味噌。
- 油漬橄欖。
- 生鮮番茄：但烹煮過後的番茄會變酸性。
- 根莖類蔬菜：甘薯、馬鈴薯、蕪菁、豆薯、白蘿蔔和牛蒡。
- 海藻。
- 芽菜。
- 甜菊（增甜劑）。

# 酸性食物一覽表

下面幾項食物最多只能占20～40%，請節制食用，若能完全戒除最棒好。

- 酒精。
- 動物性蛋白質：乳製品、雞肉、魚肉、雞蛋、紅肉都屬強酸性。
- 化學物質、藥物、香菸、重金屬、殺蟲劑和防腐劑。
- 咖啡（無咖啡因也一樣）、紅茶。
- 過度加工食物：不管原料再健康，若過度加工後就會變酸性食物。
- 蜂蜜、玉米糖漿、黑糖和果糖。
- 番茄醬、美乃滋和芥末醬少量用。
- 某幾種豆科植物雖屬弱酸性，但仍是健康飲食中不可或缺的主角，例如：鷹嘴豆、黑豆和大豆。
- 加工過的大豆產品通常是酸性。
- 味精。
- 加工油品，如人造奶油（乳瑪琳）、偽脂肪、反式脂肪和精製植物油。
- 精製穀類、小麥和燕麥：白麵包、白麵條和白米都是高酸性食物。
- 汽水、提神飲料和運動飲料。
- 鹽，可以使用少量海鹽與製造過程符合猶太教教規的鹽種。
- 所有加鹽過和烘烤過的堅果。
- 精製白糖和代糖。
- 酵母和醋，但生蘋果醋屬鹼性食物。
- 醬油，可少量使用，最好選擇低鈉溜醬油（Tamari）或不含麩質的活菌納瑪醬油（Nama）。

## 打破流行減重法的**迷思**

早餐：咖啡（加了牛奶和代糖）、高溫殺菌過的柳橙汁、某種零脂高糖的烘焙點心、煎蛋佐培根、抹上假奶油的吐司。

**11點（無精打采的時刻）：**更多咖啡。

**午餐：**漢堡（白麵包）裡面夾著單片包裝、有凝固後的黏液之乳酪片、薯條、零卡汽水和一小盤沙拉（沾了一大堆的飽和脂肪……我是說田園沙拉醬啦）！

**4點（無精打采的時刻）：**咖啡或汽水，搭配擊昏胰臟的糖果。

**晚餐：**一堆去皮的烤雞肉、乳酪義大利麵、煮過頭的綠花椰菜和人工加味增甜的冰茶。

**甜點：**一到十片保存期限比我壽命還長的餅乾，400公克的低脂冷凍優格，最後再加上悔恨的呼喊：「早知道就不要吃！」

在領悟到酸鹼值的重要性後，我終於得以徹底擺脫以往瘋狂測量食物重量的日子。各式各樣的新潮飲食法對我不再有任何影響力，若要考量健康的真義，許多時尚的飲食法根本毫無意義！我不必先知道自己的血型是O型，才能夠選擇食物，更不需要考古學的文憑——雖然傳統飲食法有其優點，但他們強調只能吃自己祖先的食物，這我一定做不到。我的祖先來自哥倫比亞、愛爾蘭和蘇格蘭，我很瞭解且尊重身體內部的化學反應，然而西班牙餡餅、蘇打麵包和羊雜碎肚不可能讓我健康。

許多營養學家和健康諮商專家這樣呼籲大眾：「任何食物只要適量皆可。」但大眾或許並不瞭解所謂適量所代表的意義。

**你不可以凡事都拿適量當擋箭牌，**
**適量的真義是指善用營養學的知識來正確判斷某樣食物的價值。**

## 太甜囉！

大部分水果因為果糖含量很高，所以都是弱酸性（酪梨除外）。然而，若是可以取得有機栽培的當季新鮮水果，像是各式莓果、蘋果、梨子、葡萄柚和香瓜，少量攝取對身體健康還是有很大的幫助。

請把一份水果想像成一個拳頭大小的中型或小型水果，或等同於一杯量的莓果或瓜類切片。避免食用添加糖分的罐裝或發酵水果、蜜餞類、果醬、加工水果或雜交品種。

身體真的會傳達需要嗎？絕對會！但如果你不懂得身體的「摩斯密碼」，要如何解讀它送出的求救訊號呢？我的身體以前似乎常催促我去吃1公升的冰淇淋，還要我去試試古柯鹼。

若你不知道如何鞏固自己的健康，要如何採取適量的原則呢？一旦你架構好身體的健康基礎，就能隨意調整變化飲食的內容。不過現在講這些還言之過早，讓我們先好好面對身體健康問題。

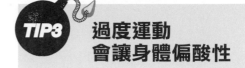

## TIP3 過度運動 會讓身體偏酸性

愛、大笑和適當的運動能幫助你維持酸鹼平衡，但是像軍事訓練一樣激烈嚴苛的運動卻有反效果，因為那會使身體趨向酸性。

在罹癌的初期，我先投入了長壽飲食法（Macrobiotic Diet）的懷抱。當我在拍攝《瘋狂性感的抗癌辣妹》這部紀錄片時，長壽飲食法就像是一路給我指引的太陽、月亮和星星。長壽飲食法是以素食為主的低脂高纖餐飲，強調攝取各式全穀類和大豆製品，但我在嘗試了好一段時間之後，卻發現自己變得無精打采。雖然當時我並不瞭解，疲倦是由於嚴格的長壽飲食使我的身體過於趨向酸性，但我當時就發現這種飲食法一定有什麼地方不對勁。雖然這種飲食法有許多值得參考的原則，但我卻因此吃進過量的熟食，同時極度欠缺鹼性的生食和水分，而優質油脂也攝取不夠，這些都是這項療癒計畫裡嚴格禁止的食物。

長壽飲食法的講師說：「你的身體太陰了！你的癌症也是屬於陰性，所以你不能再吃陰性的食物。」這番話應該會讓癌症醫師聽得一頭霧水吧！

揮別長壽飲食法後，我開始感受到只吃好東西的強大力量。但長壽飲食法並非毫無價值，我永遠感激它幫助我脫離恐怖的標準美式飲食法。我也在這套理論的幫助下，懂得享用海藻和羽衣甘藍的滋味；煮出健康好喝的味噌湯；我還學會如何煮豆子；用壓力鍋時也不會再緊張到要打119了！

自從開始實踐綠汁斷食法，我健康情況立刻改變了，血液循環幾乎立刻變好，血液檢查的數值也改善了。我在飲食中添加了優質油脂、適量的穀類、新鮮蔬菜和低升糖指數的水果，結果我的精力不但變好，體重回歸正常，其他慢性症狀也慢慢消失了。從這套飲食法的第一天起，我就深深著迷於綠汁的魔力。接下來我慢慢增加飲食中生食的比例，也正式領教到酸鹼值的威力。

請記住，生機飲食並非要求你在寒流時只吃芒果和香蕉，這只會害你疲憊不堪。在逆轉疾病的全食物救命飲食法所推薦的生機飲食中，我們希望你多吃些能穩定血糖值的蔬菜，少攝取些糖分，讓你獲得葉綠素，血糖也不會像雲霄飛車般高低起伏。

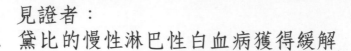

## 見證者：
## 黛比的慢性淋巴性白血病獲得緩解

他們給我7～10年。這可不是我的刑期，這是我的預後存活時間。我在47歲時罹患慢性淋巴性白血病（血癌），當時我女兒才6歲。我只能坐以待斃，這是一個無藥可救的疾病，沒有一種療法可以延長我的壽命。在接下來的6個月間，我像漂浮在大海一般無助和恐懼。我只想知道要如何才能康復，才能親眼見到女兒長大。我遍覽群書、尋找答案，希望能獲得一線生機，最後我邂逅到《效果驚人！疾病調校聖經》這本書。我迫不及待地念完整本書，結果克莉絲的話好像直升機一樣，把我從海面救了起來。在坐以待斃的那半年，我的白血球數量整整增加了一倍，這代表當時病魔的勢力愈來愈強，但現在克莉絲給了我健康和療癒的智慧，這感覺就像擁有救生艇一樣。接下來的5個月內，我徹底實踐這份飲食法，喝下大量的綠汁、攝取低升糖指數的生食，開始乾刷 見159頁 並且虔誠的冥想。於是奇蹟出現了！我不但精力充沛，白血球的數量也比原來少了一半，在接下來的健康人生中，我將繼續追隨克莉絲的腳步。

當你開始實踐第十章介紹的21天體內淨化法見209頁，身體會立刻充滿鹼性能量。在排毒過程中，鹼化體質是相當重要的一環，當身體在平衡血液的酸鹼值時，組織會累積許多的酸性物質，但透過鹼化體質，組織可以徹底排出這些酸性廢物。如果你抓到淨化身體的關鍵，你就能瞭解，為何一般流行的排毒法並非治本之道。

你的身體就像是聖殿，而你的嘴巴就是祭壇。從今天開始，請用最虔誠的態度，來對待你神聖的玉體。

**健康沒有你想像的那麼複雜，**
**你可以用更科學的角度來看待它。**

正因為酸鹼值永遠不會說謊，我才如此推崇它的價值，而且信賴它所提供的資訊。透過酸鹼值的幫助，我才得以在病魔的威脅下，保持最佳的健康狀態。

# 回顧

## 第2章

請記住下面幾點：

- 只有當體內酸鹼值落在某一個特定的範圍時，也就是稍微偏向**鹼性**時，你的身體才能正常運作。

- 希望本書能引起你對自身酸鹼值的好奇心，請使用**尿液試紙**來檢查追蹤體內的酸鹼值。

- 從以**植物為主**的生機飲食中，攝取健康的食物酵素、維他命、礦物質和植物性養分，打擊體內的自由基。

- 增加鹼性食物的比例，同時**減少食用酸性食物**。

- 在逆轉疾病的全食物救命飲食法所推薦的生機飲食裡，我們希望你多一吃些能夠穩定血糖的蔬菜，**少攝取糖分**，如此一來你不但能獲得葉綠素，血糖也不會像雲霄飛車般高低起伏。

Chapter

# 3

# 杯子蛋糕、咖啡和紅酒
## 讓人又愛又病的糖、麩質、咖啡因和酒精

*在正式介紹糖*分和其他刺激性物質之前，先讓我說明一點：你已經夠甜美了！你的神智已經夠清晰了！讓身體保持在自然神聖的狀態就很棒了！你以為自己需要藉由外力來提振精神，但你的身體知道該如何產生自然的能量。丟掉古柯鹼，保持單純簡單的飲食吧！

你其實很清楚我說的是對的！你的身體在最原始狀態下，散發出蜂蜜般的神奇香氣，連獨角獸都聞香而來。

但是，杯子蛋糕和伏特加卻會扼殺你自身的能量。灌一杯烈酒、吸一口大麻、小啜一杯咖啡或吃一小塊蛋糕，的確有快速提高精神的暫時性功效，但就像希臘神話中的伊卡魯斯，你突然飛得太高、太靠近太陽，你的翅膀一定會被烈日灼傷，最後摔得屁股好疼！你那又胖又甜的屁屁還真可憐！

過量的糖分──尤其是惡魔般的精製白糖，有說不完的壞處，糖分過多除了會使身體的礦物質流失、酸化體質、導致蛀牙、累壞胰臟、引起酵母菌感染、使身體發炎、害你得到骨質疏鬆症、糖尿病、癌症，還會增加神經系統和腎上腺的壓力，破壞體內荷爾蒙的正常功能。而且當甜食的短暫提神效果消失之後，你的脾氣反而會變得更加暴躁，**甜食不但會打亂你的免疫系統，還超級容易上癮。**

是不是有些食物中的糖分比較好呢？

那還用說！我會教你選擇最佳的糖分。但無論如何，關鍵在於「適量」。甜食是偶爾的享受，不是每餐的主角。

嘿！我個人非常瞭解戒除食物上癮症的痛苦。我原本是個暴飲暴食的酒鬼，晚上自己一個人在家時，通常都是喝到爛醉如泥、不省人事。我會買一堆餅乾和葡萄酒，解開牛仔褲最前面的那顆鈕釦，然後開始大吃大喝。有時候，我內在理智的天使會提醒我，趕快把快要見底的餅乾扔掉，但一小時後，內心的惡魔卻命令我化身為暗巷裡的毒蟲，爬到垃圾堆裡尋找美味的毒藥。

優雅的人士應該不會爬到垃圾堆裡找食物。流行時髦的人士也不會拿穩潔來攻擊甜甜圈，沒錯，我都是用穩潔噴灑甜甜圈來抑制想吃的衝動，這點我承認。誰也看得出來我已經跌進甜食的深淵，似乎無法自拔了。

# 合法的毒藥—— 糖分

有些最危險的藥物是合法的。我不是在講謀殺明星的止痛藥，我指的是遍布超市的麻醉藥——甜味劑。大型企業不斷灌輸大眾錯誤的飲食觀念，還使用「綠色唬爛」等蒙蔽大眾的行銷手法，假環保之名，私下危害地球與大眾的健康。

這種情形連政府單位也看不下去，現在美國心臟協會搭上健康列車，開始要求民眾大量減少糖分的攝取量。在2009年的醫學期刊《循環》上，美國心臟協會建議女性一天的糖分攝取量不要超過100卡（約6茶匙），男性建議攝取量最多150卡（9茶匙）——遠低於美國人目前每日的平均攝取量：355卡（22茶匙）。然而，在我看來，**美國心臟協會所建議的攝取量仍舊太高了**。況且，現在幾乎所有食品都有添加糖分，限制糖分攝取可沒想像中那麼容易。或許你早就知道，一罐355毫升的可樂含有約10茶匙的高果糖玉米糖漿，這倒不是什麼祕密！

**但你知道嗎？市面上絕大部分的包裝食品當中都有高果糖玉米糖漿！**

不論是蘋果醬、壽司、麵包粉、罐頭烤豆、感冒糖漿、罐裝湯品等數以百計的包裝食品，不知為何，通通都有高果糖玉米糖漿。美國農業部估計，我們每人一年總共吃進約36公斤來自玉米的甜味劑，難怪我們每人一年平均下來，會吃掉68公斤的糖，因為我們根本不知道糖藏在哪裡啊！

廠商知道人的味蕾愛甜，也很清楚糖分很容易使人上癮，正因為糖分有暫時

解悶的效果，大家都很習慣以甜食來慰藉自己，於是廠商進行各類花樣來害你上癮。還記得你小時候，大人會拿餅乾或糖果來哄騙你吧？他們會說：「如果你乖乖，並做到某幾點，就可以吃些甜點。」也或許是你最好的朋友被甩了，急需某人的慰藉，這時奉上一塊瑪德拉蛋糕最能傳達你的同情心。你可能也和我一樣，連在喪禮也有心情細細品味瑪德拉蛋糕的口感，糖分是如此可口的慰藉，以前都當做偶爾享受的甜食，現在卻一天24小時都需要它。

糖分會提振心情是有理論根據的，甜食會促使腦部分泌多巴胺，有助於改善心情，讓你會想多吃一點。大家現在都有共識，糖分上癮者在戒除甜食時所經歷的衝動、退癮和復發症狀，其實和古柯鹼或海洛因毒蟲戒毒的過程相當類似。

**糖分上癮者和毒蟲的腦部有一樣的運作模式！**

現在你還敢用甜食來獎勵小孩、慰勞自己嗎？或許你可以試試其他的方法，心情低落時買罐高級乳霜給自己，小孩在學校遇到挫折，與其來顆糖果，還不如帶他去看電影或來個搔癢大戰！

現在開始討論我最喜愛的器官——肝臟吧！肝臟會將身體多餘的糖分以肝醣的形式儲存起來，你的肝臟就像是儲藏室，肝醣則是能量，當身體能量不足時，像是餐與餐之間、運動中、睡眠中或斷食途中，就可以到儲藏室中汲取資源。

然而，所有的儲藏室都只有一個固定的空間，你如果吃下太多糖分或是碳水

## 鬼鬼祟祟的糖分

如果某種餅乾用的甜味劑不是白糖，而是濃縮果汁，你是不是就會認為這種餅乾比較「健康」呢？黑糖應該也比白糖健康吧？你錯了！糖就是糖，不管糖用了什麼匿名，還是一樣傷身。有些包裝會宣稱「無添加糖分」或「只含天然糖分」，但這些都是廠商一貫狡猾的伎倆。如果你在產品成分表裡看到下面任一種物質，那就代表含有糖分。

- 黑糖
- 玉米甜味劑
- 玉米糖漿
- 玉米結晶
- 右旋糖
- 果糖
- 濃縮果汁
- 葡萄糖
- 高果糖玉米糖漿
- 蜂蜜
- 反式糖
- 乳糖
- 麥芽糖
- 麥芽
- 麥芽糖漿
- 楓糖
- 楓糖漿
- 糖蜜
- 生糖
- 原蔗糖
- 蔗糖甜味角豆

化合物，肝臟的儲藏空間就會不夠你用了。一旦肝臟裡的肝醣過高，身體就會將多餘葡萄糖轉變為三酸甘油酯。脂肪酸會先進入血液中，然後累積在組織裡頭，好消息是：下次泛舟時不用拿輪胎充當救生圈；壞消息是：米其林寶寶將永遠掛在你的腰上。真正的壞消息才嚴重：**腹部囤積過量脂肪者較易罹患心臟病和糖尿病**。懂了嗎？過多糖分會引發一連串危害健康的骨牌效應。

你雖然已經加入了「預防重於治療」的啦啦隊成長營，但現在還未達結業資格，你還需要先瞭解糖分在體內的作用機制。

# ✕ 碳水化合物 基本知識

*現在新聞把好的碳水化合物和壞的碳水化合物炒得沸沸揚揚，但是碳水化合物到底是什麼呢？* 首先你必須瞭解，食物中的澱粉和糖的部分就是碳水化合物。一般人以為糖分只來自於好吃的甜食，但事實上，所有的碳水化合物最後都會被身體分解為葡萄糖，包括不具甜味的食物，例如麵條、麵包和馬鈴薯。葡萄糖就是身體賴以產生能量的糖分，對身體來說，一湯匙糖和一小片白麵包，兩者並沒有很大的差別。

碳水化合物有兩種型式，包括複合碳水化合物──優質或未精製的碳水化合物，和單一碳水化合物──也就是劣質或精製的碳水化合物。

全穀類、豆類和蔬菜等複合碳水化合物有兩大優點：

1. 被消化的速度較慢，血糖不會驟然升高，這讓你比較能維持穩定的精力，不會像吃下甜食一樣，第一秒超級興奮，下一秒卻立刻陣亡；你無需瘋狂的到處找槍，也不用拿漁網把自己從混凝土中撈起來。
2. 含有許多的養分，包括維他命、礦物質、酵素、蛋白質和纖維等，你將會有充分的飽足感。

有些單一碳水化合物其實原本是複合碳水化合物，但卻有一個墮落的悲劇故事。人類一開始只是想稍微改造一下複合碳水化合物，但後來卻欲罷不能，在加工過程中，我們碾掉粗糠、加入漂白劑，最後所有的養分都不見了，原本完整的食物墮落成空有漂亮包裝的偽食品。可以說，除了新鮮水果，單一碳水化合物全都是垃圾食物，下面這些食物都會戕害你的健康：白糖、白麵粉、白麵包、某幾

種全麥麵包、餅乾、甜味零嘴、糖果、蛋糕、瑪芬蛋糕、鹹味脆餅、洋芋片、椒鹽捲餅、提神飲料、汽水和甜味清涼飲料、濃縮果汁和其他空有卡路里的食物或飲料……。然而，在標準美式飲食之中，這些垃圾食物卻佔了⅓。

## 小心葡萄糖過量

*尼爾・柏納德醫師*將在第四章說明葡萄糖的機制見 86 頁，現在讓我們先稍微瞭解一下葡萄糖，畢竟這也和糖分有關。

當葡萄糖進入血液時，胰臟就會分泌胰島素，胰島素是控制新陳代謝最主要的荷爾蒙。胰島素最重要的功能就是將葡萄糖送入細胞中以產生能量，並藉此規律體內葡萄糖的濃度，若細胞已經擁有充分的能量，胰島素就會將多餘的糖分儲存為脂肪。

目前都還好，因為每個人都需要一點皮下脂肪，然而，含有過量單糖和單一碳水化合物的飲食卻會使血液累積過多的葡萄糖，結果胰臟就必須加倍釋出更多的胰島素，這對你或你的胰臟都不是好消息。

這是一個惡性循環，長此以往，你就會產生胰島素阻抗，身體將無法再順利調節血糖，胰島素阻抗也會讓你無法利用身體儲存的脂肪來產生能量。換句話說，當身體裡的胰島素過高，你就比較無法順利減重，但體重並非唯一的問題，過量的葡萄糖和胰島素還是許多疾病的主要成因。

## 糖和癌症

我的用意並不是要醜化糖分或葡萄糖，畢竟葡萄糖是身體細胞產生能量的燃料，不管是健康細胞或癌細胞，全都需要葡萄糖；而我們吃進嘴巴的所有食物，最終都會變成葡萄糖──即使是脂肪和蛋白質，在必要的情況下，也會變成葡萄糖。我們要靠葡萄糖才能存活，然而，如果你是癌症患者，那最好能夠完全避免精製糖類和精緻碳水化合物，並減少攝取高升糖指數的水果。

為什麼要這麼做？

請繼續往下看吧！

**癌細胞之所以如此恐怖，**
**原因之一就在於它們非常飢餓。**

　　癌細胞的新陳代謝率比正常健康的細胞高許多，但其運作模式卻相當缺乏效率。和健康有氧的細胞相比，癌細胞必須加倍努力並燃燒更多的葡萄糖，才能產生相同的能量，就像節源的油電車（健康細胞）和超級耗油的休旅車（癌細胞）之間的差異一樣。但癌細胞非常奸詐狡猾，為了方便取得能量，癌細胞所擁有的葡萄糖接受體數量，大約是正常細胞的19倍，它們可以先聲奪人，很快占用掉身體內部的能量。癌細胞處理燃料的方式之一是發酵法，這種方法可以不需依賴氧氣就將糖分轉換成能量。

　　你還記得前面有關酸鹼值的小知識嗎？健康的細胞喜歡氧氣，但癌細胞卻屬於厭氧性，它們缺氧的代謝模式只能產生很少的能量。為了存活，癌細胞比健康細胞需要更多的燃料來源，但要從哪裡快速獲得最多燃料呢？答案就是糖分和碳水化合物。

　　故事還沒完呢！剛剛說過，講到葡萄糖就一定會提到胰島素。大衛·賽文·薛瑞柏（David Servan-Schreiber）醫師在《自然就會抗癌》一書中提到：「在胰臟分泌胰島素的過程中，另一個分子也會隨之釋放出來，這個分子名叫類胰島素生長因子，它的主要任務是刺激細胞成長。胰島素和類胰島素生長因子還有一個共同之處：兩者皆會使身體發炎，刺激細胞過度成長，變成腫瘤的肥料。」

**體內過量的胰島素會鼓勵癌細胞加速繁殖。**

　　我還需要多說什麼嗎？身為癌症病人的我，知道這些就夠受用了。雖然有些專家並不認同上述的觀點，但我可不想碰運氣！不論是正常的健康細胞或癌細胞，兩者都依循相同的循環模式：吃進愈多糖分，身體就會愈偏酸性、愈缺氧，免疫系統的負擔愈大，壓力也愈大，發炎現象也更嚴重，身體裡的胰島素和類胰島素生長因子也愈多——這等於是給予癌細胞更多成長分裂的機會。

# 選**低升糖指數**的吃

　　那你該如何正確選擇碳水化合物和糖分呢？這就是輪到升糖指數表（見下

# 一般常見食物的升糖指數表

（該食物中，每克碳水化合物對血糖濃度的影響）

| 豆類 | 升糖指數 | | | | |
|---|---|---|---|---|---|
| 黑豆 | 30 | 葡萄柚 | 25 | 小米 | 71 |
| 眉豆 | 42 | 葡萄 | 53 | 藜麥 | 53 |
| 鷹嘴豆 | 28 | 奇異果 | 53 | 糙米 | 48 |
| 大紅豆 | 28 | 芒果 | 51 | 茉莉香 | 109 |
| 紅扁豆 | 26 | 柳橙 | 42 | 白米 | 56 |
| 皇帝豆 | 32 | 木瓜 | 59 | 野米 | 57 |
| 綠豆 | 39 | 水蜜桃 | 42 | | |
| 大豆 | 18 | 西洋梨 | 38 | **蔬菜** | **升糖指數** |
| 乾豌豆瓣 | 25 | 鳳梨 | 59 | 紅蘿蔔 | 47 |
| | | 梅子 | 39 | 玉米 | 48 |
| | | 葡萄乾 | 64 | 綠豌豆 | 45 |
| **水果** | **升糖指數** | 草莓 | 40 | 烤馬鈴薯 | 85 |
| 蘋果 | 38 | 西瓜 | 76 | 甘藷 | 59 |
| 杏桃 | 57 | | | | |
| 乾燥杏桃 | 30 | **穀類** | **升糖指數** | | |
| 香蕉 | 52 | 大麥 | 25 | | |
| 藍莓 | 53 | 蕎麥 | 54 | | |
| 香瓜 | 65 | 小麥片 | 48 | | |
| 櫻桃 | 63 | 玉米粉 | 68 | | |

註：大部分蔬菜的升糖指數是零，如綠花椰菜、甘藍菜、白花椰菜、小黃瓜、綠豆、萵苣及其他當做沙拉食用的生菜和菠菜等。

頁）上臺亮相的時候了。升糖指數是用來衡量某樣碳水化合物會使血糖上升的速度與幅度，升糖指數是一種數字化的排序系統，衡量的依據是純糖，例如白糖，因為白糖全是碳水化合物，所以在0到100的排序表中，它的指數是100。升糖指數只衡量食物中的碳水化合物，脂肪和蛋白質不會影響排序。

升糖指數很高的食物通常都是精製過的單一碳水化合物，而升糖指數較低的食物則是未加工過的複合碳水化合物。食物升糖指數的高低和纖維含量有密切的關係，纖維能降低身體吸收糖分的速度，你的血糖值也因此較能保持在平衡穩定的狀態，這就是為什麼逆轉疾病的全食物救命飲食法要強調攝取低升糖指數的植物性食物。大致說來，**升糖指數低於60的食物是較佳的選擇**，尤其對需要密切監測血糖的人來說，更是特別重要。事實上，確實遵守低升糖指數飲食法的人，罹患糖尿病和其他健康問題的機率通常比較低。你知道嗎？低升糖指數飲食法不但能**防止**討厭的疾病，甚至還可能**扭轉**疾病呢！阿門！

雖然我列出了一般常見食物的升糖指數表，但請記住此表只能大致衡量某食物中碳水化合物的公克數，而非食物本身的公克數。換句話說，本表並未說明這些食物份量和碳水化合物含量的關係，例如，一大碗豆子的碳水化合物含量可能和一小碗水果相同。如果你還想更深入瞭解升糖指數，請參閱芭芭拉‧瑞芬菊（Barbara Ravage）所著的《升糖指數手冊》，以及珍妮‧布蘭‧米勒（Jennie Brand-Miller）和凱奕‧佛斯特‧包威爾（Kaye Foster-Powell）所著的《新葡萄糖革命》，這兩本書都是自學的好教材。

# 人造甘味劑 可不性感

*幾十年前*，想吃甜食就只能吃一般常見的蔗糖，但由於最近媒體把蔗糖搞得身敗名裂，化學公司開始接二連三想出各種人造甘味劑。希波克拉底醫學中心的晶卓‧紹沃（Ginger Southall）醫師非常嚴正的指出，使用各式人造甘味劑實非明智之舉，例如阿斯巴甜、NutraSweet、怡口健康糖、思味特代糖（Sweet' N Low）、糖精、法國減肥糖（Canderel），甚至是蔗糖素（Splenda）。

**紹沃醫師強調：「人造甘味劑具有強烈的神經毒性，政府根本不應該將其核准為適合人類食用的物質。」**

人造甘味劑有可能會損害神經系統，包括腦部和神經，這會引起各種症狀，包括偏頭痛、原因不明的痙攣、昏眩、憂鬱和視覺問題。有些研究人員也懷疑，人造甘味劑可能引發癌症、病態肥胖和糖尿病。

我敢打賭你每天一定在不知不覺中吃進了大量的人造毒素，因為人造甘味劑很可能就潛藏在你最喜歡的食物之中，包括減重餐點、加味水、給白開水加味的飲料粉──如Crystal Light，及許多市面販售的沙拉沾醬，最誇

## TIP4 小心食品標示的陷阱

仔細看清食品成分表所註明的食物份量。包裝上也許宣稱產品符合「低糖」的標準，但其實是因為廠商特意將食物份量訂得很小，舉例來說，一包餅乾內可能裝有十片小餅乾，食物份量卻訂為兩片。這個份量就不切實際，因為一般人一次是不可能只吃兩片的。

# TIP5 這樣做，不上癮

下面提供幾點駕馭癮頭波濤的方法，應該可以防止你再度陷入欲望的洪流之中。

- 吃些富含蛋白質，也有一點脂肪的零嘴，例如堅果、種子或酪梨。
- 啜飲一杯溫熱的花草茶，可加一點龍舌蘭蜜或甜菊。
- 用新鮮現榨的檸檬汁，加點甜菊、薄荷或草莓，做出一杯風味十足的檸檬水，喝了不但超有滿足感，而且會讓你活力加倍。
- 榨一杯營養滿點的綠汁或果昔，可加一點椰子油或酪梨等優質油脂。
- 享用一塊沾杏仁醬的米蛋糕，或是烤甘藷。
- 吃一小片黑巧克力，約2.5乘以2.5公分大小，可可含量最好超過75%。可可豆真讚！角豆也不賴！請小口小口慢慢品嘗。
- 小口啜飲添加了可可粉和甜菊的杏仁奶。
- 享用一杯低升糖指數的水果沙拉（梨子、蘋果或黑莓）。
- 仿效內戰時被截肢的軍人，大力咬緊木片。
- 用牙線剔牙，接著刷牙，最後用天然薄荷味的漱口水漱口。這樣能傳達給腦部知道，吃飯時間已經結束囉！
- 轉換環境，等待風暴過去。外出散步、打電話給朋友、洗泡泡澡、抱抱寵物，或是跟愛人打個火熱吧！

張的還沒講喔！就連藥房販售的消食片Alka-Seltzer、牙膏、口香糖、維他命、李斯德霖口氣芳香片，也通通都有！有些廠商會宣稱他們的產品「嚼起來像糖，因為原料就是糖」，但其實那還是經過高度加工的產品——而且還添加了氯。

這樣你還吃得下去嗎？

# 控制口腹之欲

當我開始實行「逆轉疾病的全食物救命飲食法」之際，雖然極力想獲得健康，卻無法控制對垃圾食物的渴望，我的身體已經很習慣垃圾食物，所以只想一直猛吃。

太陽下山前，我還像是鹼性的天使，但夜幕低垂時，腦中就開始出現反派現身時，電影搭配的恐怖音效。

此時我會趕快把門關上、用梳妝臺擋住窗戶，再舉起那把隨身攜帶的改造短槍。

讓人傷心的是，這樣做根本一點用也沒有，糖霜布朗尼還是會被我吃掉。下肚之後，癮頭就會有如天雷勾動地火，一發不可收拾。

這種感覺一開始有如驚濤駭浪，但最後終究讓我麻木。

「等待」是擺脫欲望唯一的方式，我只能咬緊牙關，忍受欲望旋風的摧殘，期待風暴趕快結束。

# 發炎

莉莉・林克醫師 見 14 頁

**在醫學院的課程與實習**都完成之後，我學到了下面兩點：

· 身體的發炎現象只會造成某幾種慢性病。
· 飲食內容對控制心臟病和糖尿病很重要，但對其他疾病影響不大。

但是後來我才知道，身體的發炎現象和以下疾病全都有關，如癌症、心臟病、糖尿病、發炎性腸道疾病、氣喘、阿茲海默症、高血壓等等。事實上，可能所有慢性疾病都和身體發炎脫不了關係。那你可能會好奇，這到底算是好消息還是壞消息？我個人認為這是好消息，因為這代表慢性疾病或許有解決之道──

**採取抗發炎的飲食方式。**

你也許感受過剪紙後手部陣陣的抽痛，扭傷腳踝時那紅腫熱痛的感覺你應該也不陌生，這都是因為白血球和其他分子正在攻擊消滅問題細胞，同時清理戰場──只是有時候這過程卻會出錯。

簡單說來，如果你吃下會引起發炎的食物，造成免疫系統接到錯誤的訊號，發炎細胞和其他分子就會以為該上場作戰了，結果竟去攻擊身體裡健康的細胞。這些發炎分子在體內循環的時間愈久，就愈有機會損傷你的血管，引發心臟病；或是損壞軟骨，造成類風濕性關節炎；或是改變DNA，使健康細胞突變成癌細胞。

有一種簡單的方法可以控制這樣的情形：多吃抗發炎的食物。抗發炎食物的前三名分別是**蔬菜、蔬菜和蔬菜**。正確飲食的原則似乎永遠都在改變，導致有些人根本懶得理會，但別忘了，從來沒有專家說過：「不要吃蔬菜！」蔬菜有許多有益健康的優點，包括降低身體的發炎反應。菜苗也很棒，就每公克所含的營養素而言，菜苗甚至超越成熟的蔬菜，而且在廚房的流理臺上就可以種了！

水果當中富含各種養分，也屬於抗發炎的食物。水果的排名之所以位居第二，是因為有些水果的糖分過高，例如棗子和熱帶地區的水果，所以，我們最好**選擇天然糖分最少的水果**，像是草莓、藍莓、覆盆莓、蘋果和葡萄柚。

許多的抗發炎飲食法都一定會提到omega-3脂肪酸。omega-3脂肪酸屬於

優質脂肪，所以專家們才呼籲大眾要多吃魚類，但魚類也充滿了各種毒素，像是河川或海洋中的汞等有害人體的物質。

蔬食也能攝取omega-3脂肪酸，例如**海藻**（我知道有人認為這不算純素，而且聽起來好像也不怎麼好吃）。另外，**堅果**和**堅果油**因為富含omega-3脂肪酸，通常也算抗發炎的食物。**亞麻籽**和**亞麻仁油**、**大麻籽**和**大麻仁油**、**奇異籽**（野鼠尾草籽）、**核桃**與**海裡的浮游生物**都富含omega-3脂肪酸。**橄欖油**也可抗發炎，這或許是因為其單元不飽和脂肪酸（如油酸）的含量很高。

有些香料也屬於抗發炎的食物，例如**薑黃**（咖哩黃色的來源）、**薑**、**紅辣椒**和**大蒜**，所以不要害怕調味。最後一種抗發炎的食物是**綠茶**，適量飲用綠茶對健康相當有幫助。

現在來討論引起發炎的食物，我要先提到糖，我在念醫學院時，有個錯誤的認知：如果你沒有糖尿病，那麼只需擔心糖分有可能引起蛀牙，當時學到這點時還真高興。

啊！假如事實真是如此美好就好了！2004年，《新陳代謝》期刊發表了一則針對糖尿病患的報導。在此研究中，受試者必須喝下一杯含糖飲料，之後研究員再測量受試者血液中的發炎現象。結果發現，受試者在喝下含糖飲料之後，身體的發炎程度立刻上升了，而且連續3小時都維持一樣的現象。現在你應該不難想像，若是你從早到晚不停吃增甜食品，連續這樣吃好幾個月，身體的發炎狀況會有多麼嚴重。

精製過後的穀類是第二種容易引起發炎的食物，因為精製穀類在被身體消化分解過後，會產生和糖幾乎一模一樣的效果。當你吃下一小塊白麵包或一口白米飯時，身體的血糖會立刻飆高，簡直和直接吃糖沒兩樣。

反式脂肪則是另一種非常容易引起發炎的物質。所謂反式脂肪，是指部分氫化過後的植物油，這種油脂在室溫下是固狀體，就和市售條狀的乳瑪琳（人造奶油）一樣。

食物在高溫加熱過後，也會導致身體發炎。在2002年《美國國家科學院院刊》曾發表過下面這份報告：研究員將糖尿病患分為兩組，第一組吃下低溫烹煮的食物，結果發現身體發炎的程度降低了；第二組吃下相同的食物，但卻是經過高溫調理，結果發現身體發炎的程度升高了。

如果你目前尚未採行純素的生機飲食，最起碼也要避免高溫烹調，例如燒烤、烘焙或油炸。你可以改用慢煮、清蒸或用中小火來清炒食物，或者用慢鍋來燉煮乾燥豆子，**低溫久煮比高溫快煮來得健康。**

體重超過正常值也會引起身體發炎，脂肪細胞本身就有引起發炎的特性，但腰腹部所囤積的脂肪更為嚴重。維持理想的體重是抵抗發炎的重要步驟，而採用抗發炎飲食和逆轉疾病的全食物救命飲食法，恰好都可幫助你減重。

# 遠離麩質，好多問題都消失

我們之前談過糖分、碳水化合物和發炎，現在來討論一個常被忽略的健康問題：麩質不耐症，這疾病非常惱人，你可能就是受害者。

如果你嘗試過各種方法、到醫院做過無數檢查、大幅度調整過飲食內容，健康仍然毫無起色，避免麩質也許就是通往健康的祕密小路。麩質過敏症（包括小麥、燕麥和大麥）很可能是許多消化疾病的罪魁禍首，舉凡腹脹、腹絞痛、腹瀉、疲倦、關節痛和皮疹等都可能是麩質造成的。有些人對麩質較為過敏，產生的症狀也就更為嚴重，醫界通常稱這類人士為乳糜瀉病患。

對乳糜瀉患者來說，麩質可能會對小腸產生巨大的損害，並且會造成患者極度營養不良。吃下引起發炎的食物後的身體反應，林克醫師剛剛描述過，這部分你應該還有印象吧！基本上，麩質過敏的情況和身體發炎類似，這就像是外來入侵者在體內引起內傷。結果如何呢？身體就會開始全力動員，來抵禦外侮——麩質。不幸的是，這樣英勇的舉動卻會加劇身體的發炎狀況。

你不覺得身體這樣很累嗎？光用講的，我都累翻了！

你或許不敢相信，許多人都會對麩質過敏，這些人只要吃小麥或其他穀類，就會產生部分、甚至全部的症狀。但因為大部分患者都不清楚麩質過敏症對身體的影響，誤以為是腸躁症或憂鬱症等其他疾病惹的禍，這類患者通常會服用毫無幫助的藥物，其實只要改變飲食就可以解決了。

以往醫界認為乳糜瀉是很少見的兒童疾病，但最新研究證實，這疾病比想像中要來的常見，而且不一定是從小時候開始發作。美國有超過200萬個乳糜瀉病患，等於每133人當中就有1人，但專家估計，確實的病患人數可能更多，可能每100人當中就有1人。梅約醫學中心的研究人員指出，當1人被診斷出罹患乳糜瀉，很可能代表有其他30名未被診斷出來的潛在病患。研究人員認為，現在美國乳糜瀉患者的人數約為1950年代時期的4倍。

## 麩質不耐的症狀

下面這些症狀有可能代表你患有麩質不耐症或是乳糜瀉：

- 腹瀉，尤其是不明原因的腹瀉。
- 腹脹和排氣。
- 貧血。
- 易怒。
- 口腔痛。
- 皮膚疹。
- 腹痛。
- 排出臭氣沖天的大便。
- 憂鬱。
- 關節痛。
- 肌肉痙攣。
- 骨質疏鬆症。
- 神經痛，就是腿部或足部有搔癢或疼痛的感覺。

如果你想知道麩質和你是敵是友，做法很簡單：只要暫時避免食用麩質，再觀察身體的變化即可。

**你會很驚訝，**
**剔除掉麩質之後，**
**許多慢性問題，**
**如疲倦、腹脹、排氣和腹瀉，**
**都消失不見了。**

採取無麩質飲食法是治療麩質不耐症或是乳糜瀉的唯一方式。

麩質存在於各種形式的小麥，如杜蘭小麥（製做麵粉的原料）、粗粒小麥粉（製做義大利麵的原料）、斯佩爾特小麥、卡姆小麥、單粒小麥、費洛麥、小麥胚芽和蒸穀麥。此外，和小麥有關的穀類也可能含有麩質，例如黑麥、大麥和黑小麥（黑麥和小麥的混種）。如果你是乳糜瀉患者，那你的飲食和生活都必須完全避免接觸這些穀類。

如果你對小麥過敏，但不到乳糜瀉的程度，或許你可以攝取少量含有麩質的穀類。每個人對麩質過敏的程度都不同，小麥的麩質含量最高，所以最好完全戒除小麥，但你或許可以攝取少量的黑麥和大麥。

想完全避免麩質並不簡單，你從此不能再吃小麥製成的麵包、麵條、麥片和幾乎所有的加工製品。

加工製品裡潛藏的麩質，通常是以添加物、防腐劑或穩定劑的形式存在，例如市面上的冷凍薯條就添加了麩質。有時連唇膏裡也會有麩質。

**你可能會抗議：**
**叫我這一輩子都不能吃麵？這點我絕對做不到！**

別擔心，只要選擇無麩質的品牌即可，市面上有多種不含麩質、味道也不錯的麵條。你也可以吃其他穀類，如糙米、野米、莧米、玉米、蕎麥、小米、非洲米和藜麥。有些麩質過敏患者可以接受燕麥，但因為處理燕麥的工廠經常也會同時處理小麥，若是考量交叉污染的問題，部分患者可能必須也完全避免食用燕麥。如果你還想獲得更多資訊，不妨參考這個網站：glutenfreeoats.com。

你也可以用不含麩質的麵粉來取代傳統麵粉，例如各式穀類、豆類、堅果和種子所製成的麵粉。其實現在許多超市都有各種不含麩質的麵包或產品供你選購，網路上的選擇更是出奇的多。另外你也別忘了，水果、蔬菜、綠葉植物、豆子、馬鈴薯、南瓜類、種子和堅果都不含麩質，所以你其實有很多其他的選擇。

# 教你擺脫麩質

馬克・希曼醫師 見14頁

**新英格蘭醫學協會**最新的一份大型研究顯示，各型乳糜瀉患者（包括確定罹患者、未經正式診斷者與潛在的隱性患者）和麩質過敏者的死亡率較高，而且大部分都是因為心臟病和癌症而死亡。這樣的調查結果是非常明顯的，其中，乳糜瀉患者的死亡率高出常人39%，和麩質有關的腸道炎患者的死亡率則高出72%，而未罹患乳糜瀉但對麩質過敏者的死亡率則是高出35%。

這項突破性的研究證實，即使你對麩質過敏的症狀並不明顯，還是可能因為吃進麩質而引起嚴重的健康問題和併發症，甚至過早死亡。然而，99%對麩質過敏的人對此卻渾然不知，以為健康不佳和各種症狀是其他原因所造成的。根據新英格蘭醫學協會期刊的一份評論報告，有55種症狀可能是麩質所造成，其中包括骨質疏鬆症、腸躁症、發炎性腸道疾病、貧血、癌症、疲倦、口腔潰瘍、類風濕性關節炎、紅斑性狼瘡、多發性硬化症，以及幾乎所有的自體免疫疾病。麩質也和許多精神和神

經性疾病有關，包括焦慮症、憂鬱症、解離性身分障礙、失智症、偏頭痛、癲癇症和神經痛（神經損傷）等等。

當然，並非所有症狀都是麩質所引起。但如果你是慢性病患者，最好能夠採取一套限制麩質飲食法，透過完全排除和重新加入麩質產品的過程，確認你是否對麩質過敏。

雖然血液檢查也能判斷你是否會對麩質過敏，但你若想知道麩質是否有害自己的健康，唯一能確定的方式只有靠暫時完全避免食用麩質（2～4週），觀察一下自己身體的變化。請務必看清每一樣產品的成分表，根據法律規定，產品若可能含有小麥、花生或大豆，成分表上必須註明。

如果你希望測試結果正確，你必須百分之百戒除麩質，完全不能容許例外，連藏在加工食品內的麩質，甚至一小顆麵包屑，也要完全避免。如果在試驗期結束後，你覺得精神狀況很好，那就甩掉麩質吧！一旦重新開始食用麩質，就覺得身體變糟，那你就該知道，最好永遠不要再碰麩質了。**我們不需麩質也活得下去，從健康的角度來考量，麩質是可有可無的食物。**

如果你還想更進一步瞭解自身是否有麩質不耐症，臨床實驗室服務提供商Labcorp或Quest Diagnostics都有提供麩質過敏或乳糜瀉檢測。這類檢查是根據身體在接觸麩質或小麥後所產生的抗體，判斷你是否罹患各種形式的麩質過敏症；你也可以做腸道切片，但如果麩質抗體呈現陽性反應，通常就不需要再做腸切片檢查。

如果你的檢驗報告顯示抗體數量變多，我會建議你立刻進行限制麩質減敏法。許多醫師認為，若是麩質抗體升高，但腸道切片正常，那代表抗體的檢驗結果其實是「偽陽性」，也就是說，雖然檢驗結果是陽性，但不具參考價值。現在這樣的說法已經不能成立，陽性就是陽性。所有疾病都一樣，皆是連續發展而來的，因此，再輕微的麩質過敏也有可能演變成乳糜瀉。

# 少碰 酒精 和 咖啡因

*現在讓我們關心一下愛喝飲料的朋友。誰不喜歡來杯咖啡或紅酒呢？這兩*

樣東西偶爾當做調劑對身體並無大礙，但不要變成每天的例行公事。這些頑皮的調情高手可是像糖一樣，超級容易讓你上癮。如果你能夠減少咖啡或酒精的攝取量，全身上下都會很感謝你，包括腎上腺、腎臟、皮膚、呼吸、膽固醇、血液和血壓等。

咖啡屬於強酸性食品，而且會導致身體脫水。請記住，身體需要充足的礦物質來平衡酸鹼值。當你喝下那杯熱咖啡，就只能跟礦物質說掰掰了，因為當身體排泄咖啡時，也會連同礦物質一起排出去。有些人宣揚咖啡有些優點，因此建議適量飲用，或許咖啡真有一些健康助益，但最好還是考量整體的利弊。即使你想辯護自己所選擇的食物，也無法拿優點來掩飾缺點。

提到咖啡的缺點，除了屬於酸性食物，咖啡豆也經過烘烤加熱，咖啡豆含有脂肪，而烘烤的過程會使油脂酸壞，酸壞的油脂會阻塞你那可愛的肝臟。

每當你喝下咖啡，就會感到心神不寧，不喝又容易偏頭痛，所以你的直覺會告訴你，咖啡不是什麼好東西。

對失眠患者而言，咖啡更是一夜好覺的大敵；另外，若你有焦慮症、恐慌症或是工作壓力過大，咖啡只會使情況變本加厲。假使你很喜歡冒冷汗的感覺，那就儘管多喝點咖啡吧！

如果你是想要結婚生子的女性朋友，請留意這項2008年發表於美國婦產科期刊的研究。報告中指出，和較少喝咖啡的媽媽相比，孕期攝取過量咖啡因的媽媽比較可能流產（一天攝取總值超過200毫克或兩杯現煮咖啡），而咖啡因的攝取量超出200毫克愈多，流產比率也愈高。

試想，誰喜歡住在骯髒又充滿壓力的房子？你喝下的那杯咖啡會阻斷通往胎盤的血流，胎兒的新陳代謝率會立刻「暴衝」。但不只咖啡會帶來這種後遺症，其他還包括含咖啡因的汽水、提神飲料和紅茶。

此外，容易罹患乳房囊腫的女性，也應該遠離咖啡和其他咖啡因濃度過高的飲料。即使你只摸到一點點腫塊，最好還是請婦產科醫師為你檢查。若最後結果是良性瘤，建議你可以試試月見草油或維他命E，我自己習慣服用1,000毫克的月見草油與400～800單位的維他命E，這兩種補充品很有效，可能服用幾週後，囊腫就自行消失了。

## 戒咖啡的一些小訣竅

戒除咖啡並不如想像中那麼困難，但請勿立刻完全不喝，如果你每天都習慣喝大量咖啡，突然中斷可能會讓你變成一具想自殺的殭屍。請用1週左右的時間慢慢戒除。

- **現榨一杯綠汁，立刻痛快飲用。** 你喝下愈多綠汁，就愈不需要補充提神用的刺激性物質。用新鮮蔬菜和香草榨出的綠汁，能夠不斷提供身體所需的能量。

- **來杯綠茶、白茶或巴拉圭茶。** 這些飲料的微量咖啡因能幫助你度過轉換期。番茶或玄米茶是由季末採收的綠茶所製成，富有大地的香氣。莖茶是由茶株的根莖梗部位所製成的茶，咖啡因的含量最低，並稍具鹼化體質的功效，也可以治療肚子痛。

- **試試可可豆（生巧克力），這種咖啡替代品會令你為之瘋狂。** 可可豆只含有微量的咖啡因，我最喜歡的超級果昔裡面加了可可豆、堅果奶、甜葉菊或龍舌蘭蜜、枸杞和香蕉。也可以把大麻奶（以大麻籽榨取而成）加熱後，倒進一湯匙可可豆和一點龍舌蘭蜜，就是一杯美味的熱巧克力！

- **來杯草本咖啡。** 將地吉諾粉（teeccino）倒入杏仁奶或大麻奶中，加一點龍舌蘭蜜，就是一杯美味的草本咖啡。地吉諾粉是由穀類製成，完全不含咖啡因，但有一點微量的麩質，所以若你對麩質過敏，可能就必須避免食用。

- **試試菊苣這種多年生草本植物。** 菊苣完全不含咖啡因，用家裡的咖啡機就可以泡，使用前記得清洗乾淨。兩、三湯匙的烘焙菊苣粉約可泡出一杯菊苣茶，你也可以自行調整濃度。若想增加甜味，可以加一點杏仁奶或大麻奶，以及一滴甜菊。

- **如果你完全無法接受以上所有的方式，那請至少也選擇在樹蔭下栽培的有機咖啡，每天飲用量也只能以一杯為上限。** 請記住每一種品牌都少量嚐試看看，不要固定喝同一種！有些人會先嚐試一半喝一般咖啡，一半喝低咖啡因咖啡，最後再全面改喝低咖啡因咖啡。記得選擇**以水洗法去除咖啡因**的品牌，大部分市售咖啡都是使用有毒的化學物質來去除咖啡因，這些化學物質都會殘留在煮出來的咖啡中。請在預算許可的範圍內選擇最優質的咖啡，如果你最後還是決定要喝咖啡，那還不如挑味道最好的來喝。

## 抗議！耶穌也會喝酒啊！

　　但你並不是耶穌！別擔心，我不是叫你立刻到酒精勒戒所報到。一邊啜飲葡萄酒，一邊享用無麩質的麵包，的確人間一大樂事，但請務必節制飲用。

　　酒精和咖啡一樣，都會使身體酸化，而且即使你適量飲用，依然會干擾身體吸收養分。

　　**請注意適量飲用的定義：**
　　**女性一天一杯，男性是以兩杯為上限。**

那麼，一杯是多少呢？所謂的一杯，是指350毫升的啤酒或一杯150毫升的葡萄酒，如果是酒精濃度高達40%的烈酒，則是45毫升。我猜有些人可能以為7-11的0.9公升大杯酒精飲料也算適量，想得美！

每天飲酒超過2杯，罹患肝臟疾病、高血壓和癌症的風險將會升高。以女性而言，飲酒量愈高，罹患乳癌的風險也愈高，女性若每天固定飲用2杯以上的酒精飲料，罹患乳癌的機率比很少喝或完全不喝的女性要高出許多。

此外，因為酒精會使血糖驟然上升，所以糖尿病患喝酒可能導致血糖先急速飆高，隨後卻發生危險的低血糖症。

**如果你正在設法減重，酒精也是一大阻礙，飲酒過量會干擾腦部判斷是否吃飽的能力。**因為酒含有很高的熱量，卻毫無營養，喝太多酒只會讓你變成頹廢的大腹婆。過量的酒精也會損傷小腸細緻的絨毛，降低養分的吸收率，尤其是葉酸、維他命B$_{12}$和鈣質。雖然有些研究顯示，適量飲用紅酒——一天一杯可能有益健康，但這些健康益處可以從較安全的方式獲得，例如新鮮現榨的康科特葡萄汁就含有紅酒的多酚，要不要現在就來一杯啊？

對許多過勞的族群來說，酒精是尋求放鬆的管道，這就是問題的根源。我自己就很喜歡喝紅酒來放鬆，但我得承認，有時我會故意找理由喝酒。當酒精變成你減壓的主要慰藉或社交場合裡的工具——人際關係潤滑劑，這時你就必須好好檢視自己的酒癮，你可能偶爾會來杯小酒提振精神，但千萬別變成每天的習慣。

當你酩酊大醉時，如果整個人都變了，這是非常危險的訊號。我曾經交往過的一個男友，他的家庭有酒精暴力的傾向。雖然他並沒有固定喝酒的習慣，但他仍然有酒精問題，因為每當他一喝酒，就好像變了一個人一樣。有一天晚上他整個人都變樣了，但那故事和這本書無關。

要你暫時離開這些酸性壞蛋（酒精、咖啡、糖和藥丸）可能會讓你感到有些不安。但你不用強迫自己必須「一輩子」這麼做，現在只需暫時體驗自己那純淨真實的一面，如果你很喜歡這樣的感覺，那就常常展現它吧！擺脫在夜店狂飲的惡習並不會讓你變成無趣的壁花，記得傾聽自己的身體，放輕鬆！如果你認為這種飲食法和生活模式會剝奪了你許多樂趣，那你將無法克制住對垃圾食物的欲望，這就是為什麼當我們打算進行身心靈大掃除時，一定要先排除心中和腦裡所有的負面思考。

如果你偶爾想要放肆一下，務必事先計畫，小小放任一下自己的口欲並不會立刻摧毀整體的健康。你仍然可以和朋友來杯拿鐵或是有機葡萄酒（記得邀請我喔），只要你記得經常將鹼性食物和酸性食物的比例維持在60/40或80/20之間，你這顆鑽石將能獲得閃耀的能量！

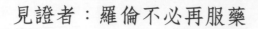

# 見證者：羅倫不必再服藥

我因為患有克隆氏症，已經持續服藥4年。最近一年多來，雖然我採取了健康飲食，卻還是必須服用類固醇普體松，但我很不希望再持續服用這種藥物。就在這時我遇見了克莉絲·卡爾，我立刻採取她所建議的逆轉疾病的全食物救命飲食法。

在我開始實踐此飲食法之前，整個人不但又病又累，而且還得承受高劑量的類固醇普體松所帶來的副作用。誰曉得在短短20天左右，我竟然不用再依賴普體松，而且健康狀況比之前來的好！我現在採取無麩質飲食、現榨綠汁和果昔，盡量採取生機飲食，因此感到精力十分充沛。雖然我的疾病尚未痊癒，但我仍然充滿希望，我知道如果確實遵守這份飲食法，將來一定有痊癒的可能。逆轉疾病的全食物救命飲食法讓我更認清了自己的身體與這個疾病。我現在終於感受到前所未有的生命力，而且充滿了正面的能量。

# 回顧

第 **3** 章

請記住下面幾點：

- 擺脫**糖癮**，攝取過多糖分不但會使體內血糖值驟升驟降（甚至只稍微多吃了一點也一樣有害）、情緒不穩定，還會害你變得更胖。即使是代糖等人造醣類也有這些壞處。
- 麵包、麵條、糕點和馬鈴薯等**單一碳水化合物**，其實是變相的糖分。
- 盡量選用**低升糖指數**的食物。
- 考慮暫時採用**無麩質**飲食法，看看健康情況是否有所改善，如果你發現精神活力都變好了，那就不要再吃小麥製品了。
- 減少或戒除**咖啡因**和**酒精**。

Chapter

# 4

# 漢堡和嘴邊的牛奶泡泡
# 你不願面對的食物真相

*準備好*接受肉類和乳製品的真相了嗎？你是勇敢的健康鬥士，充滿了叛逆的精神和熱情，答案一定是肯定的。只要你做好心理準備，我這要送你一份大禮，這個寶物萬分珍貴，能讓你保持年輕並充滿生命力。

採取蔬食餐飲是你送給自己最大的健康禮物，同時也是拯救地球健康最好的方法。這是鐵般的事實，你的器官、血液、骨頭、牙齒和私處都會感謝你！蔬食對私處有幫助？沒錯！我指的正是閨房的性致！

**想點燃閨房中的熱火，**
**吃對食物比什麼都重要。**

即使你改變的幅度有限，只要有心調整飲食，任何小步驟都有幫助。若你能從標準美式飲食法慢慢轉變成以蔬食為主的餐飲，就已經值得我們一起慶祝。但話說回來，我必須老實講，如果想讓健康保持在最佳狀態，我們必須要減少攝取動物性食品，當然，若你能完全戒除，那是最好不過了。我們真的吃太多肉類食品和乳製品了，所以現在才會病灶叢生。

親愛的，事實真的就是如此，我將毫無避諱的把真相擺在你的眼前，讀完本

章後，你也許會用不同的角度來看待肉類和乳製品這兩種動物性食品。認清肉類的真相改寫了我的生命，或許你的生命也將隨之改變，但就算最後你決定吃肉，我還是一樣關心你。

本章內容十分豐富，值得你花一些時間和酵素細細咀嚼。我的目標不是要叫你吃素，也不是要批判或評斷吃肉的行為，我只希望能夠分享我所學到的技巧、知識和真相，幫助你每天、每週、每月，以至這一生都能過得更好！如果讀完本章後，你的眼界大開，學會聰明選擇更健康、更乾淨的動物性食品，那我的目的就達成了。唯有不斷存疑與質問，才能學到新東西。

**請勇敢質疑食物的來源地，**
**這樣你才能做出最佳的選擇。**

健康長壽是你最重要的目標，所以務必只選擇對身體最好的食物，丟掉其他劣質的選擇，我們這就出發囉！

如果你一天當中的飲食都脫離不了動物屍體，你可能會提早翹辮子。我知道這樣講也許會使某些人感到不安，因為我自己第一次聽到這句話的時候，也是嚇了一跳。

我小時候的家對面就是一間小型的家族牧場，我當時很喜歡直接把牛奶噴到自己的嘴巴裡。母牛的乳房也被我當成最佳的武器，只要把乳房舉起來，瞄準某個目標，然後噴射出來，就可以狠狠擊中我的敵人，如果當時有農場工人經過，剛好被我打到，就會讓我開心個一整天。

我小時候本來是個搗蛋鬼，直到我第一次試嚼紅人（Red Man，口嚼菸草品牌），才開始比較收斂。那些壞蛋騙我說：「紅人菸草吃起來和糖果一樣，可以整個吞進去。」咀嚼了大概30秒後，我就把菸草吐到他們的靴子上，然後開始大哭特哭。就是這樣！

## 漢堡王的滋味

小時家裡三餐也脫離不了動物性食品，餐點要不是非常美味，就是極度噁心。我那熱情的奶奶來自哥倫比亞，算是非常有創造力的廚師，她最喜歡美國的傅培梅——茱莉亞·柴爾德（Julia Child）和用成桶的奶油及澆酒後點火快燒的料理法，甚至連窗簾也逃不過她的魔掌。

有時她會創造出美味的料理，像紅酒雞或咖哩雞，但有時卻超級噁心，像是牛舌頭、吐司夾看起來很像嘔吐物的碎牛肉，或是豬肉罐頭三明治蛋糕。你可能

會好奇，豬肉罐頭三明治蛋糕是什麼東西？那是用幾片白吐司，上面塗滿奶油乳酪，再夾幾層詭異肉片做成的蛋糕。奶奶很重視食物的外觀，所以她會拿出裝飾糕點的擠花袋，切出小口後，在豬肉蛋糕外層擠上五顏六色的奶油乳酪，有時候蛋糕上還會出現我的名字。

奶奶喜歡實驗創新食譜。當我還在媽媽的肚子裡時，可能就快受不了奶奶的「手藝」了。媽媽就是在吃下了奶奶做的紅酒燉馬鈴薯牛腎後，才開始陣痛生下我的。我猜當時在媽媽肚裡的我一定是忍無可忍，才決定要趕快蹦出來吧！但我自己的口味卻十分單純，只要給我輪流吃下面五種食物：漢堡、麥片、乳酪口味的麗滋餅乾、花生醬與果醬的吐司和薯條，我就非常滿足了。

我10歲時祈禱22街上能有一間漢堡王，沒想到夢想竟然成真，從此我開始相信上帝的存在。我當時立刻拜託奶奶帶我去吃，可是奶奶沒吃過速食，她用那濃厚的哥倫比亞口音拒絕了我的請求。

而我從來就不輕易接受「不」這個字，雖然當時我沒有車子，但我有雙腿，所以我從奶奶口袋中偷走了銀子之後，就開始展開16公里的路途。經歷了千辛萬苦，我終於吃到了薯條，天哪！滋味實在太美妙了，我感到自己所付出一切代價都是值得的。

在吃到薯條的那一瞬間，我等於同時品嚐到了自由、獨立、偷竊和充滿反式脂肪的碳水化合物。從此，我就上癮了。在接下來的20年間，連鎖速食一直是我叛逆內心的慰藉。

我要你放棄速食，並非只是在旁邊煽風點火看好戲，我非常清楚打破行為模式有多困難。若非健康走到窮途末路，我不會知道有更好的生活方式。過去我雖然喜歡動物和大自然，卻不懂得速食其實就是動物，壓根不曉得漢堡肉其實是牛的身軀，也不知道漢堡肉有害健康。當我們認清真相後，才終於發現——無知的代價是如此慘重！

## 循序漸進慢慢來

你應該立刻全面改變嗎？不用！我並不要求你立刻全盤改造。即使你無法戒絕肉類，只要大幅減少食用量就很棒了。

美國飲食協會建議，每日食用的肉類、雞鴨類和魚肉類，總共不應超過一疊撲克牌的量——這大約是85～113公克。連凡事講求數大就是美的德州人也不能有例外喔！

為了幫你戒絕或減少肉類，讓我闡明肉類和乳製品的真義。肉類其實是有思考能力的動物、有媽媽、也有家族社群；乳製品等於是液態肉類，來自有思考能

力、有媽媽、也有家族社群的動物乳房。我知道上面這番話似乎想當然耳,不過我發現仍有許多人誤以為雞和魚不算有知覺的動物。

一般大眾攝取的動物性食品主要包括下面這五大類:牛、雞、火雞、豬和魚。但人類能吃的種類,其實像諾亞方舟裡的動物一樣多,舉凡綿羊、山羊、鴨、兔、青蛙、水牛、鹿、麋鹿、鴕鳥、甲殼類海鮮、蛇、猴子等,無一不能入口,激流四勇士甚至還吃松鼠呢(《激流四勇士》為1972年出品的電影)!基本上,只要會移動的生物,人類都會拿來宰殺食用。

接下來要談牛奶,人類主要是利用乳牛、山羊和綿羊的奶汁來製作鄉村乳酪、奶油乳酪、乳酪、酸乳酪、奶油、冰淇淋和優酪乳。那蛋呢?不知從何時開始,我們把蛋歸類為乳製品,但事實上,蛋應該要算做肉類。蛋不只營養成分類似肉類,蛋本身就是小雞的胚胎!所以當你在改造飲食之際,也別忘了捨棄這些小動物和用這些小動物所製成的食品。

有一個小技巧可以幫助你妥善規劃盤中的食物。**你可以把肉類和乳製品想像成小小配角,穀類是重要配角,而蔬菜才是主角**。如果真的要食用動物性食品,也應視為小菜或調味用,植物性食品才是主食。這樣的改變簡單又不花錢,卻能大大改變你的世界、延長你的壽命,甚至打擊最恐怖的C字頭怪獸——橘皮組織(Cellulite)。

既然我提到大腿上的「乳酪組織」,就來談談脂肪吧!你體內的脂肪組織大概在10歲左右就大致固定下來了,但這些脂肪球十分具有彈性,隨時都可能變大。適度食用健康蔬食或純素飲食,能夠防止脂肪球愈來愈膨脹。最有效果的方法是攝取高纖的生機飲食,同時限制動物性食品和加工食品。

**橘皮組織和一般的脂肪組織不一樣。**

如營養師珍妮佛・萊麗所言:「就算你是外瘦內胖型,也可能有橘皮組織。橘皮組織的成因有二:水分滯留和身體累積過多廢物和毒素。採用美式飲食非常容易產生橘皮組織!因為身體處理這些垃圾食物後,體內會殘存許多有毒的廢物,橘皮組織就是肉眼可見的廢物形態。」

你現在是否突然感到驚慌失措,不知該從何處取得蛋白質和鈣質?請卸下你的恐懼,放輕鬆!事實上,多樣化的蔬食餐飲同樣能滿足我們對蛋白質和鈣質的需求,地球上最健康的族群吃的肉卻最少。你要能有不畏洪流的精神,才能對抗這個食肉的社會。但我保證,這樣的努力絕對值得,讓我們一起攝取乾淨的蔬食,同時舉杯慶祝生命的美好!乾杯!

# 避免三大慢性疾病　尼爾・柏納德醫師 見 14 頁

**許多人以為**，年紀大了一定會罹患心臟病、癌症或糖尿病，一般人都相信，愈老疾病一定愈多。但我要告訴大家一個好消息：這些疾病並非是年紀所造成的。不管你的年紀多大，你都有能力積極避免甚至逆轉這些嚴重的疾病，即使現在你已經罹患了某樣疾病，也可以積極扭轉局勢。

## 健康的心臟

心臟病很常見，連幼童也可能罹患，許多青少年高中沒畢業，心臟就已經出現病徵。但若我們瞭解心臟病的成因，就能知道該如何避免、甚至逆轉這個疾病。通常在一開始，問題是出在血液中流動的膽固醇分子，這些分子會刺激動脈壁，產生類似小水泡的斑塊。

這些斑塊很脆弱，隨時都可能破裂。當這些斑塊破裂時，附近的血球就會形成血栓，一旦血栓阻礙了血流，就會切斷通往心臟的血流，造成部分心肌壞死，也就是俗稱的心臟病發。

以往醫界認為這個過程無法逆轉，認為血管中一旦開始累積斑塊，最後的結果就是被推進手術室，但最近這樣的想法已受到質疑。哈佛出身的狄恩・歐寧胥醫師成功扭轉了這個消極的觀念，歐寧胥醫師的目標不僅是避免心臟病，他更希望能逆轉已成形的心臟病。他的研究中心位於舊金山，他要求心臟病人依據下面四項簡單的步驟來做出強大的改變：

1. **採取植物性餐飲。**植物性食品能幫助你避免吃進潛藏在動物性食品中的脂肪和膽固醇。
2. **規律運動。**每天散步半小時或每週抽出3天散步1小時。
3. **壓力管理。**瑜伽、冥想或簡單的呼吸法，或是伸展運動。
4. **戒菸。**

這就是計畫的全部內容，完全不需任何藥物、手術或密集的療程！太簡單了！而且實驗結果十分亮眼——胸痛消失了，參與者的膽固醇指數也開始快速降低。一年後，研究團隊發現另一件更令人震撼的事：參與者的血管竟然疏通了，高達82%受試者的血管造影都出現明顯的變化，而且平均減去了9公斤左右，這樣的結果讓參與者非常喜愛這項計畫。

到底是哪些食物有這種神奇的魔力呢？答案是蔬菜、水果、全穀類、豆類和所有以這些食材料理出來的餐點。所以，早餐可能是灑上肉桂粉和葡萄乾的燕麥粥，午餐是玉米麵包佐蔬菜燉辣味豆子，晚餐則是加入紅蘿蔔、新鮮豌豆和洋蔥料理的番茄義大利麵。有些心臟研究員也建議食用燕麥、大豆製品和堅果，例如杏仁，因為這些食品都有保護心臟的特殊效果。

要避免的食物則是肉類、乳製品、雞蛋和油膩的食品，雞肉和魚肉也要戒除。沒錯，魚肉的油脂有一部分是優質脂肪（omega-3），但魚的油脂中至少有70%是屬於劣質脂肪，也就是其中有一部分的飽和脂肪，和許多其他對身體無益的脂肪。魚肉和雞肉的膽固醇也相當高，因此並無法顯著降低你的膽固醇。這兩種食物對體重控制也沒有很大的幫助，因此在這項保護心臟的強力計畫中，並不包括魚肉和雞肉。

## 避免癌症

1960年代初期有一項驚人的發現：某些國家的居民似乎比較不容易得到癌症。在北美和歐洲很猖獗的乳癌，在日本卻很少見；甚至日本婦女罹患乳癌時，存活率也比美國人或歐洲人高出很多。

然而，從1960年代開始，這現象開始逐漸改觀。各種速食與充滿肉類和乳酪的商業午餐開始占據亞洲，取代原先米飯所扮演的角色。到了1970年代晚期，研究員發現，改採西式飲食、每天都吃肉的日本婦女罹患乳癌的機率，比仍採用傳統米飯為主的婦女要高出8倍。我們從這項事實可以得到一個教訓：想要防止癌症發生，最有效的方法是多吃蔬菜、水果、全穀類和豆類。

### 植物性為主的飲食還有一項好處：保持身材苗條。

這點對於體重控制相當重要，因為身體的脂肪會製造雌激素，而這種女性荷爾蒙會刺激乳癌細胞生長，身體脂肪較少的婦女比較不易罹患一般常見的幾種乳癌，而且就算真的罹患乳癌，苗條的婦女也比較容易存活下來。

健康的飲食不只能幫助我們維持體重。我們可以看看最近兩則測試飲食改變的大型研究：在這些調查中，研究員的目的並不在測試飲食是否能預防癌症，而是想找出哪些食物能幫助已經罹患乳癌的婦女。女性自主

營養研究的調查範圍包括了2,500位曾經接受癌症治療的停經婦女，結果發現，減少高脂食物的確能降低癌症復發的機率。另一項名為「女性健康飲食生活」的研究則包括了3,000位以上的婦女，結果也顯示：採取富含蔬菜水果的飲食，加上規律運動，能使癌症復發率減半。

從這兩項研究可以得出一項結論：避免高脂食品、多吃蔬菜水果，再加上規律運動，的確對健康有相當大的幫助。這些健康的飲食轉變既然能幫助罹癌的婦女，相信對健康的婦女更有莫大的助益。

## 糖尿病

糖尿病愈來愈普遍了，假如這不是一種恐怖的疾病，真的可被稱作是一種流行時尚了。簡單說來，糖尿病代表血液中的糖分過高，這裡的糖分指的是葡萄糖，它原本應該是身體能量的來源。葡萄糖能幫助腦部、肌肉和其他器官正常運作，但是糖尿病患者的血糖卻無法順利進入細胞，而是堆積在血液中，傷害眼睛、腎臟、心臟和腿部細微的血管。想也知道，這不是什麼好事。

為什麼糖尿病患者的血糖無法順利進入細胞，而會堆積在血液中呢？讓我打個比方，你如果想開啟家裡的大門，會需要一把鑰匙。試想：你有一天回家發現，手裡的鑰匙竟然打不開門鎖！你仔細檢查鑰匙，發現鑰匙本身並沒有壞，但檢查門鎖之後卻發現，有人趁你不在家時，在鎖裡塞進了口香糖。你可以選擇從此改由窗戶爬進爬出，但一般人都知道，清理門鎖才是治本之道。

葡萄糖要進入細胞也需要鑰匙，而這把鑰匙的名字就叫胰島素，這種荷爾蒙能打開細胞外膜的小門，讓葡萄糖順利進入細胞內。但以現在許多人罹患的第二型糖尿病來說，胰島素這把鑰匙並無法發揮應有的功能。研究員曾經調查過為何胰島素無法打開細胞的大門，他們所得出的結果，徹底改變了一般人對糖尿病的想法。

你的細胞可能被塞住了，正如門鎖裡的口香糖使鑰匙失去作用，你吃進去的食物分子進入細胞，干擾胰島素打開細胞大門迎接葡萄糖的能力。如果你能避免高脂食品，就能慢慢清理門鎖內的口香糖。當脂肪離開細胞，胰島素就能發揮較佳的作用。

我們的研究發現，簡單的飲食改變就有顯著改善糖尿病的效果，有些人的改善幅度大到連醫師也看不出來他們從前是糖尿病患。預防或逆轉糖尿病有三大要點：

1. 避免所有動物性食品。
2. 將植物油的用量減至最低。
3. 戒除精製糖和其他加工過的麵粉製品。

這三項簡單的步驟能幫助你的細胞自行清理，逆轉糖尿病的進程，我們不限制卡路里多寡，也不用計算碳水化合物的克數，所以你不用挨餓，而且吃進的食物都是好東西。你會發現，這些食物和歐寧宵醫師逆轉心臟病的計畫內容相當類似，同時還有降低體重的顯著效果。

雖然心臟病、癌症和糖尿病是非常嚴重的疾病，但其實和年齡無關，反而和我們虐待身體的時間長短和嚴重程度有關。如果我們能給自己健康的食物、規律運動、居住在健康的環境，這將會有莫大的幫助。即使你現在已經面臨這些疾病的威脅，這些食物也能發揮療癒的功能。

# 雜食還是草食？

*你可能會抗議*：且慢，人類吃肉有很長久的歷史，怎麼可能會有問題？沒錯，自從人類祖先從樹上跳下來，就開始吃肉了，但當時吃肉的頻率並不高，份量也很少，而且當時祖先所吃的肉和現代人吃的不一樣——當時祖先是吃野生動物的新鮮肉類，而非現代疾病肆虐的養殖場所產出的有病動物，體內充滿著各種藥物和化學成分。雖然人類祖先是狩獵採集的族群，但其實採集的成分大大超出狩獵，只有在很特殊的場合，像是成年禮或婚禮時，才會食用毛茸茸的長毛象。

許多營養學家認為，人類的身體不具完整消化和吸收肉類的能力，雖然我們看起來好像是雜食性動物，但以生理結構來說，人類卻比較適合當草食性動物。最重要的問題是：吃什麼對身體最有益？答案就是植物性食物。

我們可以研究一下一種肉食性動物，例如可愛的母獅子。牠有堅硬的爪子和犬齒，還有充分的胃酸來進行消化肉類的重責大任。我可不想為了獵殺和宰食貝西乳牛（Bessic the cow，一種知名乳牛品種，來自英國澤西島），而弄壞了我細緻的指甲。人類的臼齒和下顎，非常適合磨碎和咀嚼高纖食物。我們的胃酸並不多，比較適合用來消化植物性食品。

此外，母獅子吃的是新鮮的戰利品，而且偏好富含礦物質的器官。此外，因

為牠沒有隨身攜帶露營的爐子，吃的全都是生食，所以能獲得所有酵素的益處。母獅子的消化道也很短，一頭斑馬下肚之後，很快就能排出來。

你再想想：人類長達約8公尺、九彎十八拐的消化道。一旦吃進豬肉，牠可能就會在你的腸道內定居數日，甚至數週之久。豬肉還會害你飽脹不舒服，脾氣暴躁。而我們身體的體溫約37度，豬肉屍體在這樣的高溫會發臭到什麼程度呢？應該是惡不可聞了吧！如果我們的消化能力不好，吃進去的屍體就會在體內腐爛發臭，把腸道搞得烏煙瘴氣、壞菌叢生——簡直就是毒癮妓女縱飲派對的翻版。

# 蛋白質的迷思和魔力

許多人深深相信，得食用非常多的蛋白質才能保持健康強壯，這真是美國最流行的繆論！事實上，蛋白質過剩才是我們現今病灶叢生的關鍵因素之一。研究顯示，蛋白質食用量愈高，罹患慢性病的機率也愈高，工業化的國家幾乎不會有蛋白質缺乏的問題。只要隨便在美國的購物廣場逛逛，你就會發現，問題根本不是缺乏蛋白質，而是過度肥胖的人口數暴增。病態肥胖只是過度富裕的社會所必須承擔的結果之一。

什麼是富裕病呢？其實我們的朋友、親人、鄰居和同事所罹患的疾病都是富

## 攝取充分的維他命B群

細胞分裂和製造血液都需要維他命$B_{12}$，植物和動物都無法製造維他命$B_{12}$，只有細菌有這能力。當動物吃進被細菌污染的食物，如果那一類細菌能製造維他命$B_{12}$，動物本身也變成維他命$B_{12}$的來源。植物性產品若非被微生物所污染，一般不會含有天然的維他命$B_{12}$，我們通常都會把買回家的蔬菜清洗乾淨，所以即使蔬菜上面有微生物，也已經被洗掉了，即便如此，我們仍應洗淨蔬菜後再食用。

逆轉疾病的全食物救命飲食法的奉行者都應該服用維他命$B_{12}$補充品。雖然人體只需攝取微量的維他命$B_{12}$，但一旦缺乏，卻會導致嚴重的健康問題，例如貧血或永久性的神經損害。某些發酵食品和添加維他命的營養酵母也含有維他命$B_{12}$，但光從這兩種食物，也許無法攝取到足夠的份量。我建議持續服用維他命$B_{12}$的補充品，第九章對此有更詳細的說明 見194頁。

裕病。在以前的社會裡，只有富人才吃得起肉類、奶油、飽和脂肪、甜膩食品和酒精性飲料。但當富人吃進愈多這些食品，也得面臨愈多健康問題。然而，現在由於便宜的速食隨手可以取得，大家也都有足夠的錢把自己的身體吃壞搞砸。雖然低開發國家也有些問題，但大部分是和衛生、安全飲水和基本醫療有關。在倚靠傳統植物性飲食的國家裡，很少出現我們所害怕的那幾樣疾病。

TIP6

## 這樣吃，不怕缺鐵

你是否擔心逆轉疾病的全食物救命飲食法會讓你缺鐵？這你大可放心，只要廣泛攝取各種不同種類的植物性食品，一樣能和雜食性族群一樣攝取到充分的鐵質，有時甚至還超過。其實，富含維他命C的食物能大大提高身體對鐵質的吸收率，而這套飲食法的生食和綠汁會讓你體內充滿足量的維他命C。同時因為你不喝咖啡或茶（進餐時更不宜），你也不會吃進其中會妨礙身體吸收鐵質的單寧酸。此外，許多植物性食品都富含鐵質，例如豆腐、鷹嘴豆、斑豆、大豆、菠菜、扁豆、南瓜籽、瑞士甜菜和乾燥杏桃等等。

隨著試管取代了田園，美國大眾變成了科學實驗的白老鼠。標準美式飲食正悄悄奪去我們最後殘存的一點健康。由於高度的全球化現象，標準美式飲食在全世界肆虐，像惡性癌症一樣快速蔓延開來。結果原本只在美國流行的健康問題，現在幾乎已遍步全球。美國大叔，你真是會在全世界散布疾病啊！算你狠！

**我們現在正用牛排的刀叉自掘墳墓。**
**許多身材中等或是肥胖的人士，其實營養不良。**

天啊！怎麼會這樣？答案很簡單：過多動物性蛋白質和脂肪會阻塞細胞、血管和大腸，導致吸收營養的能力降低。

此外，吃下劣質食物只會讓我們更快餓，肚子餓怎麼辦？我們會吃進愈多垃圾食物，養分愈來愈欠缺、體重卻直線上升。

蛋白質重要嗎？答案絕對是肯定的，但蛋白質過剩卻可能致命。

在《給美國人的營養處方》一書中，喬爾・傅爾曼（Joel Fuhrman）醫師告訴我們，美國過分強調蛋白質的行徑其實像是在用蛋白質自殺。

他指出，除非你罹患厭食症，否則根本不須擔心缺乏蛋白質，重點在規律攝取有益健康的優良蛋白質。

## 你到底需要多少蛋白質？

美國農業部建議，體重每1公斤約需0.8公克的蛋白質。所以假設你是60公斤重的女性，那你每天約需48公克的蛋白質。但許多專家都認為這標準太高了，喬爾・傅爾曼醫師的建議量是20～35公克。這個建議量和現實有多少差距呢？

一般美國成人每天約攝取100～120公克的蛋白質，這個數字不但高出建議量幾乎5倍，而且攝取來源大部分都來自於高脂肪的動物性食品。

為了討論方便，我們暫時採用美國政府的建議量，那要如何攝取48公克蛋白質呢？其實只要這幾樣食物就夠了：¼杯杏仁就有7.4公克、半杯藜麥有3公克、半杯天貝（一種黃豆發酵製成的糕狀食品）有15.8公克、一杯扁豆有17.9公克，而一杯花椰菜也有2.6公克的蛋白質。

你現在已經可以清楚的看到，如果你吃的是營養均衡的蔬食，也就是說，積極攝取各種優質的食物，例如蔬菜、綠葉植物、芽菜、豆科植物、天貝、豆類、堅果、穀類等等，你一定能滿足身體對蛋白質的需求。

懷孕和哺乳中的婦女需要較多的蛋白質，運動員也一樣，但即使這些特殊族群的需求量比較高，但只要多吃上述的優質食品，一樣可以輕易達到蛋白質的需要量。若有需要，你可以請教專精身心靈整合的醫師或擅長自然療法的醫師，來幫助你達到需要的攝取量。

## 完全蛋白質

蛋白質是由一長串的胺基酸所組成，而想保持身體健康，你需要20種不同的胺基酸，但人體只能自行製造其中的11種，我們稱其他9種為必需胺基酸，因為人體無法製造這9種胺基酸，所以一定要從食物中攝取。

同時含有這9種胺基酸的食物稱為完全蛋白質，然而，當我們稱某些食物為完全蛋白質或不完全蛋白質時，似乎意味著完全蛋白質就一定優於不完全蛋白質。

雖然肉類屬於完全蛋白質，但同時也含有飽和脂肪、膽固醇、荷爾蒙、抗生素和大腸桿菌等討厭的搗蛋鬼。人肉其實是最完整的蛋白質來源，因為裡面各種胺基酸的比例最均衡，但這不代表我就應該把快遞員吃進肚裡啊！動物性蛋白質的飽和脂肪相當高，不但非常容易使身體酸化，還缺乏植物性營養素、水分、抗氧化物、酵素和纖維，與植物性蛋白質可說是完全不同。

請特別注意以下這點：許多植物也含有完全蛋白質！例如藜麥、大豆製品、蕎麥和大麻籽。其他的植物性蛋白質也只缺乏少數幾種胺基酸，所以只要廣泛攝取各種不同種類的植物性食品，你還是能攝取到非常充分的蛋白質。你甚至不用在同一餐內或同一天內合併攝取，如果上帝希望你吃飯時計算蛋白質的公克數和

# 富含蛋白質的食物

| 食物名稱 | 數量 | 蛋白質含量（g） | 食物名稱 | 數量 | 蛋白質含量（g） |
|---|---|---|---|---|---|
| 杏仁 | ½杯 | 7.4 | 小米 | 1杯 | 8 |
| 珍珠麥片 | ½杯 | 3.6 | 納豆 | ½杯 | 15 |
| 黑豆 | 1杯 | 15 | 海軍豆 | 1杯 | 16 |
| 眉豆 | 1杯 | 13 | 燕麥 | 1杯 | 6 |
| 綠花椰菜 | 1杯 | 5 | 豌豆 | 1杯 | 9 |
| 糙米 | 1杯 | 9 | 花生醬 | 2大匙 | 7 |
| 腰果 | ¼杯 | 5 | 花生 | 28公克 | 7 |
| 鷹嘴豆 | 1杯 | 15 | 斑豆 | 1杯 | 14 |
| 玉米 | 1杯 | 5 | 烤馬鈴薯 | 1份 | 4 |
| 蔓越莓豆 | 1杯 | 17 | 藜麥 | 1杯 | 6 |
| 亞麻仁籽 | 2大匙 | 4 | 菠菜 | 1杯 | 5 |
| 大麻籽 | 3大匙 | 15 | 向日葵籽 | 28公克 | 6 |
| 羽衣甘藍 | 1杯 | 2 | 烤甘薯 | 1份 | 2 |
| 大紅豆 | 1杯 | 15 | 天貝 | 1杯 | 30 |
| 扁豆 | 1杯 | 18 | 豆腐 | 112公克 | 10 |
| 皇帝豆 | 1杯 | 15 | 核桃 | 28公克 | 4 |

努力合併穀類和豆類，當你呱呱墜地時，袖早該幫你配備一臺計算機和食物蛋白質成分表了！

## 富含蛋白質的植物性食品

OK！我準備要發飆了，但不是對你。如果你的目標只是60/40，如果我搶走你沙拉中來自安全優質產地的生羊奶乳酪，你就會立刻向逆轉疾病的全食物救命飲食說掰掰，那麼，為了幫助你繼續遵循，我寧願容許你吃一點點優質的乳製品。然而，我對乳製品公會有許多不滿，或許你讀完這部分後，也會和我一樣痛恨乳業協會。別再用奶精了！現在就改用大麻奶吧！

肉類和乳製品公會砸下重金來塑造產品健康的形象。這兩大企業不但雇用明星打出許多奸詐的廣告，直接慫恿消費者，還會透過影響政府的決策，間接傳達錯誤的資訊。我們時常見到企業主管變成政府的立法委員，但是不久又再變身回

企業主管，就像一個大旋轉門被鈔票迷得暈頭轉向，不停轉來轉去，結果，攸關大眾健康的政府規定與守則都不免被企業的營利所影響。如此混淆誤導大眾只對企業的股東有利，但自身及下一代的健康卻因此遭受威脅。

拿聯邦學校的營養午餐計畫來說好了。這項計畫的兩大目的——改善兒童健康與提高農牧業生產量——是互相衝突的。令人感嘆的是，以現行的制度而言，絕大部分的經費都被用來刺激各種不利健康的食品產量，例如肉類、乳製品和雞蛋製品。這也難怪我們經常發現，聯邦學校提供的午餐竟然無法符合政府自己制定的營養標準。

為了抗議這種不合理的現象，巴爾地摩市內的學校決定參與「星期一拒吃肉」的活動，他們是全美國第一群這樣做的學校。結果這樣一小盤墨西哥燉豆竟然也變成眾矢之的，這些瘋狂牛仔竟然轉戰有線電視上開罵，而且美國肉品工業竟然敢對各界宣稱他們的產品是唯一真正的蛋白質來源，還暗示每週吃一次無肉的餐點會戕害小孩的健康。但如果我的印象沒錯，兒童肥胖症和糖尿病應該比一小碗素豆子可怕多了。

你應該看過數不清的牛奶廣告，像是「今天喝牛奶了嗎？」或「牛奶：對健康有益」等等，這類巧詐的行銷策略和極富慫恿力的文字都能徹底支配我們的消費行為，還有一招是「牛奶就是牛的奶」，這到底是什麼意思啊？這句話其實是要大眾相信：牛隻即使注射了孟山都（Monsanto）基因公司改造過的生長荷爾蒙，還是能產下「天然」的牛奶。

如果我告訴你以上廣告內容皆是謊言及宣傳花招，你會不會大發雷霆呢？要是我早就發飆了，因為我真的非常生氣。我的小學老師告訴我，胸部和臀部一定要豐滿才好，食物金字塔是最重要的守則，但是——

**究竟誰是供給教室學習器材的金主？答案就是美國乳製品協會。**

美國乳製品協會每年都會砸下重金狂打「今天喝牛奶了嗎？」的廣告，這廣告想傳達的訊息是，多喝這種動物的乳汁，就可以和你最喜歡的明星一樣，擁有曼妙的身材和成功的事業。這些無知的名人就靠著嘴邊那一圈牛奶泡泡來誤導大眾，這根本是危害公眾健康的作為。為什麼沒有演員、運動員或搖滾明星幫綠花椰菜代言？如果李奧納多和喬治・克隆尼在走星光大道時，穿著一件寫著「吃羽衣甘藍，不要喝牛奶」的T恤，那會在社會掀起多大的波瀾？或者是穿上一件寫著「今天喝堅果奶了嗎？」的連帽T恤，應該也會造成轟動吧！我真希望看到關・史蒂芬妮或菲姬穿這樣的連帽T恤去運動。

# 強壯的骨骼

莉莉・林克醫師 見 14 頁

**如果你懷疑**純素飲食對骨骼是否有幫助，請別擔心！有一項值得信賴的小研究顯示，答案是肯定的。在這項實驗中，採用純素生食的受試者，他們的身材比較瘦，骨質密度也比較低，通常較瘦的人骨質密度本來就會比較低。但這項研究發現，即使採用標準美式飲食者攝取的鈣質是純素者的2倍，以骨質再生率來說，純素者的血液標記和採用美式飲食者比起來，卻沒有任何差異。

換句話說，和食肉族群比起來，純素食者的骨質密度降低速度並不會比較快。

美國科學研究院指出，依照年齡和性別的差異，成年人每天的鈣質建議攝取量約為1,000～1,200毫克。不食用乳製品的人很難攝取到如此高量的鈣質。但其實許多人都不曉得，不喝牛奶照樣能擁有強壯的骨骼和健康的身體，而且雖然美國科學研究院和美國農業部的鈣質建議攝取量很高，但事實或許並非如此。

最近一項比較各國鈣質攝取量的報告顯示，鈣質攝取量最低的國家（每日約500～1,000毫克），像是南斯拉夫和新加坡，他們發生臀骨骨折的機率卻比鈣質攝取量最高的國家低，例如美國和紐西蘭（每日超過1,000毫克）。

骨質密度太低的人最怕出現臀骨骨折。2000年的一項報告也指出，動物性蛋白質攝取量最高的國家，臀骨骨折發生的機率也最高；相對而言，植物性蛋白質攝取量最高的國家，臀骨骨折發生的機率卻最低。現在你應該不再認為我們必須攝取動物性鈣質才能維持強健的骨骼了吧！

其他國家的民眾雖然鈣質攝取量比美國人少很多，但骨折的機率卻比較低。從這點我們可以推論，或許鈣質攝取量並非問題所在，關鍵應該在於找出一份能留住骨質的飲食方案。請注意這點，有兩種營養素會影響骨頭抓住鈣質的能力：蛋白質和鈉。蛋白質和鈉的攝取量愈高，身體就會將更多鈣質從尿液排出。

通常我們每天都攝取高量的蛋白質和鈉，尤其因為加工食品的鹽分過高，更使我們吃進過多的鈉。由此可見，如果我們降低蛋白質和鈉的量，或許就不需要攝取那麼多的鈣質。許多植物性食品都富含優良的鈣質，包括深綠蔬菜（綠花椰菜、綠葉甘藍、羽衣甘藍）、堅果和種子

等。只要能積極攝取這幾種食物，同時降低動物性蛋白質和鹽分的食用量，我們就能維持強健的骨質。

另外一個問題則是鈣質的吸收度。在攝取含鈣食物時，如果能補充維他命C，將可以提高鈣質的吸收率。也就是說，如果你在綠葉蔬菜上灑點高C檸檬汁，你將能吸收更多蔬菜裡的鈣質，當然蔬菜本身其實也含有許多維他命C。

如果對你而言，以上誘因仍然無法激發戒除乳製品的動機，那請繼續讀下去。牛隻在擠乳的過程常會得到乳腺炎，就是乳腺受到感染，所以牛奶中常有過量的白血球，也就是充滿了膿汁。因此所有牛奶製品，例如奶油、優酪乳、鄉村乳酪、各種硬式乳酪、冰淇淋等等，也都是充滿了膿汁。

除了一些大家熟知的乳製品之外，還有許多產品中的成分其實也是以牛奶製成，只是一般大眾較不熟悉，例如用來製造蛋白質粉的乳清、製造蛋白質粉、米起司或大豆起司的酪蛋白、牛奶酒（有點類似優酪乳的牛奶發酵飲料）、印度料理中常見的精煉奶油、乳白蛋白和乳糖。人工食品添加物有更多是由牛奶製成，但其實只要你看到陌生又難念的成分，最好就不要吃那樣產品了。

　　牛寶寶剛出生時會吸媽媽的乳汁，兔寶寶也是，但到了一定的年齡，這兩種小動物也知道不應該再繼續吸奶了。你看過小牛或小兔子長大後改吸其他動物的乳汁嗎？人類只有在剛出生的前幾年，需要依靠媽媽的乳汁。對小嬰兒來說，母乳是大自然賦予的完美配方，母乳富含幫助腦部成長的優質脂肪，如DHA，蛋白質成分則相對較低。牛奶的蛋白質含量比人類的母奶高出3倍，是因為小牛對蛋白質的需求比小嬰兒高出許多。小牛可以長到680～900公斤呢！你也想變那麼魁梧嗎？如果你真的變成那樣，就可以去真人實境秀當主角囉！

　　人類的母奶裡所含的蛋白質很適合小嬰兒，但牛奶裡的蛋白質卻非常不易被人體消化吸收。有關飲食與癌症之間的關聯，康乃爾大學營養生化學的榮譽教授柯林‧坎貝爾（T. Collin Campbell）要算是研究界的先驅，**你一定要去念他所寫的《救命飲食》**（柿子文化出版）。此書明確指出現代飲食的缺陷，並提出癌症發生的真正原因，內容十分發人深省，我將此書的精華濃縮成以下重點：

**只要蛋白質攝取量超過每日熱量來源的10%，**

**對身體健康就相當不利，**

**相當於你每日攝取2,000卡路里中有50公克是蛋白質。**

　　但美國人的蛋白質攝取量卻遠高出這個數值，約為每日熱量來源的17%，其中有12～13%還是來自動物性產品。坎貝爾教授指出，各方面的證據顯示，酪蛋白是一種會持續刺激癌細胞的蛋白質，而牛奶中有高達87%的蛋白質是酪蛋白。

　　坎貝爾教授的研究證實，即使大量食用安全的植物性蛋白也不會致癌。他在《救命飲食》提到：「膳食蛋白質的威力十分強大，它們甚至能夠依靠食用量的多寡來關閉或開啟癌症。」要不要再仔細看一下這段話？蔬食能阻斷癌細胞成長！坎貝爾教授估計，「只要採取植物為主的飲食，就可以避免在上了年紀前就得到80～90%的癌症、心血管疾病和其他退化性疾病。」

　　現在我暫且不提那些致命的恐怖疾病，先看看小問題就好。你曾經排出一顆

## 富含鈣質的食物

| 食物名稱 | 數量 | 鈣質含量（g） | 食物名稱 | 數量 | 鈣質含量（g） |
|---|---|---|---|---|---|
| 乾烤杏仁 | 28公克 | 80 | 花生 | 28公克 | 15 |
| 芝麻菜 | ½杯 | 16 | 斑豆 | 1杯 | 82 |
| 黑豆 | 1杯 | 60 | 烤馬鈴薯 | 1份 | 20 |
| 熟煮綠花椰菜 | 1杯 | 42 | 藜麥 | ½杯 | 102 |
| 熟煮包心菜 | ½杯 | 25 | 熟菠菜 | ½杯 | 30* |
| 鷹嘴豆 | 1杯 | 80 | 向日葵籽 | 28公克 | 34 |
| 熟煮綠葉甘藍 | ½杯 | 113 | 烤甘薯 | 1份 | 32 |
| 亞麻仁 | 28公克 | 48 | 熟煮瑞士甜菜 | ½杯 | 30* |
| 熟煮羽衣甘藍 | ½杯 | 90 | 芝麻醬 | 28公克 | 128 |
| 大紅豆 | 1杯 | 50 | 豆腐 | ½杯 | 130 |
| 扁豆 | 1杯 | 38 | 熟煮蘿蔔葉 | ½杯 | 99 |
| 納豆 | ½杯 | 190 | | | |
| 海軍豆 | 1杯 | 128 | | | |
| 秋葵 | ½杯 | 50 | | | |

**註**：菠菜、甜菜、紅菜頭與大黃菜並非鈣質的最佳來源，這幾種蔬菜有高量草酸，草酸會和礦物質結合，使身體無法吸收到鈣質。

腎結石嗎？經歷過的人都知道那有多痛徹心腑，就像從尿道排出大象一樣痛苦！克隆氏症也同樣可怕，脊椎發炎和疼痛的程度會令你苦不堪言，而這兩種惱人的病症都和食用乳製品有關。另外和乳製品相關的症狀還有過敏、濕疹、氣喘、關節炎、發炎和粉刺。

你可能會好奇脫脂牛乳或零脂牛乳可以喝嗎？答案是不行，脫脂牛乳和一般牛乳一樣糟糕。

我個人最難割捨的食品就是乳酪，但我只要一陣子不吃乳酪，身上奇怪的紅疹和前額的痘痘就立刻消失了；呼吸也變得比較順暢，對我這個肺裡有癌細胞的人來說，呼吸問題真的很重要。我的便便也改善了，你可能不想聽，但我一定要說，我現在不但能定時排便，而且便便上再也不會有一層黏液了。

那肚子痛、排氣和腹脹等症狀又是什麼原因造成的呢？根據美國家醫學會的調查，全世界約有75%的人口無法消化牛奶——乳糖不耐症，有些族群，像是北美原住民和亞洲人口，這數字更將近百分之百。大部分的人在脫離幼兒期之後，身體就不再製造乳糖酶。

沒錯，連你的身體都曉得應該斷奶了！幾乎所有我認識的人，在不喝牛奶之後，身體狀況都有所改善。

## 光補鈣沒用，你還需要負重訓練

想要擁有強健的骨骼，光攝取鈣質是沒用的。避免骨質流失並增加骨質密度，最好的方法是進行負重訓練。根據密西根大學骨頭和關節傷害預防及復健中心的研究報告，每週只要撥出3天做3次負重訓練或抗阻力運動，每次只需12～20分鐘，就能達到增強骨質的目的。

負重訓練能刺激骨質生成並幫助身體留住鈣質。許多有趣的運動都能幫助你達到這個目的，例如走路、舉重、慢跑、登山、瑜伽、有氧運動、跳舞、走踏步機、橢圓機或階梯機等等。你可以挑一個最喜歡的進行，然後持之以恆。如果你想嘗試某種新的運動，記得詢問專家正確進行的技巧。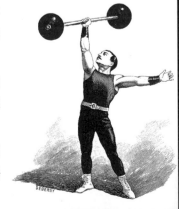

要注意的是，游泳和騎單車並沒有效果，因為水和輪子都會抵銷掉非常重要的地心引力。這些增加骨質密度的運動正是靠地心引力來達到應有的效果。

# 「童顏巨乳」——牛奶裡的荷爾蒙

*我不清楚你的情況如何*，我是70年代的小孩，在我成長的黃金歲月中，女孩們通常在13～14歲時才開始穿胸罩來保護剛發育的乳房。

我還記得當年去明和中國餐館慶祝月經來潮的派對中，成員只有爸媽和我。但現在有些8歲的女童胸部已經發育到像潘蜜拉・安德森那樣大。這種現象極不自然，而且還可能對健康產生巨大的危害。

養殖場會給動物施打荷爾蒙嗎？那是當然要的！為了終年都有豐沛的牛乳產量，養殖場會給母牛施打荷爾蒙，母牛才會持續懷孕授乳，變成活生生的牛奶製造機。天啊！如果我是那頭母牛，那真的是苦不堪言。

為了使牛乳產量加倍，養殖場也會給牛隻注射重組牛隻生長激素，這種混合不同荷爾蒙的生長激素會使牛隻身體加速製造一種名為類胰島素生長因子的荷爾蒙，第三章曾經提過，這種荷爾蒙可能會引發癌症 見 67 頁。

因為母牛已經變成小牛製造機，母牛的身體將會製造過多極不自然的雌激素，結果牠的乳汁就會充滿這些非天然的荷爾蒙。

**美國人從食物中攝取到的雌激素有高達6～8成是來自乳製品。**

哈佛研究員在2008年進行過一項實驗，他們給蒙古小孩飲用美國製的牛奶，目的是觀察小孩體內荷爾蒙的變化。結果研究員發現，小孩在持續喝牛奶一個月後，體內生長荷爾蒙的含量竟升高了40%。而且身高在這一個月內竟增加了一公分，研究員認為這是非常值得注意的統計數子。

這些高明的哈佛研究員現在正在調查，小孩若因飲用牛奶而快速成長，是否也會使第二性徵過早出現，青春期提前到來呢？你認為答案會是什麼？

根據美國疾病管制局的調查，西方國家的女孩若初經在12歲前來臨，且一生中月經週期數愈多，那麼她因為卵巢癌而死亡的機率，將比月經數較少的女性來得高。乳癌的發生率似乎也和月經週期數成正相關。青春期愈早來臨，代表一生中的月經週期數也愈多，而充滿荷爾蒙的牛奶、肉類和家禽類都有可能使青春期過早到來。

罹患幼兒肥胖症也會使青春期提前，而食用乳製品和肉類的孩童即有過重的傾向。你應該很清楚的看到，工業生產出來的蛋白質使我們的健康從幼兒時期就開始走下坡。

這樣看來，傳統乳製品對我們的健康真是弊多於利。我很擔心大家現在若不覺醒，等到科學證實了乳製品的壞處時，不知已有多少人痛失了他們的媽媽、姊妹和妻子。如果你只願意放棄一種食物，那就選擇放棄乳製品吧！

親愛的法蘭基，你以為男孩和這議題無關嗎？你錯了！男孩體內的雌激素過高除了會延緩發育速度並出現男性女乳症，連心理成熟的速度也會較為遲緩，這可能會使男孩連怎麼約會都不懂喔！如果以上幾點都不令你擔心，請注意這點：

**雌激素可能減少男性的精蟲數。**

你生氣過嗎？依照我親身的經驗，當身體充滿壓力荷爾蒙和皮質醇時，我必須盡全力控制恐懼和火爆的脾氣。當牛隻被推進屠宰場的走道時，牠們一定也曉得自己快被殺了。在如此驚慌失措的情況之下，牠們身體的組織也會瞬間被壓力荷爾蒙所淹沒，而當你吃下這些肉類時，你也同時吃進了這些壓力荷爾蒙。這可不是什麼好事，我都稱之為「化學報應」。

# 煮過的肉 和 致癌物

*讓我們繼續研究一項比較令人振奮的話題：致癌物。煮熟的肉類會增加得到什麼疾病的機率呢？不用想也知道，答案就是癌症。連國家癌症中心和美國癌症研究中心都已經證實這項說法。這是因為烹煮過的肉類會產生一種叫做異環芳香胺的有毒物質，尤其在高溫烹調時更容易產生，例如用火網烤肉、用烤箱的最高溫模式燒烤或是油炸等。肉類的熟度愈高，異環芳香胺的濃度也愈高，此時的肉類也愈可能致癌。異環芳香胺有可能引起乳癌、直腸癌和胰臟癌。*

## 透視阿金飲食法　亞歷山卓・強格醫師 見 14 頁

**營養是人類最重要的**基本知識，但卻不受大家重視，甚至許多醫師也不太關心，這現象真是讓我百思不解。醫學院以前甚至沒有營養課，學生

當然也不用修習有關飲食和營養的學分，這現象一直到最近才有所改變。由於社會大眾欠缺對營養一致的共識，錯誤的飲食觀念和各種道聽塗說便有機會像野草般蔓延開來，更糟的是，無知的大眾甚至還可能身體力行這些有害的飲食法，阿金式減肥法就是最佳的例證。

羅伯特·阿金醫師早年即發表了《全新低醣燃脂聖經》一書，此書的熱銷引爆了出版界發行「高蛋白低碳飲食」叢書的狂潮。高蛋白低碳飲食法是80和90年代的減肥主流，雖然眾多不容置疑的科學證據都顯示此飲食法會酸化體質，引起心臟病、癌症和許多慢性病，但如今阿金飲食法的餘毒卻尚未完全消失，許多人仍將其奉為減肥的圭臬。

如果我們能夠解讀阿金飲食法在美國及世界各國坐大的時空因素，也許能夠獲取一個昂貴的教訓，避免重蹈覆轍。

下面我將說明幾點阿金飲食法如此流行的原因，同時也可藉此透視美國的文化。

- **歷史因素**：在1970年代，美國人剛好正從一波狂熱的低脂飲食熱潮中覺醒。原本大家以為不碰脂肪能減重，結果我們反倒因此變成全世界最肥胖的國家。當時食品工業將超市塞滿低脂或零脂的產品，低脂食品中所欠缺的風味和熱量被碳水化合物取代，結果這類食物反倒使人變胖。在這個對抗脂肪的戰爭中，美國人眼看即將豎起白旗。此時美國人雖然需要一位新的將領，但更急需找到新的敵人。因此，幾乎在一夜之間，美國人的敵人從脂肪變成碳水化合物，飲食法從低脂瞬間變成低碳水化合物。

- **醫師效應**：美國人超崇拜醫師，所以有醫師的節目永遠是收視率冠軍。阿金醫師之所以能夠受到大眾熱烈歡迎，就是因為他擁有最重要的頭銜：醫師。美國人也許不願承認這點，但我們的確相當容易上當受騙。

- **有效**：減重的成果最重要，而阿金飲食法確實能減輕體重。阿金減肥法是藉由燃燒脂肪來瘦身，多數人覺得變瘦比健康來得重要，而阿金減肥法卻宣揚這是種不當的觀念。阿金的宣傳者知道，當身體缺乏碳水化合物時，新陳代謝系統便會啟動救命的模式。而我們的細胞卻需要燃燒碳水化合物中的葡萄糖，才能達到最佳的運作模式。

當我們不吃碳水化合物時，身體便會燃燒儲存在組織中的脂肪。肝臟和

腎臟分解脂肪為熱量來源時，會產生酮體。短暫斷食、低碳飲食甚至空腹一夜後，身體都有可能出現低量酮體，這是很普遍的現象。但若血液中突然出現過高的酮體，就有可能導致酮酸中毒症，這是第一型糖尿病患未按時施打胰島素時會出現的緊急症狀，需要立刻送醫急救。身體在缺乏葡萄糖時，才會轉而利用酮體，然而若身體時常處於利用酮體的狀態，體質便會酸化，因為酮體的分子結構很類似酒精。

依靠酮體代謝過程燃燒脂肪的這種肥法並非阿金的新發現，在阿金醫師出書之前，許多運動員就是依靠這種飲食法來瘦身。高蛋白低碳的飲食法會使全身的體質酸化，雖然能有瘦身的效果，對健康卻有長期的負面影響，包括發炎、慢性消化系統問題、心臟病和癌症等等。

若你的目標是快速減重，阿金減肥法效果不錯，但只適合短期使用，若你希望健康長壽，那你需要的是一種避免全身酸化的長期策略。飲食中假使能排除動物性食品，同時富含新鮮蔬菜和全穀類，便能避免體質酸化，而且不但養分高、熱量低，還會讓你吃得心滿意足。純素的減重方式不但安全，還能使身體更健康，而阿金減肥法對健康相當不利。

# 致命的 加工食品

**加工肉品是身體的大敵**。你的身體不需要加工肉品，你最好視其為拒絕往來戶。各個球場、會議和早餐店都看得到加工肉品，我都戲稱它為L&A肉類，因為這些肉品的成分正是舌頭（Lip）和屁股（Ass），全是牛或豬身上最噁心的部位，沒有其他用途，因此全被絞碎混合在一起。我指的正是含牛豬肉的燻製粗香腸、煙燻牛肉、義大利蒜味香腸、熱狗和各式臘腸，裡面通常還加了許多會致癌的亞硝酸和其他化學成分。

其實許多人對此早有所聞。但我最近在一間不錯的兒童醫院演講有關加工肉品的議題時，才發現這其實是個發燒話題。

在我演講結束後，與會人士開始做專題討論，一位可愛的女孩舉手提問。她是位腦瘤病患，因為最近研究顯示講手機和腦瘤或許有些關聯，所以她很擔心。坐在我左邊的醫師非常傲慢的回答：「拜託！這兩者根本無關。手機可以放心用、熱狗也可以大口吃！」

我完全接收到這位醫師想傳達的訊息，也被她狠狠地瞪了一眼，雖然很想賞她一個耳光，但我始終沒有忘記應有的教養。一週後，我收到責任醫療醫師委員會寄來的最新一期刊物《良心醫學》。猜猜看該期的標題是什麼？「被逐出校園了！加工肉品會導致癌症，學校為何還提供這種肉品呢？」真希望會議當時，我手中握有這份刊物啊！

一位任職於大都會的醫師竟然如此和社會脫節！在證據確鑿的情況下，連美國癌症中心和世界癌症研究基金會等重量級機構都一致同意：即使加工肉品的攝取量再少，一樣會對健康造成威脅，因此我們應該完全戒除這種產品。

**每天多攝取50公克的加工肉類，**
**罹患直腸癌的機率就會上升21%。**

請記住一支熱狗大約就是50公克！其他研究也顯示，加工肉品可能會引起食道癌、肺癌、胃癌和攝護腺癌。雖然如此，一般大眾還是很習慣食用這類產品，根據美國熱狗香腸協會的統計，2007年總共銷售出7億4千萬根熱狗，其中絕大部分是在柯尼島舉辦的熱狗大賽中被大口吃掉。天啊！這真是浩大的場面，就像超級盃的免費大吃比賽。「大家看看，我在10分鐘內吃進68根熱狗喔！獎品是一塊大獎牌和結腸造口術的袋子呢！美夢果然成真囉！

# 一塊肉 到底值多少錢？

哇！一個得來速漢堡只要99分美元耶！一桶雞塊也只要用口袋的零錢就買得到。真是便宜啊！但真有這樣的好康嗎？當我們購買速食店或是超市即食肉品區裡所販售的肉類時，所付出的代價其實比標籤上的價格高出許多。我們只要多吃450公克的肉類，就必須連帶做出一連串的犧牲，其中也包括了我們的健康、經濟和環境。

## 99分美元的代價

以美國的畜牧業系統來看，養殖牛隻必須耗費社會極大的資源。養殖場為了使牛隻快速成長，都會給牲畜大量的生長荷爾蒙和便宜的玉米，但問題是，牛隻原本應該是要吃草的。可想而知，這種變相的飲食會引發各式疾病，養殖場因

此又必須為牛隻施打抗生素和其他藥物；再者，牛隻生活在非常骯髒狹窄的環境裡，這使牠們更不健康，也因此要施打更高劑量的抗生素。牛隻在被屠宰時可能早已全身病痛，就算當時不被殺掉，也即將死亡了。

政府法規也是肉類便宜的一大因素。許多政府的補助金，也就是人民的納稅金都發給種植飼料玉米的農夫，但產量卻遠高出真正的需求，結果造成腐爛的玉米堆積如山，市場價格也幾近崩盤。有些人甚至認為，正因為需要傾銷過多的玉米，最近十幾年來肉類消費才會持續升高！

土地使用政策也會影響補助金的分派。租用公共土地的牧農坐收漁翁之利，但畜牧業破壞環境之後，卻要納稅人出錢改善。更重要的是，只要有廠商能保障提高就業率，政府就會提供各種免稅的優惠。其實這些廠商提供的工作很糟糕。根據「市場觀測」的調查，屠宰場工人是美國薪水最低的十種職業之一，而屠宰場工人的職業傷害發生率卻高居各種職業之冠。

你想過為什麼市場常必須回收遭受大腸桿菌或沙門氏菌污染的肉品呢？這是因為工業化的肉類生產系統非常容易產生由食物引起的疾病。

**你喜歡在麵包裡夾細菌吃嗎？**

根據疾病防管局的統計，每年食物中毒的民眾高達7,600萬人，動物的糞便也是主因，除了肉類本身可能會有糞便外，植物若栽種在養殖場附近，也可能受其糞便污染。幾年前很轟動的菠菜污染就是這樣發生的，調查人員發現，原本應該待在養殖場的豬遊蕩到山谷下，大便在菠菜上，養殖場卻將錯都推到菠菜身上。

## 大腸桿菌奶昔

大型的屠宰場一天屠殺數千頭牛隻，是細菌的溫床。當母牛的內臟全被挖出來時，腸道也都會穿孔，糞便可能因此流進肉裡。漢堡肉最容易受到污染，因為絞肉裡可能混合了各種病原體。

此外，你別單純到以為盤中的漢堡裡就只有牛肉，天知道你的快樂餐裡夾雜了幾種動物屍體，牠們又是來自哪幾間屠宰場，漢堡肉簡直就像是一杯大腸桿菌做成的奶昔。人類只要吃進極少量的病菌就會引發極大的健康危機，猜猜這些細菌對誰的傷害最大？答案就是老年人和小孩。

大家都知道美國正處於健康保險的危機當中，愈來愈高的醫療支出即將拖垮美國的經濟。病態肥胖也是全美國的流行病，這兩個問題息息相關，必須一起解決才行。

疾病防管局估計，在2008年，美國人為肥胖所付出的健康保險費用高達1兆470億美金，和近十年前的保險費相比，現在這數字要高達一倍以上。以心臟病、中風和癌症來說，肉類就是第一號全民公敵，而且和吃草的牛隻相比，食用玉米的牛隻，牠們的肉含有更高的飽和脂肪。

## 環境浩劫

肉類裡的化學物質和毒素對我們健康造成多少危害？這方面或許很難衡量，但可以確定的是金錢和生命的巨大損失。此外，食物工業系統每年還將數百萬噸的廢氣污染物排放到自然環境中，養殖場和農畜牧業就是罪魁禍首，各種荷爾蒙、藥物、致病的糞便廢棄物、肥料和殺蟲劑最後都流到我們的土壤和河川中。

你知道死水區吧？死水區裡沒有任何生物，因為肥料從農地流到下游後吸乾水中所有氧氣。全世界至少有400個死水區，墨西哥灣某個死水區甚至和紐澤西州一樣大。

2006年，聯合國公開〈牲畜陰影〉這份報告，揭發了一大真相：以全球暖化來說，全世界的飛機、火車、船隻、汽車和卡車所排放出來的廢氣相加起來，也比不過畜牧業所造成的禍害。原本的估計是，全世界的廢氣有18%是來自肉類生產的過程，但科學家後來又提高了這個數字。2009年世界銀行的最新報告指出，此數據應該上修為51%，也就是說，比其他所有污染源加起來還高。

動物糞便和臭屁中的沼氣是個大問題，沼氣對大氣層的危害是二氧化碳的21倍。養殖業為了取得養殖地而砍伐樹木和燃燒雨林，也是全球暖化的禍首。在巴西和許多國家，原本茂密的森林都變成光禿禿的土地，就只為了飼養牛隻或種植飼料。樹木其實是吸碳高手，因為樹葉能將二氧化碳吸進並儲存起來；一旦雨林消失了，樹木不再呼吸，全球二氧化碳的濃度將隨之上升。海洋也是吸碳高手，生態多變的珊瑚礁就像海裡的雨林，但也因為酸化的死水區愈來愈多，海底的珊瑚礁也面臨即將滅絕的命運。

2008年，聯合國氣候變化的跨政府專案召集人發表了一項言論，在社會上掀起軒然大波。他指出：減少肉類攝取量是改善全球暖化最迫切的方式。他建議大眾先每週選擇一天不要吃肉，然後慢慢減少攝取量。2010年，聯合國更號召大眾採取無肉無乳製品的飲食，聯合國指出：「純素飲食最能夠有效防止氣候變遷，也最能幫助世界免於飢餓和燃料缺乏的威脅。」

請正視這個建議，一週找一天不吃肉，這閉著眼睛也做得到啊！你要不要也試試看一週三天、五天或七天都不吃呢？或許要比你想像中簡單！

許多人認為優質食品是富人的專利，大眾也傾向購買便宜的食物，尤其是貧

窮人口。但現在你已經清楚看到，99分錢的漢堡並不是什麼好康。每個故事都有黑幕，我們的飲食方式背後更有無止境的黑暗面。

# 肉就是**生命**

*在我們食用的動物性產品中*，有99%來自養殖場，我知道這是一個令人無法冷靜面對的恐怖事實。

**保羅・麥卡尼曾說，**
**假如屠宰場的圍牆是玻璃做的，每個人都會變成素食者。**

今日有些畜牧業者使用永續發展的方式來飼養牛隻、雞鴨和其他牲畜。這類業者用較人道的方式對待牲畜——雖然牠們無法逃離被屠殺的命運。這類肉品的價格相當昂貴，常常比工業化生產的肉類貴出3倍以上。小型牧場並不會獲得政府的補助金，但你可以買到正大光明出產的健康肉品，肉裡面也不含可怕的藥劑。

如果我說了這麼多，你仍不願意放棄肉類和乳製品，請向當地有機的牧場購買。請記住即使貼了各種標籤，像「自由放牧」、「有機」、「天然」或「以青草為飼料」等等，都不代表動物生存在良好的環境。如果你希望動物不被虐待，即使是小型工廠的肉品，也請減少食用，或選擇貼有保證人道養殖屠宰標籤的肉品。此機構致力於保障牲畜從出生到被屠殺之間應該享有的權益，美國只有一個這樣的組織。

或許你仍然難以面對這些議題，你可能覺得準備晚餐已經夠累了，哪裡還有精力去考量動物的福祉？我也是因為看到自己的愛犬羅拉，才真正燃起對動物的同情心。

羅拉有自己的聖誕襪，牠認識的字很多，我在紐約大學教書，有些孩子的字彙量還比不過牠。豬不但聰明、有感情，還很愛結交朋友；小牛敏感調皮；雞喜歡和朋友閒扯淡；而且天下的媽媽都非常關愛自己的小孩。

**讓我們發揚女性主義的精神，**
**勇敢伸張所有姊姊妹妹的權益，**
**包括有皮毛和羽毛的動物。**

如果我們瞭解寵物和盤中殤其實那麼密切相關，我們就會更尊重牲畜的權益。或至少該給牠們一個較佳的生存環境，並使用快速無痛的屠宰方式。

前述的週一無肉運動組織和約翰‧霍普金斯大眾衛生學院合作架設網站，提供許多食譜、營養指南和烹調技巧。請記住你在第二章所學到的金科玉律，盡量多多攝取鹼性食品。

## 從「選擇性放棄」開始

我的朋友凱西‧佛萊斯頓（Kathy Freston）相當聰明，當她遇到無法放棄某樣肉類的朋友時，就會提出以下建議：

「如果你無法放棄某樣肉類也沒關係。你可以保留這一樣，只要放棄其他的動物性產品即可。有一位朋友說她實在無法割捨漢堡，我建議她遠離其他動物性食品，但可以繼續吃漢堡。有些朋友則是無法戒除冰淇淋或咖啡等飲料中的奶精，我鼓勵她們保留這樣產品，但放棄其餘的動物性食品。這其實已經是往前邁進了一大步，而且我認為你若是長時間以素食為主之後，可能會覺得漢堡和冰淇淋也沒那麼好吃了。」

# 養殖工廠的一日見聞　緯恩‧巴塞 見14頁

**最近幾年來**，社會大眾終於開始注意到養殖場裡的殘酷面目——動物被關在狹窄的籠子，運送和屠宰過程的凌虐行徑也都有詳細的記載。大眾開始呼籲改革，在動物保護運動的大力推動下，許多州開始通過動物人道法案，禁止養殖場將動物關在無法容許基本活動的籠子裡，聯邦政府也即將禁止工人虐待或屠殺倒地的牛隻，動物保護組織也和企業合作，提供員工更多純素的餐點、並增加動物在供應鏈裡的福利。藉由以上各種方式動物保護組織說明了飲食其實是一種道德行為，美國人對於工業化的養殖過程再也不能置身事外了。

為什麼要關注我們對待牲畜的方式呢？

答案很簡單。因為就現今美國人對待動物的主流精神來看，標準的養殖屠宰過程實在太過殘酷。雖然最近50年來工業養殖的實驗證明，我們能夠製造出大量的肉類、牛奶和雞蛋，並用極其低廉的價格販售，但我們卻忽略了工業養殖所引發的嚴重後果：動物遭受極端的凌虐、空氣污

染、水污染、抗生素濫用、連抗生素也殺不死的細菌開始出現，這些都使人類的健康受到極大威脅。

## 動彈不得的監獄

根據民調顯示，絕大多數的民眾都希望養殖場不要再將牲畜囚禁在極小的空間，選民也都一再以投票來支持這些改革法案。雖然如此，許多養殖場仍然持續虐待牲畜，如果這些牲畜是狗或貓，這些養殖場早就因為虐待動物而被移送法辦了。

舉例來說，美國雞隻養殖場將2億8,000萬隻雞關在層架式雞籠內，這些雞隻在長達18個月的生命中，只能待在寸步難行的籠子內。在如此狹窄的籠圈中，連拍拍翅膀也做不到，更別提要伏窩、拍塵、休息或是走一小步。每一隻雞在被殺掉前的一整年，只能活在A4大小的土地上。原本能活動的動物就應該要有活動的權利，我們這樣剝奪他們的權利，實在極為不人道。

小牛的命運也一樣惡劣。每年有上千萬頭的小牛都被推擠進極為狹窄的牢籠中，根本無法翻身或好好躺下來。通常養殖場還會用鏈子拴住小牛的脖子，這些可憐的小牛其實是動彈不得，更別提活動了。

美國的養殖場也將母豬關在孕籠中，這些母豬在這4個月的懷孕過程中，只能待在60公分寬的牢籠中——這範圍只比母豬的身體大一點點而已！這些原本聰明友善的動物的處境，實在極為不堪，而且由於長期待在如此狹窄的環境中，還會引發各種關節症狀——有些母豬甚至因而殘廢或無力活動。

還有其他工業化的養殖法也都違背我們照顧動物的基本精神。鵝肝醬的製造廠商為了將鵝鴨的肝臟脹成10倍大，強迫牠們吃下過多的飼料，整個生產過程等於是強迫鵝鴨染上疾病。在美國，所有被宰殺來吃的動物中，雞和火雞的比例高達95%，然而美國農業部卻准許養殖場可以不用遵守人道屠宰法案中的基本標準。

雖然業界強調本身的做法都符合人道標準，但許多祕密調查都揭發出各種殘酷的虐待行為：

在加州，養殖場的工人強行逼迫無力的牛隻站立；在俄亥俄州，豬隻被吊掛斬首；在維吉尼亞州，對火雞拳打腳踢；在北卡羅來納州，豬隻被棍棒擊打；在緬因州，母雞被丟到垃圾堆去，痛苦地緩慢死去；在加州，母雞被囚禁在籠網中，慢慢失去生命力。

## 日漸抬頭的人道意識

當然，不只人類與生俱來的同情心無法接受這樣的虐待方式，針對動物福祉所進行的獨立科學調查結果也支持改革的必要。聲譽卓著的工業式牲畜生產委員會，就曾以2年半的時間詳細調查過此議題，這個中立的專案小組成員包括前堪薩斯州長約翰・葛林、前農業部長丹・格力克曼、牲畜研究員、獸醫和牧農。此專案小組在詳細檢視過相關的科學文獻後一致認為，現行的層架式雞籠、孕籠和小牛籠都應該逐漸廢除。

現在大家愈來愈重視動物的福祉，如果以現在的潮流作為指標，文化和政治環境都愈來愈關心牲畜的權益。當我在1985年開始進行純素飲食之際，要在超市找到純素食品可是萬分困難，而且一般人根本不知道什麼叫做純素。但現在純素已經是美國人常掛在嘴邊的用語，不管是超市、餐廳，還是其他販售食品的管道，幾乎都提供純素的選擇。《瘦婊子》和《引擎2飲食法》等書非常受到讀者歡迎，特別是年輕人，許多女孩和婦女更為之瘋狂。

將近400所大學已經決定不向層架式雞籠養殖場購買雞蛋。愈來愈多的大零售商也不再購買以殘酷手段生產的動物性食品，例如鵝肝醬和層架式雞籠所生產的雞蛋。

針對牲畜福祉的議題，十年前政府還停留在訂立法規的前期，如今改革的趨勢已逐漸成形，亞利桑那州、科羅拉多州、佛州、緬因州和奧勒岡州都已透過州政府立法或公民投票的方式制定法律，決議逐漸廢除各種密集囚禁的不當飼養方式。2008年的11月，加州以壓倒性的票數通過了防止養殖場虐待牲畜的法案，這項法案要求養殖場逐漸廢除層架式雞籠、小牛籠和母豬的孕籠。這是加州有史以來人氣最高的公民投票，幾乎有64%的選民參與投票，媒體也爭相報導。由於這類議題的曝光率高漲，牲畜福祉的重要性也愈來愈深植於民心。

**想對動物盡一分心力，最重要的就是開始認真檢視盤中的食物。**

地球上有100億的動物是作為牲畜，這是人類利用動物最主要的形式。但從第二次世界大戰到最近幾年，牲畜的處境卻是每下愈況，目前才初見轉機。

我們都該負起自己的責任，不要想把責任推給別人，你有能力幫助動物並宣揚動物的權利。我們可以鼓勵周遭的人戒除肉類、雞蛋和乳製品，

或是勸導朋友減少攝取動物性食品，至少不要購買工廠化生產的肉品。
所有的動物都值得我們的同情與尊重，牲畜也不例外。

# 用**大豆**代替蛋白質

*超市現在有許多肉類替代品*，大部分都是用豆類、穀類和蔬菜製成，其中又以大豆為最常見的原料。但你之後會發現，當我提到大豆時，通常都會建議「適量食用」。針對亞洲族群所做的研究顯示，只要攝取像調味料般大小份量的發酵大豆就會對健康有所幫助，雖然大豆的蛋白質含量很高、味道不錯、價格也比肉類便宜，但一般市面的大豆製品都是經過加工、噴灑過許多農藥或經過基因改造的產品，份量通常也大得驚人。當你吃大豆時，最好選擇保留天然形式的產品。

## 見證者：瑪麗亞逃離了坐上輪椅的命運

在我20歲參加全國大學第一級賽跑時，兩腿突然異常疼痛。3年後，我甚至連站都不能站，醫師診斷我罹患了膝關節反射性交感神經失養症，當時疼痛已經從足部蔓延至全身每一寸肌膚，即將面對坐上輪椅的命運。在走投無路之下，我決定參加住院5天進行靜脈氯胺酮注射的實驗療程。在進入紐約市進行這項療程的前一天，我剛好去百思買電子行（Best Buy）想找一部紀錄片帶到醫院看，就在那天，我讀到了《效果驚人！疾病調校聖經》，此書改變了我的一生。至於醫院的治療結果，當然一點用也沒有，而且還十分痛苦。

在我出院時，爸媽送了我一臺榨汁機，從此我便和蔬果汁結下不解之緣。我決定自立自強、改變飲食、進行冥想、禱告和瑜伽等提升精神層面的儀式。在確認患病的一年後，我雖然尚未痊癒，卻比生病前更健康。我靠著這種良好的生活習慣，加上止痛藥的幫忙，終於避免了坐上輪椅的命運，而且研究所第一年的學業成績平均點數（GPA）還拿到4.0的高分。目前我尚未被病痛所擊倒，克莉絲，我真的很感謝你！

- **最佳的選擇**：大豆和毛豆。如果你愛吃豆腐，最好少吃並選擇有機的品牌，現在市面上甚至找得到發芽大豆製成的豆腐。
- **第二選擇**：發酵大豆製品——天貝、納豆和味噌。發酵食物有類似益生菌的功能，也最容易被身體消化和吸收，發酵的過程還能中和豆類原本所含的大量植酸；植酸可能會阻礙身體吸收鈣、鎂、鋅和鐵等礦物質。第八章將更詳細介紹各種優質的發酵食品 見 178 頁。

關於大豆對健康的利弊，醫界和研究界仍然沒有共識，在此我也無法給大家一個肯定的答案。有些研究員認為大豆能增加骨質密度，甚至還能防止停經婦女出現熱潮紅的症狀。這些研究員宣稱大豆中的異黃酮不但能防止乳癌發生，還能防範乳癌復發。但如果你現在已經罹患乳癌，而且乳癌種類是因雌激素所引起的，大豆中的異黃酮反倒有可能刺激癌細胞成長。子宮癌和卵巢癌的患者也要避免食用大豆，因為這兩種癌症也和雌激素有關。對於男性來說，大豆的類荷爾蒙效果有可能引發攝護腺癌，大豆也可能干擾甲狀腺運作並擾亂內分泌系統。

各界對大豆的說法眾說紛紜，但我非常確定：加工程序愈繁複的大豆製品，對健康愈不利，我指的是以大豆製成的仿肉、甜點或零食。加工過後的大豆會酸化體質，也會引發體內產生過多黏液。雖然在你逐漸採取蔬食或純素餐飲的過渡期，這類食品可以暫時替代肉類，但請勿過量食用，並且別忘記選擇有機的。

# 不要**乳牛**也

**一旦你精神變好、容貌更美、笑得更燦爛**，自然就會愈來愈想力行更健康的飲食，想吃更多青菜，不想吃肉。請記住，逆轉疾病的全食物救命飲食法的黃金原則之一，就是平衡身體的酸鹼值。如果你必須偶爾吃些工業化生產的動物性食品，不然有可能半途而廢，那吃一點無妨。但要知道，你吃愈多肉品和乳製品，身體的發炎和酸化現象會更為嚴重，而且你若是不買肉，就可以用省下來的錢買有機蔬菜、上一堂有趣的課，甚至是享受悠閒的海灘假期！

# 回顧

第 **4** 章

請記住下面幾點：

- 只要廣泛攝取**各種**植物性食品，一樣能獲取足夠的蛋白質和鈣質。

- 植物性飲食是防治**心臟病**、**癌症**和**糖尿病**的最佳方式。

- 乳製品會使身體加速**製造黏液**，而且有可能引起氣喘、關節炎和克隆氏症。

- **加工肉品**等於是鹽、脂肪、屍體和致癌物綜合體，絕對碰不得。

- 你每購買**450公克的肉類**，就要付出一連串的代價，包括健康、經濟和環境。

- 慢慢習慣無肉的飲食。先從**一週中找出一天**不吃肉，然後再慢慢增加素食的天數。

Chapter

# 5

# 隨「腸」所欲
# 排毒和心跳一樣重要

「*你吃下的東西決定你的健康。*」這句話你應該早就耳熟能詳，但我想給這個老諺語一種新說法：「*你沒排出來的東西也左右你的健康。*」如果你的細胞、組織或大腸內堆積了許多垃圾，那你就糟蹋了蓬勃的生命力。理想上，你吃進健康的全食物，讓你閃耀自我的光芒，然後順暢規律的排出來。很可惜的是，大部分人的飲食和排便情形都並非如此。垃圾食物會阻礙你身體各部位的循環、擾亂免疫系統、孳生病菌，連帶引起體內的生態危機。此時，就是逆轉疾病的全食物救命飲食發揮另一個超棒功能的時候了——鹼性的活力食物具有療癒的力量。

本章你將學到消化系統的重要性，這是身體最神奇的基本運作系統。醜話說在前頭，等一下會講到便便喔！請暫時放下淑女的矜持，神氣的和我一起放屁，檢查一下肛門有沒有順利排泄或被某些東西塞住。這和健康可是大大相關喔！

## 消化道 之旅

*小時候我很喜歡和奶奶*一起看一部名為《愛之船》的電視劇，我和奶奶都很

喜歡茉莉・瑪克船長，我當時希望長大也能有一份和她一樣的工作，這樣奶奶就可以和我一起出海遠洋至奇幻島，和洛奇與塔圖用餐（《奇幻島》為1977～1984年很受歡迎的美國影集，洛奇和塔圖是劇中的主要角色之一）。但沒想到我現在要帶各位踏上的旅途，和遠洋冒險竟完全不同，所以請各位完成我小時候的夢想，讓我暫時擔任消化道的導遊。

在消化的過程中，身體從食物中吸收養分，然後預備將廢物排出體外。這個過程從口腔開始，最後從肛門滑順的彈出來——當然，這是你我的期望！這是段迂迴漫長的生化趣味之旅。

嘴巴是消化之旅的第一站，當你咀嚼食物之時，唾液中的酵素就會開始分解食物。吞嚥之後，食物便繼續走到胃裡，和胃酸與其他胃液攪拌混和之後就變成食糜。

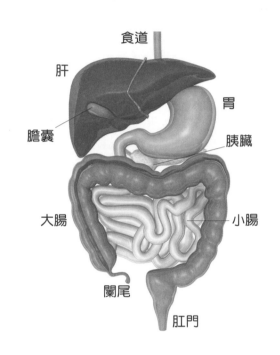

食糜離開胃後到達小腸，小腸裡的酵素和消化液會將食物更進一步分解，小腸也是身體吸收養分的黃金地段。下一站是大腸，也稱為直腸，此時大部分剩下的東西是纖維、無法消化的殘渣、死菌、消化液和水分。大腸的任務是吸收這些水分，然後把食糜殘渣轉變成糞便。

## 清理腸道的垃圾

*老實說*，你有沒有固定排便？每餐後都有排便嗎？或至少一天一次？如果一天當中排便的次數不夠，那你身體裡一定堆積了不少糞便，甚至可能累積了數天或數週之久的份量。**不管你吃得再健康，要是內在系統阻塞住了，身體一樣會變差。**在長年吃進過量的肉類、乳製品、加工食品、麵包、糖果、餅乾、劣質油脂和各式美味的毒藥之後，許多人的直腸都早已擠壓變硬。

你知道嗎？每個人的大腸裡大約都堆積了3～4.5公斤的廢物？好噁心啊！

醫藥解剖界傳言，
貓王過世時，
他的直腸裡堆積了27公斤糞便，
還有幾塊油炸花生醬香蕉三明治！

雖然我個人十分懷疑這則傳言的真實性，但每個人的確都有可能堆積了幾公斤的糞便在直腸中。原因如下：

你的腸道大約有8公尺這麼長，如果可以將腸道表面的所有孔隙和絨毛完全展開，總面積可以覆蓋住一整個網球場，而廢物很可能藏匿在直腸內的每一個小角落裡。

小腸表面有數以百萬像手指般的突起物，稱為小腸絨毛，小腸絨毛遍布整個小腸的腸道表面，這樣你才能夠充分吸收養分。當食物通過絨毛時，養分通常會被身體吸收，但若是絨毛已經損毀，養分就會變成過路之客。

一旦廢物不能順利通過直腸而停頓下來，便會腐爛變硬，引起諸多問題，包括便祕、肚子不舒服、胃絞痛、免疫力下降、肥胖，甚至憂鬱症。

可想而知，如果排泄系統堵塞，身體一定會出問題。**人體的免疫力大部分要依靠腸道，因為有60～70%的免疫系統是來於自消化道**，也就是從扁桃腺一路到肛門。你的免疫系統就像是戰士，能幫助你打擊食物中的細菌和寄生蟲。

你的腸道內有數以兆計的細菌，在正常的情況下，這些友善的細菌能幫助你消化食物，甚至製造維他命，例如維他命K。但腸道內可能也有許多不友善的細

## 餵腦袋吃大便

你知道頭腦和腸道息息相關嗎？哥倫比亞大學的研究員麥可・葛森（Michael Gershon）醫師將腸道比喻為人體的第二個腦。腸道不但有自己的神經系統，小腸上的神經元數量甚至和脊髓上的一樣多。神經傳導物質是一種天然的化學物，負責腦部的訊號傳遞。

你知道嗎？腸道裡也有神經傳導物質！好戲還在後頭，腸道至少有7種不同的血清素接收器，血清素不平衡就是憂鬱症的主因之一。如果腸道裡的這個腦不平衡，當然也會引發腦部失調，許多憂鬱症或焦慮症患者的腸道都有問題。或許我們需要的不是百憂解，而是多多排便！

菌，例如梭狀芽孢桿菌，免疫力較差的人甚至可能因此喪命。通常好菌的數量應該多於壞菌，但如果壞菌的勢力範圍愈來愈大，身體健康就會出狀況。

以上都只是理論，事實上，有許多因素都會擾亂腸道內的細菌生態。其中又以錯誤的飲食對菌叢的影響最為嚴重，如酒精和藥物——尤其是抗生素、糖分和動物性蛋白質攝取過多、纖維質攝取量太少。

有些醫師或營養學家會建議大家食用優酪乳，以增加體內的好菌，如益生菌。根據前面針對乳製品的討論，你應該知道這樣做對健康根本沒有幫助。請記住，牛奶會使黏液增生，黏液則會使體內發炎、消化排泄停滯，使腸相更差。況且大部分的優酪乳含糖量都過高，而壞菌就是依靠糖分來繁殖坐大的。別被比冰淇淋好不到哪兒去的優酪乳所蒙騙，有關優酪乳的健康標語都是在會議室發想出來的，吃下優酪乳其實等於吃下一堆毫無養分的卡路里、脂肪、糖分和黏液。

# 腸子裡的 過多黏液 會導致 便祕

*黏液這東西聽起來挺噁心的*，然而，這滑溜溜的液體其實對身體有非常重要的保護功能。

不只腸道裡有黏膜，人體全身上下都有，事實上，人體一天大約會製造一公升的黏液。黏液能防止胃壁受到胃酸腐蝕，也能防止子宮頸受到感染，並保護身體不受外來敵人的侵襲；腸道裡少量的黏液能潤滑腸壁，幫助廢物順利排出。

然而，日積月累的垃圾飲食卻會導致黏液過度增生，引起便祕等問題。我們都很清楚鼻塞或流鼻水的痛苦，現在請將鼻子假想為大腸——是很噁心沒錯，但忍著點，試試看你有沒有辦法在鼻塞的時候將腸裡的「鼻涕」擤出來？

**黏液是一種酸性物質，**
**過多黏液會使身體酸化，**
**降低體內的含氧量，**
**導致身體發炎。**

再來呢？身體又製造更多黏液！這就是體內的惡性循環。太噁心了！許多人長年飲食習慣不良，又使用抗生素、藥物和刺激性物質，身體排出的黏液量多到驚人。阿諾・埃雷特（Arnold Ehret）在《無黏液飲食療癒法》一書中提到：「所

有的疾病都是便祕引起的，由於現代文化裡錯誤的飲食習慣，許多人的腸道都長期處於便祕的情況。」

想徹底清潔腸道，必須擺脫垃圾食物，趕走體內的毒素，並把宿便排出來。我在第十章的21天排毒療程中，設計了一天綠汁斷食法加上大腸水療。在排毒過程中，直腸和血液中的廢物會比平常更多，因此移除廢物更顯重要。

做過這樣的身體大掃除，並搭配逆轉疾病的全食物救命飲食，之後只要偶爾進行一次即可。

# ✕用 身體的清道夫 打通水管

*想像一棟長年深鎖的老房子*，裡面只住著寂寞的社交名流，就像《灰色花園》裡的伊迪母女一樣（2009年HBO根據真實故事改編的電影，裡頭的灰色花園曾是亮

## 蹲踞是最自然的排便Pose

人生中有三種情況需要我們做出蹲踞的動作：第一，生產。第二，當裁判時。第三，大便。現代馬桶的設計並不符合大腸的需求，想要順暢排便，你的雙腳最好能夠高出地平線25～45公分，而且膝蓋的位置要高過臀部。

我在日本鄉下工作時，第一次看到蹲式馬桶，到現在還印象深刻。基本上，那種蹲式馬桶就是在地上挖個洞，然後加上一把沖水器。我當時認為日本人真是頭殼壞去了，於是我請問翻譯人員他們為何會使用如此恐怖的馬桶。他笑著回答：「其實，你們美國的馬桶才可怕呢！」許多年後，當我在研究大腸構造時，才曉得翻譯說得真有道理。蹲踞其實是最自然的排便姿勢，如果能將雙足抬高，做出類似蹲踞的姿勢，排便會更加通暢。

但是你不用請水電工打掉家裡原本的馬桶，也不用在地上挖洞。Renewlife.com網站有販售一種功能性的馬桶，只要裝置在原本的馬桶上，就可以使足部處於正確的位置，使排便過程更為順暢。此外，你也可以在miraclestep.com買到造型比較時尚新穎的馬桶。但如果你想省一點錢，只要使用小型的洗衣籃或垃圾桶也可以。除了蹲踞能幫助排便外，強健的腹肌更為重要。趕快努力做仰臥起坐吧！祝大家排便愉快喔！

麗的家園,後來卻成為與垃圾場不遑多讓的廢墟)。掃地時,會掀起一陣灰塵暴,若此時你不打開窗戶,灰塵只會重新掉落在不一樣的地方。身體就像這棟老房子,想避免灰塵積聚在同一處,最好的方式就是幫腸道洗澡,將廢物排出肛門,也就是用灌腸或大腸水療。

講到便便,許多人會感到坐立難安,或變得很拘謹,尤其講到要把東西插進肛門,大家更是避之唯恐不及。有些人可能會說:「哪有這樣的,東西從肛門出來,不是從肛門進去!」拜託!沒那回事!身體大掃除哪裡不自然?提神餅乾才奇怪呢!

古埃及人就已經開始藉由清洗大腸法來治病,到了20世紀,許多社區醫師都會使用灌腸法來治病。事實上,許多人認為灌腸法是醫治頭痛最有效的方式!當美式飲食搞砸了身體,或許大腸水療法才是解救之道。

和化學瀉藥或含有番瀉樹的草藥相比,大腸水療法其實更有效也更溫和。瀉藥會刺激腸壁,使腸道更加衰弱,還可能使身體脫水。如果你平常沒有規律排便,或準備進行排毒,考慮一下大腸水療的助益吧!

## 灌腸基本認識

灌腸能幫助下直腸運動及排泄,方法也很簡單,在家就能進行,這對苦於便祕的人士很有幫助。

**灌腸第一步:請不要太在意要將水管插進肛門。**
**灌腸第二步:把你的浴室布置成排毒的殿堂。**

雖然你必須把水管插進肛門,但你無需將浴室改造成無菌室,只要將環境布置得高雅美麗即可。我喜歡把瑜伽墊鋪在地上,上面放一條舒適的大毛巾,接著把燈光調弱、放點音樂、點根蠟燭,徹底放鬆。

大部分灌腸袋的容量約為0.9或1.8公升,你必須把水管連接在灌腸袋上。這簡單,只要裝水的時候確定夾鉗有關緊,水就不會因為一開始就流得滿浴室都是,而輪不到你的肛門了。

**請記得在灌腸袋裡裝滿微溫的過濾水或蒸餾水,**
**自來水的氯會殺死直腸的細菌。**

把管子插進肛門之前,請先讓灌腸袋裡的水流一點出來,這樣才可以避免氣

泡產生。接下來，把灌腸袋掛在毛巾架或門把上，確定袋子的位置比你高（地心引力真好用）。左躺下來，右膝貼近胸部，左腳伸直。取一點椰子油潤滑水管的開口，然後輕輕地把管子插進肛門。不用太深入，大概5～7.5公分就夠深了。

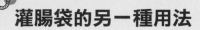

## TIP7 灌腸袋的另一種用法

旅遊時可攜帶灌腸袋，突然腹脹不舒服時即可幫上忙。

此時，你可以打開灌腸袋的夾鉗，然後讓水慢慢流入肛門。如果你一次灌入太多水，可能一下子就會想排便，若想達到最佳效果，最好先灌進一點水，然後暫時關緊夾鉗。此時先放鬆一下，讓腸道沐浴在水中。等到你準備好後，再放開夾鉗，讓水再次流入。

如果你想大膽嘗試，也可以緩緩地平躺下來，蜷曲膝蓋，用順時鐘方向按摩腹部，在腸道充滿水時按摩最有效。

接下來，慢慢斜轉成右躺，讓水沖到其他位置。狂野的女性也可以試試看跪姿──跪下來把頭貼近地板，好像一個三腳架一樣，但請確定門有鎖緊，而且屁股不是朝著門！

最後把夾鉗關緊，然後慢慢抽出水管。盡量讓水留置腸道內15～20分鐘，然後再排到馬桶。如果你沒辦法撐那麼久，也沒關係，盡力即可，忍不住時就排掉。如果你排出來的水太少，只要再將前述步驟再進行一次即可。有時候腸氣會阻礙灌腸運作，只要能先排氣，第二輪的成效都會有所改善。如果你覺得無聊，也可以帶一本書或聽激勵演講的CD，說不定當你的注意力集中在狄帕克‧喬布拉身上時，就能撐久一點。灌腸結束之後，把袋中剩下的水倒掉，然後用熱水清洗乾淨，可以用溫和的有機肥皂加水清洗。為了防止細菌感染，記得不要和人共用灌腸袋！

## 用青草潔淨腸道

小麥草就是麥籽發芽後長出來的嫩草。不管是拿來飲用 見135頁 或灌腸，都具有極高的療癒力。只要喝下一杯0.1公升的小麥草汁，不管是家裡自製還是果汁吧新鮮現榨的，都等於幫免疫系統充滿電力。你也可以把少量小麥草汁灌進直腸，然後忍住20分鐘，這叫植入法。染上重疾時，小麥草灌腸能刺激腸道加快排毒療癒的速度，也能有利排除宿便並使腸道蠕動速度變快，同時補充大腸內的電解質。

使用小麥草灌腸，也對五臟之首──肝臟──有非常大的幫助。小麥草汁一

## TIP8 這些人不適合大腸水療

有下面幾點考量的人士並不適合水療：懷孕婦女、克隆氏症正在發作、腸躁症發作、急性息肉症、腹瀉未止或曾經以手術切除部分結腸的人士。

旦進入直腸，一部分會被肝臟靜脈所吸收，也就是讓肝臟直接得益，小麥草汁能刺激肝臟排毒，綠汁中的葉綠素還能幫助肝臟修護。

肝臟是身體最重要的排泄器官，你可以把它想像成「身體的回收站」，一直不斷地過濾並清潔血液。除此之外，肝臟也負責消化、吸收、調節身體的免疫功能，以及其他數百種生化反應，工作真的是很辛苦。如果肝臟運作不順，你也會提不起勁。

## 愛上大腸水療

大腸水療比灌腸還要有用，我知道，你以為已經沒什麼招式比灌腸更厲害了。大腸水療能清潔整個直腸，包括升結腸、橫結腸和降結腸。大腸水療機用溫和的水壓把水灌進腸道深處。灌腸只需約950毫升的水，但大腸水療的整個療程卻可能使用超過22,700毫升的水。大腸水療不能在家DIY，一定要找訓練過的專業水療師。

一般做一次大腸水療約為45分鐘到1小時。如果你累積了許多宿便，或需要深層排毒，可能一開始必須重複做幾次。最適切的次數要視你的健康情形及腸道狀況而定，專業的水療師會給你最好的建議。

如果你從未做過大腸水療，第一次可能會膽戰心驚。完全不用擔心，你不會大到桌上，或把水噴到整間房間。事實上，整個過程十分乾淨，也都有標準化的程序。

大腸水療分為地心引力式和壓力式兩種，只要是夠專業的水療師，不論使用哪一種都能達到很棒的效果，但我比較建議引力式大腸水療，因為如果你累積了太多宿便，壓力式水療法可能會過分刺激腸道。

引力式大腸水療全是靠地心引力的作用，因此比較溫和，適合腸道比較敏感或腸躁症患者。水療師會先幫你在腰部下方蓋上浴巾或棉被，然後將潤滑過的大腸鏡輕輕地插進肛門。水慢慢流進肛門後，腸道就像灌腸時一樣沐浴在水裡，跟水說哈囉吧！

當腸道沐浴在水中時，水療師會幫你輕輕按摩腹部，感覺很舒服。厲害的水療師還會刺激你小腿、足部和背部的穴道，幫助你排出更多宿便。當你準備好要排便時，水療師會將引力方向逆轉，所以水和廢物就會從同一條管子排出來。整

120

個過程都是封閉式的，所以不會有骯髒或臭味的問題。你甚至還可以透過機器的小螢幕來觀察腸道裡的動靜。真是酷斃了！

有些水療師根本和神祕的靈媒沒兩樣，靈媒能夠從茶葉看出端倪；水療師只要瞄一眼你的便便，就可以對你的健康狀況瞭若指掌。你消化道的所有問題，他都會全部讓你知道。你很可能也會看到許多黏液、氣泡、膽汁、寄生蟲和消化不全的食物——你會懷疑自己啥時吃了玉米。這過程可能比逛動物園還有趣呢！

反對大腸水療的人宣稱這種作法會產生依賴性，其實你無需擔心這點，大腸水療等於是幫大腸做運動，水流溫和的壓力能調理重建腸道的肌肉，使腸道在排泄費時的蠕動過程更強而有力。只要先做好一次大掃除，之後每季進行一次或一年做幾次即可。

還有一些反對人士主張水療法會沖刷走腸內好菌，然而，只有乾淨的腸道才能孕育好菌，水療後只要服用益生菌，就可以重新培植大腸內的菌種。大腸能夠自己調整好菌與壞菌的比例，而清除掉廢物更能提升大腸的這個功能。

大腸水療唯一需要注意的一點，是設備器械是否符合衛生標準。想擔任大腸水療師不需取得執照或證照，所以幾乎人人都可以當，只要買一臺機器就可以開業。為了確保衛生，同時避免遇到不夠專業或不夠老練的水療師，你最好能透過認識的人介紹，或請教社區內這方面的專家，例如脊椎按摩師、按摩師、自然療癒專家和營養學家。務必事先探查每一位的評價，我的網站也列有全國的大腸水療資料庫。

請對水療排毒過程做好心理準備，如果你的飲食習慣不是太差，那過程只會有一點點不舒服；但如果你平常都吃的亂七八糟，那那水療的旅程可能會有些顛簸。記得這只是必經的過程，雖然用灌腸或大腸水療清除掉腸道的廢物，一開始需承受點痛苦，但至少廢物不會在腸道裡堆積如山後開始造反。請相信現階段的不適症狀都是正常的現象，不會對身體造成傷害。腸道的危機要靠深層排毒才能出現轉機。

# 教你排毒

亞歷山卓・強格醫師 見 14 頁

**排毒和心跳一樣重要。**體內正常的新陳代謝過程會使細胞不斷累積毒素，細胞會將毒素排進血液，最後送進肝臟排毒。

這是一段極其精巧的排毒過程——當毒素還在血液中時，在體內巡邏的

抗氧化劑會前仆後繼的攻擊，避免身體遭受氧化，然後親自把這些毒素帶進肝臟。肝臟抓住毒素後，會釋放抗氧化劑，於是這些小原子再度回到體內進行巡邏的任務，此時肝臟便開始努力排毒。

肝臟排毒的過程分為兩個步驟。在第一步驟中，肝臟中的化學反應能夠由以下三種方式來中和並排除毒素：

・將毒素排進膽汁，最後由糞便排出。
・讓毒素藉由尿液或汗水排出。
・將毒素轉換成中間產物，這種物質有可能比原本的毒素更具毒性。

一旦毒素轉換為中間產物，肝臟便開始進行第二階段的排毒過程，以解決中間產物的問題。在這個階段，肝臟會產生更多化學反應來中和中間產物的毒性，並使其變成水溶性物質。此階段完成後，被中和過的毒素便可透過尿液或汗水排出體外。

要完成這些複雜的化學排毒過程，得靠一組酵素幫忙──細胞色素p450系列。這些酵素的正常運作則仰賴充分的營養素，如維他命C、維他命B群、硒、鎂、硫磺和各種胺基酸，包括蛋氨酸和半胱氨酸。

從人類的進化過程看來，人體排毒系統的順暢運作必須仰賴新鮮的鹼性食品。若我們採取天然飲食，身體裡將有足夠的抗氧化劑來保護身體不受毒素的侵襲，肝臟內也將有充分的營養素來協助完成第一和第二階段的排毒過程。

## 毒素堆積導致身體酸化

人體的構造實在非常奧妙，即使在毒素過多的情況下，身體還是可以啟動緊急的備用系統。

因為過多毒素最容易使身體酸化，人體便會啟動一個或更多的備用系統來重建酸鹼平衡。例如呼吸變快能夠釋放出較多二氧化碳這種酸性物質，這是身體試圖暫時降低酸性的方式。如果體內持續累積過多酸性物質，身體就會抽出骨頭內的鈣質和礦物質來中和這些酸性物質。骨頭變軟代表骨質正逐漸溶解，最後會演變成骨質疏鬆症。

人體有這樣的備用系統，是因為體內難免會過度酸化，但備用系統只能偶爾動用，太常使用會引發許多健康問題。然而近幾百年間，人類飲食已經亮起紅燈，因此必須時常動用到備用系統。

原因如下：現代生活中存在著數千種毒素，今日的食物含有太多化學物質，而且都經過高度加工。我們吃進去的不再是真正的養分，而是偽裝成食物的原子，欺騙身體吸收。這些原子無法被身體利用，反倒會刺激細胞並引起發炎，而且肝臟的第一排毒階段還會把這些原子變成更毒的物質。我們吃進的毒素除了色素、香精、改良劑、人工香料，還有干擾體內訊息傳送的荷爾蒙。

在我們的生活環境中，人工化學物質的數量與種類也都呈現倍數成長，這些實驗室創造出來的產品充斥在我們呼吸的空氣、洗澡水、飲用水、塗抹在臉上的化妝品、去污的洗衣精、牆壁的油漆、床墊防火材質所釋放出的毒氣等等。

腸道內原本有許多負責維持健康的好菌，但由於我們太常接觸到化學物質，在各種直接與間接的攻擊下，這些好菌也將面臨絕種危機。當我們服用抗生素時，就形同直接攻擊好菌，而接觸抗菌物質便是間接性的攻擊，就是每當我們洗澡、洗衣、打掃家裡和工作場所時，都不斷地接觸到各式防腐劑、保鮮劑、殺蟲劑、抗菌劑或抗病毒劑等等。腸道好菌的死亡等同於第一道防線的瓦解，這會連帶引發現今流行的各種慢性病。

雖然現在的食物供給量極為充裕，但營養素卻愈來愈少。各種因素都使我們無法從飲食中獲得足夠的養分，包括貧瘠的土壤、現代農耕法、交通運輸、放射線、殺菌、咀嚼不全和腸道好菌的滅亡等，這些因素都會打亂身體的代謝平衡，使身體喪失蓬勃的生命力。

此外，營養不良會使我們感到飢餓。當你的身體需要這些養分，大腦就會發出飢餓的訊號，希望你多吃一點。只有在身體取得需要的養分後，飢餓感才會消失。但若是你吃的食物缺乏足夠的營養，或是營養的形式無法被身體利用，你就會一直處於飢餓的狀態。

總而言之，現代生活中的毒素量已超過身體所能承受的範圍。你的身體不但必須加倍努力排除毒素，還必須面對腸內益菌與養分缺乏的問題。而我們的身體卻尚未發展出足以處理現代飲食的能力。

那該怎麼辦呢？答案就是將飲食及身體回歸到最天然的狀態，大量攝取新鮮的生食、輕煮過的食材，並保持規律排便的習慣。同時，請盡量減少接觸各種清潔劑、抗生素和充滿化學成分的物質，這樣可以避免身體累積更多毒素，現在市面上到處都買得到各種比較環保，也較不傷身體的商品。

# 食物 **混和** 原則

　　*藉由策略性的食物組合*，我們能強化身體消化吸收與排泄食物的能力，同時提升精力與整體的健康。不同的食物在身體停留的時間長短不一，所需要的消化酵素和酸鹼環境也不同，當我們以正確的方式組合食物，腸道內的交通也會變得比較順暢。反之，腸道內就會產生交通阻塞的亂象。結果呢？各種腸道問題也就連帶產生，包括放臭屁、黏液過多、便祕、消化不全和腹脹等，你可能還以為是褲子害你不舒服呢！

　　有些人吃下過多錯誤組合的餐點之後，也不會出現任何症狀。或許你擁有神鬼戰士一般強健的體質，而諸多限制只會打壞你用餐的興致，如果真是如此，那就別管那麼多了吧！食物混和原則是最近才發展出來的新概念，雖然許多地位崇

## 混合食物的基本原則

　　混和食物的基本原則很簡單。你可以從下面的表先做起。

- 瓜類消化時間約為30分鐘，應單獨吃，不然就不要吃。
- 水果消化時間約為1～2小時。
- 澱粉類如穀類、根莖類蔬菜、豆類、麥片和麵包，消化時間約為3小時，適合和蔬菜一起搭配食用。
- 蛋白質如堅果類、種籽類、豆類和肉類，消化時間約為4小時，適合和蔬菜搭配食用。但動物性蛋白質的消化時間超過8小時以上。
- 蛋白質和澱粉不適合同時食用，例如吐司夾蛋、麵包夾花生醬或果醬、堅果和穀類。
- 蛋白質和水果以及澱粉和水果都不宜在同時間食用，這些組合都像是把工作服和蕾絲胸罩混在一起洗一樣。一大塊肉就像是工作服，而一碗莓果好比蕾絲胸罩，同時吃這兩種東西會讓腸道裡的腐肉臭氣沖天。
- 雖然酪梨富含蛋白質與優質脂肪，但正確説來它屬於水果，在此是列於澱粉類，不過酪梨適合和所有的食物搭配，好好享用吧！
- 蔬菜的消化時間約為2～3小時，它和瑞士一樣中立，可以和所有的食物搭配，還能將所有食物融合起來。
- 雖然水果最好單獨食用，但可以和蔬菜一起榨汁或打成果昔。

高的健康專家都堅持這樣的理念，但也曾被其他人斥為無稽之談。請擔任捍衛自己健康的鬥士，親自嘗試這樣的做法是否有效。

如果你原本餐後經常會肚子或腸子不舒服，那採用正確的食物食物混和原則或許能大幅改善你的症狀。我猜你不用嘗試很久，就能知道是否有效，大概幾天或一星期就夠了。

我在工作室教授營養學時，常會帶一件細緻的蕾絲胸罩和老公一件沾滿油漆的連身工作服，以方便解釋食物混和的原則。請想像這件骯髒發臭的工作服上面沾了油漬、顏料，必須先加進洗淨力超強的無毒洗潔精，然後用滾水浸泡沖洗，或許還需要加一點天然的漂白劑。

當洗衣機進行擰乾的模式時，工作服上的金屬鉤會發出很大的撞擊噪音，只有破布適合和工作服放在一起攪打。你會把漂亮又昂貴的義大利精品內衣丟進去一起洗嗎？應該不至於吧！如果你真的敢這樣做，那件支撐你胸部的內衣就會被扯爛，別想再穿了。胸罩需要用溫和的模式清洗，但骯髒的工作服卻需要強大的馬力。如果你用溫和模式清洗工作服，那就別想洗得多乾淨了。這樣你懂了嗎？胸罩和工作服需要使用不同的清潔模式才能徹底洗淨。

## ╳ 讓 豆類 更好消化

*你可能會好奇*為何我會將豆類列為澱粉類，正確說來，豆類既屬於澱粉也屬於蛋白質。

若你能將豆類浸泡一夜，會比較好消化，堅果類和種籽類亦然。不同的豆類或堅果需要浸泡的時間也不一樣，通常質地較硬的堅果需要較長的浸泡時間。網路上可以找到許多豆類和堅果的建議浸泡時間表。

**在浸泡豆類的水中加一片5平方公分的昆布，**
**這些容易產氣的蛋白質寶庫便會更好消化。**

豆類發芽後能夠展現生命力，此時它的營養價值會更接近蔬菜。因為豆類屬於蛋白質也屬於澱粉，所以是可以和澱粉類搭配食用的，當然囉，豆腐和天貝也可以搭配澱粉。

如果你不確定某餐的搭配組合是否正確，可以服用一顆消化酵素，特別是餐

## TIP9　充分咀嚼食物

　　完整咀嚼食物可以讓消化和排泄的過程都更加順暢。有些營養學家建議我們要喝食物和咀嚼水，也就是說，當你一開始咀嚼，唾液中的酵素即展開消化的第一步，因此你必須先將食物嚼碎磨爛後再吞嚥。開始運動下顎、充分咀嚼吧！另外，和我一樣愛酒的同好們！很抱歉，請注意下面這點：吃飯時不要喝飲料，因為水分會稀釋消化液。

　　此外，睡前3小時內請勿用餐，晚餐也不要吃得太撐，請留點空間給自己創造喜悅和歡樂，還有愛愛！

點中有肉類時，消化酵素更為重要。自從我每一餐都服用消化酵素之後，排氣和腹脹的問題幾乎都消失了，飯後也不再懶洋洋。

## 搞定 細菌

　　*就在此刻*，你的腸道裡住著無數的微生物。這些成兆成億的細菌就是腸道內的菌叢，這些細菌不斷的汰舊換新，進行非常重要的任務，如果沒有這些菌叢，你不可能存活。腸道內菌叢的數量極高，甚至是身體細胞數量的10倍多。這些菌叢的任務繁多，包括製造某些荷爾蒙和酵素，維他命K和維他命B群——只有細菌能製造身體需要的這些維他命。菌叢負責分解纖維和腸氣，還能製造抵禦疾病的抗體，增強身體的免疫功能，這些小傢伙真是我們的好朋友。但如前所述，當腸道內的菌叢生態失衡，我們就比較容易面臨下面各種症狀，如消化問題、氣喘、過敏、感染、肥胖、荷爾蒙失調和身體組織內的問題。

**腸道這個重鎮可說是兵家必爭之地。**
**正義與邪惡的搏鬥隨時在體內上演，**
**而飲食就是決定誰勝誰負的關鍵。**

　　正如Womentowomen.com創始人兼婦科執業護理師——瑪賽・皮克（Marcelle Pick）所言：「疾病、壓力、藥物和垃圾食物都會殲滅數以百萬的菌叢，但

正確的飲食卻能夠確保腸道健康。好菌要靠纖維才能增生，而壞菌最喜歡精製糖類和動物脂肪。」

在抉擇食物時，你所扮演的角色就像是軍火供應商，可以決定站在哪一邊。你的腸道生態會影響健康的每一個層面，你要站在哪一邊呢？

## 身體內的烘焙坊

許多女性朋友喜歡吞藥丸、喝酒、吃糖和培果，也因此很容易產生酵母菌增生的問題，也就是念珠菌感染。酵母菌感染分為許多種，一般健康人的腸道內都有少量的酵母菌，但這些討厭的微生物一旦伺機坐大，就會打擊身體內的弱勢族群。你知道嗎？酵母菌也會排便呢！如果腸道內的酵母菌過多，你不但得忍受自己的糞便，還得同時處理酵母菌的便便，酒精、甲醛和其他毒素就是酵母菌所產生的廢物。

酵母菌為何能夠如此囂張呢？沒錯，這正是體內酸化的後果。事實上，如果你的體內有汞（來自魚或補牙），那就幾乎無法根除念珠菌感染的問題。酵母菌最喜歡汞，這兩者就像是《暮光之城》裡面的愛德華和貝拉一樣難分難捨。如果你決定要將原本補牙中的汞合金移除，並填入無毒的材質，請務必要找一位技術專精的自然療法牙醫師。我自從把補牙填充物改為無毒材質後，健康就有了顯著的改善。

腸道酵母菌增生可能引發下列症狀：排氣、腹脹、記憶力衰退、疲倦、肥胖和頭痛等。請自己檢察身體是否出現這些症狀：皮膚上長出白斑、手腳指甲上長霉、陰道感染或舌苔，這些都有可能代表身體出現陰險的烘焙坊囉！一旦酵母菌過分孳生，就必須長時間堅持良好的飲食，才有可能重建平衡。

陰道的酵母菌感染就像是在陰道內烤麵包或是製造鄉村乳酪，這有可能是高血糖或糖尿病所引起。**糖分過高的環境最有利於酵母菌的滋長**，引起膀胱感染的細菌也喜歡糖。如果你體重過重或面臨更年期，請務必做個健康檢查。

別擔心，逆轉疾病的全食物救命飲食法是酵母菌的剋星，鹼性飲食正是成功打擊酵母菌的關鍵。酵母菌喜歡糖和糖所造成的酸性環境，而逆轉疾病的全食物救命飲食法能解決這兩大問題。

酵母菌將失去生長的機會，因為我們切斷了糖分的供給鏈，飲食中也沒有精製碳水化合物，卻有很高的礦物質。你能夠藉此將身體維持在適度的鹼性環境，原本榨乾氧氣的廢物也能被排出體外。

如果你懷疑自己罹患酵母菌感染，可以考慮下面幾種自然療法，我的方式如下：服用生大蒜（一天一瓣），搭配奧勒岡油膠囊，這段時間內同時戒絕水果、

穀類、麵包和碳水化合物。你也可以去健康食品店購買Candex、Candigone（皆為治療酵母菌感染的營養補充劑），這兩種產品都不錯。

如果你還想更進一步瞭解酵母菌感染，可以參閱唐娜・蓋茲（Dona Gates）和琳達・夏茲（Linda Schatz）合著的《90%女人都會忽略的恐怖疾病》，善用你手上的這本書與唐娜的書，就可以完全改造體內的生態。最好能夠依循書裡所建議的純素餐點，你就可以準備跟健康說哈囉，跟酵母菌說掰掰了！

# ✕ 便便 學問大

只要採行逆轉疾病的全食物救命飲食法，立刻就能夠脫離便祕和腹脹等相關困擾，這是此飲食法的一大優勢。因為逆轉疾病的全食物救命飲食法也是便祕的剋星，而且就算真的偶爾便祕，你也知道如何解決。你現在的排便力很強喔！此外，還有更厲害的一招能夠加快消化速度：飲用綠色仙丹——綠汁。下一章即將介紹綠汁的作用。

# 回顧

## 第 5 章

請記住下面幾點：

- 你**吃下的東西**和**你沒排出來的東西**決定你的健康。
- 垃圾食物和毒素會阻礙消化，而**消化不順**會連帶引發其他健康問題。
- **灌腸**和**大腸水療**都能帶走廢物。
- 善用**食物搭配原則**也能增強消化力。
- **腸道菌叢平衡**是健康快樂的根源。

# 不要發動戰爭，要發動果汁機
# 綠汁、果昔、水和斷食

*如果你期待*散發健康的光彩，那你非得愛上液體養分不可。

　　有機的綠汁就像是火紅的唇膏，出門一定得帶著；果汁是你的繆思和良藥，同時也是全世界最大的美容祕密。不管你是用媚比琳或迪奧，如果沒有綠汁女神的幫助，其他努力都只是白做工。更棒的是，綠汁能減緩甚至逆轉老化的過程、降低身體的發炎現象、排毒、規律腸道，還可以減重呢！

　　如《星際大戰》的尤達大師所言：「願原力與你同在！」本章就是要介紹如何利用榨汁、打果昔、斷食和補充水分等方法來順利達到目的地。如果你給身體足夠的「液體之愛」，就像是向細胞呼喊：「我隨時支持你，你是我的寶貝！」

## 榨出 健康寶物

　　*有些人非常喜歡*早起享用綠汁的感覺，乾杯！但有些把綠汁比喻成「杯中沼澤」的人士覺得綠汁挺噁心的。你寧可把乳酪零嘴或三明治打成果汁喝，也不願喝綠汁？其實我以前也像你一樣難伺候，但事實沒那麼誇張啦！綠汁又不

是毒藥，而且還可能是你的救星呢！所以請放輕鬆吧！大小姐，果汁的顏色雖然是綠色，但不見得難喝呀！有些蔬菜其實很甜呢！你吃下的食物愈乾淨，味蕾的轉變幅度也愈大，

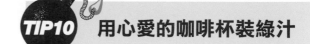

甚至還能喚醒許多已經沉睡的味蕾！原本覺得噁心的東西，現在可能變成你內心最深層的渴求。綠色血液最棒了！

綠汁不但能平衡體內的酸鹼值，還能供給大量的維他命、礦物質、酵素、蛋白質和氧氣。在你奇妙的身體裡，成兆的細胞一直處於不斷更新的狀態，每7年會完整汰換一次，而榨汁能幫助你善用地球最佳的原始資源重建細胞。榨汁的過程能去除掉植物的纖維，可以減輕消化道的負擔。

當你喝下綠汁，身體立刻獲得最優質的燃料，細胞受到滋養、免疫系統也恢復正常。我每天都會喝下450～900c.c.的新鮮有機綠汁，我的身體可是超感謝我的呢！要榨出450～900c.c.的綠汁，可是需要很多條小黃瓜、數把羽衣甘藍和芹菜呢！想要一次吃下那麼多食材，不是一件容易的事，但榨汁卻可以讓你一口氣獲得完整的營養，而且不用吃得那麼撐喔！

且慢，沒纖維？那血糖會不會飆升呢？許多人擔心榨汁會使血糖快速上升，因為在沒有纖維減緩消化速度的情況之下，身體會快速吸收糖分。一般用紅蘿蔔、甜菜根或蘋果做出的果汁的確會使血糖上升速度加快，相較之下，綠汁對血糖的影響很低。當然，綠汁還是會使血糖稍微升高，但不用擔心，畢竟蔬菜的升糖指數是零——所以囉！血糖上升的狀況要視食材而定。

**飲用綠汁最佳的時間是空腹時，**
**因為固體食物會減緩果汁的消化速度。**
**此外，喝下綠汁後，最好等30～45分鐘後再吃固體食物。**

小黃瓜很適合當作綠汁的基本食材，富含維他命C，又有鹼化體質與排出毒素的功能。小黃瓜含水量很高，有淡淡的甜味，也不會刺激腸胃。如果喝綠汁會讓你想吐，或是不能接受味道較強的蔬菜，一開始可以先喝只用小黃瓜做成的綠汁。只要把1、2條小黃瓜放入榨汁機，立刻就能享用1杯超強療癒力的仙汁！有機的小黃瓜可以連皮一起榨汁，但若是一般的小黃瓜，請行行好，務必削皮後再榨，因為上面可能殘留著食品級的臘和農藥。

假使你想更進一步，可以加幾根芹菜，芹菜富含礦物質，尤其是鉀和維他命B群。請選用有機的芹菜，因為傳統的芹菜上面可能黏滿了恐怖的農藥。

如果你能習慣小黃瓜和芹菜的綠汁，就可以開始嘗試大片的綠葉蔬菜。每次先添加一種不同的蔬菜，這樣在你從標準美式飲食轉換成綠葉美式飲食時，胃腸才不會受不了。

有些神奇食材能增添綠汁的甜味，我最喜歡蘿蔓葉、豌豆芽和綠花椰菜的莖梗。等你熟悉這些食材後，就可以慢慢添加一些味道比較強的植物，像是羽衣甘藍、綠葉甘藍、茴香、水芹菜、蒲公英葉、高麗菜、甜菜葉、胡荽葉、菠菜、大蒜、荷蘭芹和薑。記得，不要一口氣全丟進去喔！

健康鬥士請注意，不要加太多薑、大蒜或是荷蘭芹，一點點就夠了。雖然這些食材有超強的健康魔力，但榨汁時的味道卻非常濃厚，建議在初期，只要取幾湯匙新鮮的荷蘭芹碎末、½瓣大蒜或比拇指小一半的薑塊就夠了，超過這份量可能會讓你倒胃。

如果你希望綠汁能更甜一點，加點紅蘿蔔、甜菜根、紅黃甜椒或一些升糖指數較低的水果，例如小蘋果或西洋梨。視飲用人數來決定食材份量，**一般來說，蔬菜和水果的比例約三比一**。紅蘿蔔和甜菜根的糖分較高，所以記得當成水果來計算比例。甜菜根可能會使糞便變成紅色，請勿擔心，不用去急診室報到。另外一種榨汁的神祕食材是去皮檸檬或其他柑橘類水果，對一些很難接受綠汁的人來說，這些食材可以降低苦味。

你可能會問：「那麼殘渣中的纖維呢？不是對身體很好嗎？」沒錯，榨汁會去除食物中的纖維，但你可以透過其他食物攝取到纖維。如果你能遵循本書其他的建議，那你絕對能攝取到完整的無麩質穀類、沙拉、清蒸或清炒的蔬菜、豆類等體內的清道夫。

講到殘渣，你可能會覺得丟棄這些好東西真可惜。有幾種方式可以將這些殘渣充分利用。

首先，把殘渣再榨一遍。只要先抽出殘渣桶，把殘渣倒進碗中，用手隨便抓個幾把，然後丟回食材滑槽中即可。

不妨花4美元買個罐頭專用的廣口漏斗，讓重複榨汁的步驟更輕鬆。即使你用的是最上等的榨汁機，重複榨汁也能再擠出半杯的量，長久下來可以省下不少錢，更何況有機食材很珍貴。

我通常不再榨第三次，因為此時剩下來的多是乾燥纖維。新鮮的纖維可用於許多食譜，像湯底、生餅乾、生堅果製成的糕點、快速麵包和蔬菜糕等。最後如果還有剩餘的，可以當堆肥，蔬菜纖維是最佳的堆肥材料，你的花園會爽死！

許多人問我，我能否省掉這些麻煩，直接買一瓶果汁喝呢？懶骨頭，答案是不行！市面上的果汁，幾乎沒有營養價值，對健康毫無幫助。

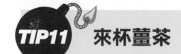

**TIP11 來杯薑茶**

你可以加點薑的根或是榨薑汁（先把薑塊磨碎，然後用乳酪布或徒手榨汁）到一杯熱水中，就是一杯溫暖的薑茶啦！

**殺菌後的果汁雖然保存期限變長，**
**但是加溫超過60℃的果汁欠缺生命力──也就是酵素。**

請當心，許多罐裝果汁有過高的糖分、人工色素、香料和防腐劑。這種果汁會使身體全面酸化，還會引發酵母菌增生。

嘗試新東西時，一開始可能無法適應。但請好好感受榨汁的奇妙，展現你潛在的藝術細胞，自由創造你想要的組合，你一定能找到最喜歡的搭配方式，味蕾也會跟著歡唱，沒有所謂錯誤的組合，只有你喜不喜歡。肥胖、疾病和痛苦也將和你徹底絕緣。

# 選擇正確的 榨汁機

*選擇榨汁機和找尋伴侶一樣*，必須能和你終生契合。爛榨汁機就像爛情人一樣，沒有前戲、沒有眼罩當性愛道具，也沒有潤滑的「愛汁」。

市面上有各種不同價格的榨汁機，但通常價格會決定品質。最便宜的機種通常設計不良，到頭來你可能被噴得全身都是果汁，卻沒喝到幾滴。無力的馬達無法處理像紅蘿蔔等較厚或較堅硬的食材，榨綠葉蔬菜時也得不到多少汁液。

相反的，市面上也有專家級的機種，馬達可能像卡車一樣有力，但價錢可能會高過Gucci的上衣。

我可能寧願花錢買那件上衣，那有沒有中等價位的呢？

有的！請繼續往下看。

一般消費者使用的機種有三類：離心機種、粉碎機種和雙齒輪機種。

- **離心機種：**利用快速旋轉的刀片來切細蘋果，最後果汁通過濾器，從噴射口流出，纖維則丟進殘渣籃中。

- **粉碎機種**：利用一只緩慢的齒輪來磨碎蔬菜，然後用不鏽鋼的濾網榨出汁液。此過程能輕輕打開植物的細胞膜，釋放養分。
- **雙齒輪機種**：上上之選，攪動速度更慢，兩個齒輪同時擠壓，直到蔬菜和水果幾乎被榨出所有的汁液變成乾燥纖維。

　　這三種都各有其優缺點。離心機種使用方式簡單、清洗方便，價格便宜；由於口徑大多較寬，因此不用事先切割成太小塊，可縮短準備時間。但離心機種磨碎旋轉的過程會使營養較快氧化，酵素一旦接觸到空氣就會開始變質，些許養分也會因此流失。

**　　不管用哪一種榨汁機，榨出的蔬果汁最好都要盡速飲用；**
**　　離心機種榨出來的果汁更不耐放，最好在15～20分鐘內喝完。**

　　如果你沒辦法一次喝完，不用緊張，只要盡快處理剩下的果汁即可：請立刻把陽光汁液倒進密封罐中（裝到最滿），放置冰箱保存，過一陣子再喝。

　　粉碎機種可以榨出比較多汁液，和瘋狂旋轉的離心機種相比，粉碎機種運轉的速度較慢，因此能保留較多營養和酵素、泡沫也較少、也可以在冰箱內保存較久。視情況需要，完整封裝的汁液可以存放一天左右。

　　雙齒輪機種的經濟效益最高，廠商宣稱成品最久可以存放72小時，還可以用來做堅果泥，連冰淇淋、小麥草也沒問題。

　　粉碎機種和雙齒輪機種的缺點在於製作時間長，清洗也比較麻煩，因為這兩者的口徑相對較窄、轉動速度較慢、需要清洗的配件也較多。此外，這兩種機種

# 各種不同品牌的榨汁機

　　請參考crazysexylife.com、discountjoucers.com、bestjuicers.com、harvestessentials.com和amazon.com等網站，可以找到更多超省錢的機種。

　　我個人建議以下幾種：

- 離心機種：Breville Ikon多速機、Breville Fountain Compact或Omega 4000。
- 粉碎機種：Champion機種、Hurom慢式機種。
- 雙齒輪機種：Green Star榨汁機和Samson Ultra榨汁機。

**自製榨汁袋**

　　用袋子也可以，如果你現在買不起機器，可以搬出廚櫃裡的果汁機。下一步就是去五金行買過濾顏料的袋子，這樣大概花不到一塊美金，網路或健康食品店販售的榨汁袋可不是這個價錢。

　　你先依照平時打果汁的步驟，然後用細網過濾出汁液，請用力把每一滴寶貴的綠汁都擠出來，就可以立刻享用葉綠素的精華。最後記得洗淨袋子，用過幾次後，再換一個新的來用。

較笨重也較占流理臺的空間。最後一點，價格也較貴。但這兩種的確能榨出較棒的綠汁，如果你表現良好，說不定聖誕老人就會送你一臺喔！說來說去，其實你最常用的機種才是最棒的。各位，榨汁機可不是集塵器啊，它可以算是家中的一員，最痛恨被束之高閣！沒有用武之地的榨汁機可是會哭泣的！

# 小麥草 的超強療癒力

　　*如前章所述*，小麥草汁有超強的療癒功能，這些小草都是充滿葉綠素的液態陽光。根據《小麥草》一書作者——安‧威格摩（Ann Wigmore）所述，小麥草汁能「增加紅血球數量和降低血壓、清除血液、器官和腸道中的廢物。

　　小麥草汁能強化身體新陳代謝的功能，其中的鹼性礦物質能避免血液過度酸化。胃腸不舒服時可以飲用小麥草汁。不管是胃潰瘍、潰瘍性結腸炎、便祕、腹瀉或是其他消化道的困擾，小麥草汁都能發揮療效。

　　小麥草汁裡面的酵素和胺基酸還可以保護人體不受其他致癌物的侵害，這方面的效果居於所有食物之冠。小麥草汁能強健細胞、分解肝臟和血液中的毒素，並中和環境中的污染物質。」

　　想要取得新鮮的小麥草，你可以詢問當地的健康食品店或自己動手種植。透過網路就可以買到種植小麥草的工具組，使用起來簡單，價格也十分便宜，有些廠牌還會附送泥土。你可以到我的伙伴麥可‧貝根錫（Micheal Bergonzi）的網站 wheatgrassgreenhouse.com，他是全美最會栽培小麥草的專家，你也能學到發芽的技巧。在網路購物的時代，廠商也能將一盤盤種好的小麥草送到你家門口。如

果想在家飲用新鮮現榨的小麥草汁，你得要有一臺雙齒輪機種或不大好看的手搖機種。我就是用一臺塑膠製的手搖機種，只要28美元，不但能隨身攜帶，清洗也很方便，可以上healthyjuicer.com查詢。

# 來杯營養美味的**果昔**吧

*想吸收液態養分*，還有另一種方式：把水果和蔬菜打成好喝的綠色果昔。綠色果昔的製作方式很簡單，準備和清洗也不麻煩，而且只需要一臺廚房中的機器：果汁機！

和綠汁不同的是，果昔不會留下殘渣，因此可以保存食物中珍貴的纖維。由於蔬果中堅硬的細胞壁已被攪打的十分細碎，因此非常利於身體消化吸收。

**把果昔想像成磨碎的超級營養吧！**
**不但能平衡酸鹼值和血糖，其中的纖維還能帶走毒素。**

你也可以加進優質脂肪、優質的純素蛋白粉見 194 頁、亞麻仁籽、大麻籽或奇異籽（Chia Seed，原是阿茲特克人的古老食物，富含對人體有益的成分，被美國的FDA認定為健康食品）。每當我渴望濃郁柔滑的飲料時，就會打上一杯果昔。

果昔的製作方式多到數不清，網路上的食譜更是多到爆炸。我最喜歡的搭配方式很簡單，這個果昔的名字叫「綠色大師」，因為智慧就裝在杯子裡啊！材料有酪梨、椰子水或純水、小黃瓜、蘿蔓葉、西洋梨或香蕉、一點甜葉菊或龍舌蘭蜜、一滴滴肉桂粉或可可粉，以及30～60公克的E3live（一種有機藍綠藻粉）。

果昔中蔬菜和水果的比重最好和綠汁一樣，都是3比1，夏天可以選用升糖指數較低的莓類（冷凍後口感更佳），甜豌豆和向日葵芽也超讚，氧氣和蛋白質的含量都很高。其他適合的綠葉蔬菜包括菠菜、羽衣甘藍、和紅萵苣生菜。

## 便宜的攪拌機

現在你已經懂得如何製作果昔，手邊也準備好工具了嗎？我以前也和多數人一樣，都是用媽媽傳下來的破果汁機：瓶子出現裂縫、按鍵少一個，馬達力量和修鼻毛器一樣弱。等到我開始認真製作果昔之後，才曉得破果汁機其實一點也不划算。

我現在都是用果汁機界的凱迪拉克——維他美仕（Vita-Mix）。這傢伙連牛仔靴都攪得動，我都靠它做出最濃郁的果昔、湯品、布丁、沙拉醬汁和醬料，偶爾還靠它調出超美味的瑪格麗特。維他美仕唯一的缺點是價格昂貴，各式機種的價格大約從美金340～600美元之間。但相信當你愛上維他美仕時，其他果汁機可能都看不上眼了。

Blendtec也是高價位的品牌，但比維他美仕要來得便宜一點，各式機種的價格大約在230～600美元之間。這兩種品牌各有其忠實的擁護者，你得自己決定哪一種比較適合你。購買前請務必先調查清楚兩者的差異、參考消費者的評價，最後記得用網路搜尋出最便宜的價格。

至於中價位的，我覺得你可以考慮價格大約在美金150到300元之間的機種。Waring MBB518價格不到200美元，但使用者卻對其馬達力量和耐用度讚譽有加；KitchenAid的五段變速果汁機不到100美元，但表現卻很搶眼；而Oster的經典蜂窩機只要65美元，更是划算的有型機種。

# 榨汁和果昔比比看

*榨綠汁是否比打果汁好呢？*我建議你每週都規律飲用這兩種飲料。綠汁和果昔都很棒，但綠汁有快速提振精神的效果，而果昔需要較久的吸收時間，身體的工作也比較沉重。我個人比較偏重綠汁，一週約有4～5天榨汁，其他天則享用果昔。綠汁能讓我一早就感到身體變得輕盈，並快速給身體補充水分。早餐在英文的原意是「打破斷食」，所以我希望第一口吃下的食物是綠汁，綠汁能夠使身體持續排毒並不斷自行修護。

但我並不想醜化綠色果昔，它比較能讓你有飽足感，不會太快就餓肚子，而且製作的時間比較短。

**不喜歡綠汁的人士較容易接受果昔。**

在2009年，卡崔娜颶風肆虐紐奧良時，我協同都市禪基金會的朋友一起去照顧無家可歸的女性災民。整個球場充滿著愛心的能量，大家透過瑜伽、按摩、療癒圈和大改造等方式來療癒歡慶，再次展現生機。我總共製作了約5,000～7,000杯果昔，食材很簡單：小黃瓜、西瓜、一株薄荷葉、一點甜菊和冰塊。

通常這樣的食材組合不需再添加甜味劑，但紐奧良的女性朋友比較習慣甜味和辣味，飲食習慣不大好，因此也有許多健康問題。我的目標是讓這些朋友們知道，蔬果的原汁原味也很棒。如果加點甜味劑能幫助我達到目的，那實在也算老天保佑囉！

後來我真不敢相信，竟然有許多朋友來找我續杯！我相信，當時如果只榨單純蔬菜的深色綠汁，這些不信邪的朋友一定不可能那麼捧場。我從這個經驗學習到，當你希望家人和朋友和你一起接納綠汁時，不妨先用美味的果昔來偷偷引誘他們。結論是：依照你個人的需求和時間表來決定綠汁和果昔的比重。如果你能攝取綠色營養，不管是綠汁或果昔都能大大改變你的生命。

# 🍴 斷食，但不必挨餓

**斷食是天然的手術臺**，也是通往聖地的門票。斷食影響身體各層面，包括肉體、心靈、感情和精神等。這種古老的儀式有悠久的文化和宗教歷史，但正如許多古傳智慧都遭到現代社會所唾棄，現今大眾也傾向批評斷食的缺點，認為斷食不過是一種潮流，有人甚至覺得斷食可能危害健康，但我們可以藉由觀察動物王國來一窺斷食的「危險」。

我的愛犬羅拉有時會去垃圾桶亂翻，結果吃進腐肉或鹿的便便然後肚子痛，牠自療的方式是只喝水和吃草。牠只要這樣斷食，過沒多久就自行痊癒了！說真的，我寧可仿效羅拉自療手冊裡的這一頁，也不要被醫療體系淹沒，從此服用無盡的藥物，被付不完的帳單和一堆有的沒的醫療保險壓垮。

你不應該將斷食和飢餓、剝削或限制等負面詞畫上等號，斷食只是排除固體食物而已，你還是能透夠過液態食品來吸收充分的營養和氧氣。

斷食可以讓身體暫時喘口氣，不用一直努力分解那麼多食物，尤其標準美式飲食的垃圾食物更是身體的一大負擔。斷食讓身體可以暫時將精力用來療癒和排毒，也可以排出累積在大腸、肝臟、肺臟、膀胱、鼻竇、皮膚和腎臟的毒素，使身體的運作更加順暢。

在我的21天排毒計畫中，我建議每週斷食一天。我根據自身經驗以及在希波克拉底醫學中心的健康教育訓練，創造出這樣的基本療程。希波克拉底醫學中心的執行長布萊恩醫師在其著作《生機飲食》一書中提到：「每週必須斷食一天，只喝新鮮現榨的綠汁、蔬菜汁、純水和花草茶。這些斷食的日子能夠幫助你排除

有可能累積在體內的毒素，避免身體受到危害。斷食就像是在車子的引擎壞掉之前，趕快幫車子換油。」

**想排毒一定得斷食嗎？**

不一定，尤其你若是第一次排毒，可能不需要斷食。如果你目前的飲食習慣真的很糟，在現階段，你可能只需戒絕肉類、乳製品、精製糖和澱粉類，並多攝取鹼性食品，這樣就能夠有助排除體內的垃圾。等到你已經適應較佳的飲食方式，就能採行斷食法來增進健康。如果你所攝取的鹼性食品一下從0跳到60%，可能會無法適應。斷食並非快速獲得健康的方法，也不是什麼萬靈丹。你知道我完全不相信坊間一些號稱神奇子彈的飲食法！這些神奇子彈只會讓你最後舉雙手投降，體重和疾病的問題又再度纏上你。你瞭解了嗎？**唯有平日就堅持正確的飲食，斷食才能發揮效果。**

## 健康斷食的一天

健康斷食的座右銘就是：多喝水、多滋養、再多喝點水！多喝點綠汁，也可以在純水裡加點檸檬飲用，或啜飲花草茶。

當我斷食的時候，一天通常會喝上1.8～2.6公升的新鮮有機綠汁，每次喝的份量約為480c.c.，不過你可能無法接受這麼多綠汁。

若你在斷食中有喝點果昔，就不需要像我一樣喝那麼多綠汁，因為果昔比較容易讓你有飽足感，只要確定攝取到充分的營養，同時不會太過飢餓即可。有一點飢餓感是正常的，但別餓過頭了！如果你的肚子咕嚕咕嚕叫，多喝點水或喝杯花草茶。斷食24小時後，可以先喝點綠色果昔或用生蔬菜、藥草和香料製成的湯品，最後才吃固體食物。

你可以在湯裡加1茶匙的大麻油、亞麻仁油或橄欖油，這些優質脂肪能讓湯品的質感更為濃郁柔滑。如果你不喜歡油品，也可以加入半顆酪梨替代，有些人覺得生蔬菜湯在冰過以後比較可口，第十章有各式食譜供你自由創作。如果你比較喜歡溫熱的湯，可以用維他美仕攪打至發熱為止，湯的溫度在快速攪打的過程會稍微上升，卻不會喪失營養。你也可以用爐火加熱，用手指當溫度計，如果手指覺得太燙，就代表溫度過高，酵素、維他命和礦物質也會減少喔！

有關我的簡易蔬果汁斷食法，裡面的材料可以自由變化，你不一定要依樣畫葫蘆。蔬果汁和生活一樣都需要來點變化作為調劑，所以最好能常常變化食譜，這樣你才不會無聊到發瘋，對著工人或電動遊樂器尖叫。你不用限制每日的蔬果

# 簡易一天綠汁斷食範例

- **七點**

  240c.c.加了檸檬與一點紅辣椒粉的水，這有清肝與促進循環的功效。如果你喜歡花草茶，也可以一整天持續飲用。

- **八點至九點**

  480～600c.c.的綠汁，成分為小黃瓜、芹菜、綠花椰菜莖部、羽衣甘藍、蘿蔓生菜、西洋梨一顆和1.2公分大小的薑片。

- **十一點**

  早上的提神飲料：480～600c.c.的綠汁。

- **下午一點**

  午餐：沒錯，還是480～600c.c.的綠汁。

- **下午四點**

  午茶時光，480～600c.c.的綠汁。如果能加飲一杯60～120c.c.的小麥草汁的話更棒。

- **六點至七點**

  晚餐你可以繼續飲用綠汁、果昔或攪打過的生機湯品。如果此時你覺得很不舒服，或是想吃點固體食物收尾，可以來一盤清淡的沙拉，或是一盤用橄欖油或海鹽調味的清蒸蔬菜，你也可以喝一碗味噌湯，裡面加點切好的蔬菜和青蔥。

汁飲用量，但記得，不要只針對口味問題變化食譜，也要輪流使用各種蔬菜，以確保攝取到充足的維他命和礦物質。

# 大量 蔬果汁的可能副作用

*雖然你現在喝到許多綠色養分*，還是有可能會感到些許不適，因為你身體裡面的毒素愈多，你得排出的毒素量也愈多。當身體來不及排泄這些快速離開細胞和組織的毒素，你可能會有些不舒服，而且會一直想上廁所。這些都是正常的排毒症狀，如果症狀太嚴重，你可以暫時放慢斷食排毒的腳步，如果你平常都吃麥

當勞、甜甜圈或洋芋片，排毒
症狀會更明顯。

　　說實在的，斷食一天並不
會有那麼嚴重的反應，長時間
的斷食倒是比較容易產生不適
的症狀。

　　即便如此，下面這些小症
狀還是很常見：黏液增生、皮

給長時間斷食者的重點提醒：電解質不平
衡非常危險，這裡提供你一個簡單的小對
策：在你的蔬果汁裡加少許的海鹽，或調
杯鹽水來喝吧！

膚長痘痘、頭痛、放臭屁、濃厚的白色舌苔與疲倦等，你也可能感到有點反胃。

　　一旦這些症狀消失，就比較不會那麼不舒服，如果症狀又出現，記得多喝點
水來排毒。

　　請注意這點：毒素會榨乾你的精力。

　　當你排除毒素時，也等於脫離了這些毒素所引發的行為模式，包括毒素帶來
的心靈、情緒和精神混亂。在蔬果汁斷食的期間，你的心情可能會暴起暴落，這
現象甚至有可能在24小時內發生。請打起精神面對肉體的不適，試著接納這些情
感上的反應，拿張面紙拭乾眼淚吧！

　　斷食後最好以灌腸或大腸水療來潔淨腸道，這樣之後的排洩會更加順暢。如
果想發汗排毒，也可以洗個蒸汽浴。

　　若你還是不能接受斷食，那也無妨。但我希望你能花點時間想想，斷食真的
有那麼困難嗎？許多人能夠接受移除膽結石或膽囊的手術、願意服用血壓藥和類
固醇、也敢用胰島素幫浦，甚至能忍受關節炎和其他疾病的痛苦。

　　這些既然都能撐過來了，採用植物為主的餐飲，加上偶爾來個大掃除，這會
有什麼困難呢？


**有些人喜歡採取長時間的斷食，但斷食的時間並不是愈久愈好。**


　　在長時間斷食的過程中，必須規律地進行大腸水療。我斷食最久的紀錄是21
天，那時真像一場排毒馬拉松啊！我的肝臟甩出垃圾、淋巴舒暢、肚子裡的宿便
也消失了。

　　我的大腸水療師講得真好：「最恐怖的已經出現囉！」但那陣子不管是在心
理或是生理層面，其實都挺難受的！在長時間斷食期間，我的精神與體力時好時
壞，雖然最終我得到許多健康方面的助益，但我並不建議大多數人進行長時間的
斷食，尤其如果沒有專家指導，更是危險。

你必須特別注意身體電解質的平衡，斷食後的餐飲也要事先計畫。我曾經見過幾位熱衷斷食的朋友，在斷食後竟然染上其他癮頭。

**斷食並非是一場馬拉松，**
**身體也不可能因此清潔到一塵不染、完美無瑕的境界。**

你別忘了，菸酒、動物腳趾或精白澱粉雖然很糟，但過分堅持完美也是一樣百害而無一利喔！

有些人不適合斷食。如果你目前很衰弱、飲食障礙、體重過輕、正在治療癌症等慢性病、有心臟病、懷孕中或授乳，我都不建議你斷食，年幼的孩子也不應該斷食。請用實際的眼光，誠實面對自己的健康問題。如果你有任何疑問，務必請教醫師。

我不建議你採用只喝水的斷食法，**只喝水的斷食法會讓毒素快速累積到血液中，身體將無法適應。**其他像楓糖漿斷食法、辣椒粉斷食法和醋汁斷食法都並非正途，因為這些斷食法沒有考慮到營養的重要。

# 喝純水

*喝純水就像好好沖刷潔淨身體一樣舒服！*而且水是最佳的解渴飲料。如果你能丟掉汽水，改喝水，就已經往前邁進了一大步。我們的身體有70%是水，而腦中的水含量更幾乎高達80%。記住你的身體就是一座電廠，如果細胞內缺乏足夠的液體，細胞將失去導電性。水分能幫助營養進入細胞，並帶走廢物，而血液和淋巴的主要成分也是水；此外，水也能調節體溫。水對健康真的相當重要，我們每天透過呼吸、排汗和排尿，會消耗將近2.8公升的水分，一定要定時補充水分。

最理想的純水飲用量約為身體重量的一半，但要記得飲水量是以盎司數來計算，體重是以磅數計算。譬如，140磅（約63.5公斤）重的人每天應該要喝70盎司（約2公升）的水。這樣聽起來也許有點多，但如果你每天規律飲用蔬果汁、花草茶，並食用許多生鮮蔬菜，那就不用喝這麼多水了。因為身體這片海洋需要水分不斷的供給，你最好能夠時常提醒自己用分次啜飲的方式來補充水分，不要等到口渴才喝水。口渴時身體其實已經脫水了。另外請注意，有時飢餓感可能是也缺水的訊號。

對了，咖啡可不算水喔！紅茶、汽水、罐裝果汁、維他命水和紅牛通通都不算。這些飲料其實會使身體加速脫水，別以為暢飲這幾種飲料能夠解渴。

水會不會有飲用過量的情形呢？答案是肯定的，一次喝太多水，可能會產生水中毒的症狀。這是極其少見的現象，通常發生在體溫過熱的運動員身上。重點是不要矯枉過正，只要適時適量的補充水分就對了。

## 拒喝瓶裝水

購買瓶裝水雖然很方便，但不管從哪一個角度來看，瓶裝水都是一種極大的浪費。每年我們丟棄數百萬罐的塑膠瓶，原本就已經快擠不下的垃圾場現在更是即將窒息。因為空間有限，最終我們只能將堆積如山的垃圾丟到較落後的國家，甚至直接丟到海洋中。

以重量而言，塑膠瓶是污染我們海洋、河川、道路和公園的罪魁禍首。塑膠瓶的壽命長達數百甚至數千年之久，許多海洋生物誤把塑膠瓶吞進肚裡，最後成群噎死。

如果這樣說還不夠聳動，下面這點應該能夠引起你的注意：那罐3美元的瓶裝水裡面裝的其實只是自來水。根據食物和水監測小組的研究，整體而言，自來水的品質還是勝過大部分市售的瓶裝水。

美國政府對瓶裝水產業的管制和監督相當寬鬆，而且許多瓶裝水工廠已經連續幾年未經政府的檢驗。雖然瓶裝水包裝上標榜水源來自澄淨的冰河或熱帶瀑布，感覺讓人很心安，但其實你可能是喝進了大都市的自來水，或是不知從哪裡挖來的地下水。

## 幾種過濾水源的方式

幾乎所有的家庭濾水系統不外乎是使用下面兩種方式之一。

- **活性碳濾水系統**：這種濾水方式的原理是讓水流過碳表面的細小微粒，這些微粒會吸附與去除水中的雜質。此種濾水方式可成功去除氯和大部分的有機體，但無法去除某些微小的化學成分、氟和大部分金屬物質。

- **逆滲透過濾系統**：這系統是迫使水流經覆滿許多極小孔隙的薄膜，這些孔隙的寬度約只有頭髮寬度的百萬分之一。這種方式能去除大部分溶於水中的固體，包括許多有毒的化學物。這種過濾的方式速度很緩慢，而且過程會浪費許多水，因為所有流經此系統的水最後約只能過濾出10%來使用。

## 濾水小技巧

- 依廠商指示更換濾芯，因為骯髒的濾芯不但無法過濾雜質，反而會使水變得更髒。而活性碳濾芯特別容易產生黴菌。
- 過濾好的水不能放太久，最好濾完後盡快使用，否則必須冷藏，因為過濾水不含氯，所以很容易孳生微生物。
- 可以用製冰容器盛放過濾水，你的綠汁雞尾酒會更美味。
- 沖洗水果和蔬菜，堅果和種子可以先放入過濾水中浸泡。
- 如果你正接受癌症化療或輻射療程，最好用食品級的過氧化氫來清洗蔬菜。

有些很受歡迎的瓶裝水可能也和自來水一樣，含有毒素、殺蟲劑和病原體，而且瓶子在裝水前未必經過徹底殺菌，原本應該很乾淨的產品可能長了可怕的黴菌和細菌。對了，我剛剛有沒有提醒你瓶裝水也會酸化體質？真的是這樣喔！許多暢銷的瓶裝水在檢驗之下，酸鹼值都在5～6之間。總而言之，飲用瓶裝水的代價其實比自來水要高出1,000倍。

當然，在非不得已的情況之下，買罐瓶裝水解渴還是比身體脫水來的好。但如果經濟能力許可，請投資一臺濾水器和可重複使用的不鏽鋼水瓶，像可利牌（Kleen Kanteen，在臺灣可購得）。請不要購買可重複使用的硬質塑膠水瓶，因為這類水瓶可能含有恐怖的化學物質，像是會擾亂荷爾蒙的雙酚A。還有許多他產品也含有雙酚A，包括嬰兒奶瓶或食物容器。聯邦法和各州的法律都即將限制廠商製造這類產品，但目前只能靠消費者自己提高警覺了。這類塑膠製品底部通常會有7號的字樣。

### 在家也能喝到純水

和世界上許多貧窮的國家相比，美國的自來水算是相當不錯，但別以為我們的自來水一定很安全。根據《紐約時報》2009年的一項研究，在過去5年間，有超過20%的市區自來水處理系統違反了安全飲用水條款的規定。也別忘記了，流通在美國的化學物質總共高達6,000種，但這條款只規範了其中91種的安全上限。

一杯自來水可能就含有一大串恐怖的物質，這些不該出現的東西包括重金

屬、工業用溶劑、殺蟲劑、火箭燃料，連鄰居吃下成藥後排出來的毒尿，都有可能出現在這杯水裡。許多家庭所依靠的井水也難逃這些恐怖物質的魔掌。

現在最受爭議的是殺菌用的氯，因為氯會殺死腸道中的菌叢。

那該怎麼辦呢？解決方法是裝一臺濾水器。雖然濾水器未必能製造出完全純淨的水，但還是非常值得你花錢投資。各式濾水器所能去除或減少的污染物也不盡相同，你必須先調查自家的水質，才能決定該買哪一種濾水器。

你可以先向你社區的自來水廠或當地的衛生所取得每年的水質報告；你還需要檢測自家的水，因為水管也可能會污染水源；衛生所或獨立的檢驗所通常可以幫你免費或低價測試。

接下來，就要考慮你過濾水的目的了。你只需要飲用水嗎？還是也想過濾煮菜、洗澡和洗衣的水。以一般家庭而言，我建議至少要過濾飲用和烹調的水，但請記得皮膚是身體總面積最大的器官，因此也會吸收許多物質。所以如果你也能過濾洗澡的水，那就太棒了！整戶的系統能過濾出最多的水，通常工人會在自來水進入家裡的前端，架設一個過濾專用的水管，這水管可以藏設在地下室或衣櫥裡。而廚房專用濾水器的機種比較小，有的可以直接放在洗碗槽下方。

濾水系統的價格從60～400美元不等，通常需要找很會用工具的帥哥，也就是水電工來幫忙架設。最後，最簡單也最便宜的淨水方法就是買一只附有濾心的水壺，坊間暢銷的品牌有wellness Carafe、Brita和Pur。

到底我們要喝含有礦物質的水，還是最好將礦物質去除呢？目前大家對這問題仍是爭論不休。山川湖泊裡流動的水原本就含有微量的鈣、鎂和鈉等礦物質，這些都是滋養身體的成分。所以若是你能取得乾淨的天然水，那絕對沒問題。但若和食物相比，飲用水的重要礦物質成分通常非常低，如果你平日採行健康飲食，喝純水其實也沒關係。逆滲透和蒸餾法都是能去除礦物質的濾水方式，如果能在這種水中加點優質海鹽，就能提升礦物質的含量。

我要特別提醒各位，蒸餾水其實並非如大家所想的那麼純淨。事實上，蒸餾法無法去除水中某些沸點比水低的化學物質，包括氯、各式殺蟲劑和除草劑。

## 離子水

有些濾水系統還能將水離子化，也就是使用電解質將水分解成酸性和鹼性水。以家庭用水而言，酸性和鹼性水各有其不同的用途。酸性水適合用來清洗蔬菜、清潔皮膚、頭髮和刷牙，而鹼性水適合用來榨汁、烹飪和飲用，據說還有清除體內廢物與平衡酸鹼質的功效，這類似抗氧化物清除自由基的作用。

網路上可以買到各式架在流理臺上或臺下的機種，這些機種比較昂貴，價格

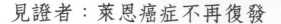

## 見證者：萊恩癌症不再復發

自從去年夏天經歷一連串的輻射療程，身體就出了一堆毛病，特別是開始輻射療程後，我的聲音變得很怪，不但變得沙啞，有時還會失聲。我已經變得不像自己——我以前身體強壯，有自信，不但身為科學老師、人妻，還是4個小孩的素食媽咪。

逆轉疾病的全食物救命飲食法帶領我邁向一趟神奇旅程。自從我每天飲用蔬果汁並偏重生食，聲音的能量和質感都改善許多。我相信之前聲音的問題應該是缺水造成的。雖然輻射師堅持我的聲音問題和療程無關，但我發現，從展開輻射療程和服用抗雌激素的第一天起，我就變得非常容易口渴，而且還有喉頭炎和聲音沙啞等症狀，喝再多水也無濟於事。我在去年8月結束了輻射療程，且從11月起決定不再服用抗雌激素。

過去我都是採取素食餐飲，但從來沒有想過要製作綠汁。現在多虧有了逆轉疾病的全食物救命飲食法的指引，綠汁變成每日飲食中的主角。我用小黃瓜來做綠汁早餐的基本材料，最後我脫離了脫水的痛苦，希望我的聲音也能藉由口語治療來改善。我的飲食內容現在偏向純素，身體也很健康，再也不怕癌症復發，因為我相信改善飲食將能維持我的健康。

約在1000～3000美元，但請考慮到這種離子水系統其實也附有一只濾心，所以雖然比較貴，但在某種意義上，你等於是買到了兩只不同作用的濾心。

最後，請思索一點：如果你不主動過濾水源，身體就會變成你的濾心，肝臟和腎臟會很辛苦。別再給肝腎添加負擔，肝腎和你一樣，都需要睡美容覺！

## 綠汁 酒友

**我承認自己是榨汁狂**，我早上、中午和晚上都喜歡喝綠汁女神。我喜歡用乾淨的療癒水來補充水分，讓我們一起痛快暢飲，大口乾杯。

不論是喝酒還是喝蔬果汁，和朋友共享時更有興味。你可以找幾位志同道合的女性或男性朋友，一起分享彼此的食譜。

# 回顧

**第 6 章**

請記住下面幾點：

- 早上起床先喝一杯**綠汁**。

- 在經濟許可的範圍內，盡量選購一臺**優質耐用的榨汁機**，因為使用頻率會很高。

- 規律飲用一杯約60c.c.的**小麥草汁**。

- 多打點**果昔**吧！學會打果昔之後，你可以做出各式便於攜帶的餐飲和好吃的點心。

- 進行24小時**蔬果汁斷食**，頻率可以每週一次、每月一次或每季一次。

- **多喝水！**有時飢餓感是脫水的訊號。

- 你不**濾水**，只好用身體幫你濾。

Chapter

7

# 身體，健康不能只靠食物

　　*照顧自己*（包括淨身和排毒）不能只靠冰箱內的食物。瘋狂性感的生活中也要給自己充分反省、休息、放鬆和狂跳扭臀舞的時間，同時也不能沒有天然的美容用品。雖然這些你通通知道，但是你仍然覺得時間老是不夠用，而且總是忘記妥善規劃每天的生活。**你已經對自己許下太多諾言，但最後並未履行。**你的新年新希望總是「好好吃、多運動」，但通常沒幾天就破功了。這種一再出現的模式會陸續引發更嚴重的健康問題。

　　每當你違背要照顧自己的諾言，你失去的不只是痛快發汗、健康飲食、滋養心靈和祈禱的機會，更重要的是，最後你將不再信任自己，這是最糟的情況。當你不再信任自己時，你也會開始懷疑自己的價值。

　　唉呦！再來你會說出什麼話呢？「管他的，反正我就是沒恆心」、「我的肥胖、疾病和憂鬱都是天生注定的」、「我不夠優秀，也不夠聰明」、「我的疾病都是家族遺傳，再怎麼努力也沒有用」，你有沒有發現，這些話讓你變得軟弱無力，現在管制消極語言的警察要開始巡邏囉！

　　下次當你心中的惡魔又開始嘀咕時，我希望你能反駁自己的藉口，再嘗試一次，當然這不是很簡單。

　　心中的惡魔不應該有決定權，你說出的話才算數，不然就變成惡魔說了算。

這是創造和諧生命的關鍵。因此，當你開始採行這份全新的抗發炎飲食法和生活習慣時，你想以怎樣的態度看世界？是「水杯有一半是空的」，還是「水杯有一半是滿的」呢？給你個暗示，要選「水杯有一半是滿的」！你可以藉由好好關心和照顧自己，再次重建對自己的信賴感。

珍惜善用自己的時間，這樣你才有空閒享受全新的生活。就算你放慢腳步、一切隨緣，這世界也不會因此爆炸。

壓力真的會害死人！如果你又是完美主義的超級控制狂，那要更加小心。親愛的朋友，不要在肩上攬下那麼多重責大任，創造新的習慣和模式來達到你最高的理想境界。下面這方法挺有用的。想像自己回到了5歲。你最好能先挖出一張當時的舊照片，貼在鏡子上。試想若你是這女孩的媽媽，你會如何善待她？關愛她？會給她吃什麼食物？會如何培育她？我相信你一定會不計一切代價保護她，同時也給她伸展羽翼的空間。她每天都會午睡，吃得健康，也擁有自由想像和冒險的機會。假使她被遊樂場的惡霸欺負，你一定會擁她入懷，拭乾她的淚水，趁機來個機會教育。若她一直吵鬧不休，你會用關愛的口吻要求她好好坐著反省。

從今天起，我希望你也用一樣的情懷來善待長大後的自己。我最好的朋友泰莉·柯爾（Terri Cole）是個很棒的心理治療師和精神講師，她曾經說：「如果你不對自己好，那要對誰好？假若不現在改變，要等到什麼時候？」下次當你心中的魔鬼又開始嘀咕時，記得想想那位小女孩，然後根據這位女孩的需求來調整行為。你擁有天使般的翅膀，你值得這些改變，這世界需要你來一起散發神聖燦爛的光芒。確實遵守這套照顧自己的療法，才能達到內外兼修的目的。

# ✕ 靜坐冥想 魔鬼訓練班

*靜坐冥想是逆轉疾病的全食物救命飲食法之必修功課*。擁有強健穩固的心靈，能讓你不再對食物有如此迫切的渴求，情感上的挫折也打擊不了你。你可以這樣規劃每天一早的行程：排尿、刷牙，坐在枕頭上冥想！

等等，沒有咖啡、沒有電視新聞，也沒有《紐約時報》可看嗎？沒錯，通通沒有。每天一大早，是與心靈對話的最佳時機，這時候的心靈最願意接受任何思想——早晨與心靈的對話內容就能決定今日的成敗。正如我的朋友瑪莉安·威廉森所言，「如果你一早就充滿了怒氣與絕望，那中午絕對會非常憂鬱，有喝咖啡的人更慘！」

149

我曾到哈佛大學進行一場有關健康的專題演講。在那場演講的最後5分鐘，我指導學生們一個簡單的冥想技巧，鼓勵他們和我一起安靜冥想5分鐘。結束後，我問這些學生有何感受，結果一位男學生說：「爛斃了，冥想到一半，我就快受不了這種折磨了！」等等，那才2分半鐘耶！於是我這樣回答：「但別忘了，冥想可以增強你的專注力，成績也會變好喔！」這樣說果然吸引了他們的注意力。

可以想見，哈佛這個學府的競爭相當激烈，大部分的學生都累到苦不堪言。但如果你累到不支倒地，那以高昂學費所換取的知識又有什麼用？那一天，我和學生們一起計畫一個新課程，名為「內在的哈佛世界」。冥想當然是其中最重要的一課，當你徹底瞭解自己的內在，你將能駕馭著心靈之馬，馳騁到更高遠的境界，揮別世間的塵囂，進入神聖的殿堂。你可以在這裡尋求心中許多問題的答案，別害羞，來敲敲門吧！

你可能像那位男學生一樣，無法接受冥想課題。有些人以為冥想八成會很無聊，有些人則是害怕冥想可能帶來的感受。這些我通通瞭解，以前許多邪惡的思想常在我腦海裡徘徊不去，在學習冥想之初，我還以為自己可能會徹底瘋掉呢！

後來，我旅居過各個修道院，也造訪了各地的禪寺、聖殿、教堂、清真寺和各休養所。這些地方所帶來的幽靜感提醒了我，雖然我的外表看似充滿靜電般雜亂，但內心的智慧卻像一本百科全書，懂得如何自我療癒。你能想像一下平靜的感受嗎？如果有一天能徹底享受寧靜，該有多棒？不用門票，風景卻是如此壯觀！先從一天冥想5分鐘開始，然後變成10分鐘、20分鐘，慢慢拉長冥想的時間。冥想能阻隔世間的喧囂，讓你面對自我，跟自己打聲招呼吧！

# 大忙人該如何停下腳步？

*在你一頭鑽進冥想的世界之前*，請參考下面幾點建議，或許能幫助你在冥想的過程中保持冷靜。

- **首先，創造一個專屬於你的空間**：不用布置得像泰姬瑪哈陵一樣富麗堂皇，我的冥想空間裡有一個小聖壇，裡面放有我喜愛的照片、蠟燭、花束、天使撲克牌和其他撫慰心靈的小東西，聖誕燭光也很有情調。我喜歡坐在聖壇前的坐墊上，冥想禱告、喃喃自語，或寫日記。每當我的屁股坐到座墊上，尋寶活動就展開了。如果你不喜歡，也可以坐在舒適的椅子或能支撐背部的地板椅。

- **買一只廚房計時器或冥想專用的樂鐘，將時間設定好：**一開始可以是10到15分鐘。閉上眼睛，用鼻子深深吸進一口潔淨身體的空氣，然後從嘴巴呼氣。等呼吸的頻率變規律之後，從1數到10。吸氣時數1，然後呼氣；吸氣時數2，然後呼氣，以此類推。若你的心神開始渙散，還開始幻想自己在買鞋、買槍，請慢慢將心思喚回來，再重新數一次。你的心智和肌肉一樣，都是愈規律訓練愈強壯。每當你呼氣時，就像是甩掉舊習慣——渙散，然後重建新的心智習慣——專注。

- **請主動控制心靈走去你想到達的地方，不要老是被牽著鼻子走：**如果你喜歡祈禱的話，也可以一邊呼吸，一邊鼓勵自己，例如，吸氣時說「順其」，呼氣時說「自然」，或吸氣時說「希望眾生」，呼氣時說「都能自由快樂」。當計時器響起時，工作就結束了。你成功了！待會可以再冥想一次，明天也要練習。這樣你懂了吧！

- **最後，可以用各種方式來幫助自己進入冥想世界，並沒有所謂的正確或錯誤的冥想法：**如果引導式冥想法或想像法能幫助你進入狀況，那也很讚！市面上可以買到許多這類型的CD。其他像詠唱法、奉愛唱頌和跳舞也都很棒。你可以參考我的上師嘉比羅斯（Gabrielle）的五韻律法，她同時也是我的精神支柱。嘉比的律動冥想法融合薩滿教、東方哲學和心理學，具有極佳的深層療癒功能。這法則的中心思想相信：萬事萬物都是能量，能像波浪般舞動出花卉似的美妙韻律，這樣的律動能夠釋放心靈，和你的靈魂結合。想進一步暸解，請上網查詢www.gabrielleroth.com。

# 早晨的靈修

雪倫・蓋農 見 15 頁

**梵文中的靈修（Sadhana）**是指主動修養心靈，努力讓自己更接近神界、更接近你對自我的期許和真實的自我、更接近真實的家人朋友，並更加慈悲為懷。靈修是每日必做的功夫。

我都用祈禱和宣言展開一大早的靈修，當我醒來時，我會躺在床上幾分鐘，此時，我會記得感謝上帝，這樣默默祈禱：「請讓我循祢的指示，完成祢的旨意、讓我免於生氣、嫉妒和恐懼，並且讓心中充滿喜悅和同情。」然後我就會默念梵文的禱詞，最後再用英文念一遍：「希望眾生都能自由快樂，希望我生活中充滿正面的想法、言語和行為，使整個世

界更加自由快樂。」因為我活在世上的每一天都是一個奇蹟，所以這樣的祈禱可以幫助我更佳善用每日的光陰。

我希望這幾句簡潔有力的話能給予我更多幫助他人的機會。我希望在上帝的指引之下，能夠造福朋友的生命以至增進全世界的福祉；也希望我的存在不會濫用地球的資源，不會增添世界的負擔。如果你想要獲得真正的自由，謙卑為懷和造福他人是最重要的課題。

我們並不是地球的主人，地球上所有的生物，也不在我們的管轄範圍。我們能夠降生到這個世界，成為地球的一分子，並擁有緊密貼近地球的機會，便已經是生命所給我們最棒的禮物。我們所有的思想、所有的言語、所有的行動都會影響到整個地球。雖然有些生命似乎和我們無關，但其實我們和地球上的所有生命都緊緊相連、環環相扣在一起。如果我們能夠重建和地球的這層關係，將能更接近最真實，也最神聖的自我。

不管我們能將壽命拉到多長，其實仍是極其短暫。但藉由堅強的意志力，我們能夠發現生命的目的，生命中的挫折也都變成行善的機會，不管途中有多少險惡，都要一路堅持下去，永遠記得：生命是上帝給你的禮物，祂期待你不但能接受祝福，也懂得祝福他人。

### 祝福的神奇力量

祝福具有很神奇的力量，而且不只是接受祝福的人能接收到這股力量，給予祝福的人一樣能夠感受得到。祝福有類似魔法的效果，因為無條件的愛是以能量的形式在人與人之間傳遞。藉由祝福他人，你變成傳送關愛的媒介，因此能將他們的肉身轉變為聖體，讓你自己也受到祝福。以靈修的觀點來看，祝福必須先通過你的身體，之後才能傳遞給別人。如果你不斷地祝福別人，你的身體最後將充滿神聖的能量。

光是念出某人的名字就能賦予你強大的力量。大多數人只要一聽到自己的名字就會立刻回應，若你能在靈修的當下呼喚出某人的名字並給予祝福，這祝福就能到達那個人，你和這位朋友都能轉變為聖體。

祝福冥想的方法如下：騰出一段時間，通常最好是一大早，找個舒服的位置坐下來、閉上眼睛，感受你的呼氣與吸氣。吸氣時心裡默念「祝福」，呼氣時說出你愛人的名字，明確指定接受者能使祝福更順利到達。接下來祝福你的家人、朋友、前男友或前女友。你將發現，當你呼喊某人的名字時，腦中會浮現他的身影。

若能持續不斷練習，最後當你呼喚某人時，不但能看到他，還會覺得他

就在你旁邊。在這樣持續的祝福之下，你和他之間的種種問題都會慢慢消失，他會以正面慈祥的形象出現在你的夢中。最後，你將發現，當你真的遇見他本人時，你們的關係出現了戲劇化的神奇轉變——變得比較融洽，他們對你也變得比較友善，你也就不會覺得他們處處跟你做對。

不管你做了多少善事，也不管你能講出多有智慧的話，最後大家只會記得你待人處事的方式。如果你真的希望你的生命是以服務別人為目的，那就一定要學會如何讓人感到快樂。只要默默祝福他人，就能對你們兩者的世界產生極大的影響力，因為你是「默默」給予祝福，因此不至於像面對面般，似乎會過度膨脹自我的價值。事實上，要你真的每天都親自向那位朋友表達關愛和祝福之情，似乎不大可能，而且說不定他們還可能會覺得很煩。既然這位朋友在你的心中已經占有一席之地，打從心裡祝福是最直接的方式。當你用關愛與誠懇的口吻呼喚他的名字，你們將一同陷入愛河，進入宇宙之心，也就是永恆的真我。

請別操之過急，想改造現實，要很有耐心。每一個行動或是每一句言語，甚至只是心中飄過的一個念頭，都像是植入你內心土壤裡的種子，種子需要時間來發芽成長。若希望種子健康成長，光等待是不夠的，種子還需要正確食物的滋養，持續不間斷的愛心能培植出漂亮的果實。當你的種子開始發芽，你將會很高興的發現，周遭的朋友也變得愈來愈和善，你也化身成為最理想的自我。

# 瑜伽 寶貝

*瑜伽最大目的*在於淨化身體。我們的身體是由內在的聲音和律動所組成的，練習瑜伽時最好能挑選一些稍微有挑戰性的動作，這樣才能幫助你思考：誰才是身體真正的主人？正如雪倫所說：「讓上帝進入你的體內幫助你吧！」

我從1992年開始拜師學習吉瓦穆提瑜伽（Jivamukti，開悟之意），它是融合培育精神和行動主義的哈達瑜伽，也是我最愛的瑜伽類型。我的導師是雪倫和她的伴侶大衛・萊夫（David Life）是這種瑜伽的創始者。當時身為舞者的我，身上累積了許多職業傷害，卻沒有解決的方法。一位朋友建議我試試瑜伽，我想：瑜伽？我比較喜歡痛快淋漓的運動，緩慢的伸展運動比較適合老一輩的嬉皮族吧？

但我很信任這位朋友，所以還是心不甘情不願的開著卡車，來到東方村一間沒有電梯的平房。沒想到瑜伽卻改寫了我的人生，在11年後，我罹患了癌症，當時多虧瑜伽已經深植在我心中，我才得以創造出一份自我療癒的計畫。

把瑜伽墊鋪在地上，然後開始關照自己的身體—這座神聖的殿堂。

**當偉大的印度人發明瑜伽時，**
**他們的目的並非要練出堅實的腹肌和俏麗的臀型，**
**這些智者知道，真正的關鍵在於內心。**

規律冥想靜坐是進入內心唯一的方式，但如果你的身體僵硬，關節不靈活，蓮花座對你可是一種超大的折磨，更別提什麼淨化內心或徹底專注了。此時，你可以試試各種有暖身效果的瑜伽體位。

現在的瑜伽課程種類繁多，依每個人個性不同，喜歡的瑜伽形式也會不一樣。你可以上網google，找到離你家最近的教室；各大網路書店也有販售數不盡的教學影帶和書籍，讓你可以舒舒服服的在家上瑜伽課。

# 扭扭 你的 臀

*你覺得飲食、靜坐和運動*，哪一個對健康最有幫助的呢？答案就是你平常疏忽的那一樣！想要擁有健康的身心，這三者皆不可或缺。我個人最常忽略的是運動，相信許多女性朋友也和我一樣。

布萊恩‧克里蒙醫師曾經告訴我一個超驚人的統計數字：

**規律運動能使身體的療癒速度快8倍。**

8倍耶！運動能使身體充滿氧氣，而氧氣就是我們最好的朋友。要是你還記得，我們在前面有提過，淋巴液必須靠運動才能順利循環。你身體的組織需要淋巴來提供氧氣並帶走廢物，如果淋巴循環不良，組織就會因為堆積過多的酸性廢物而窒息，這真是噁心啊！

能排汗最棒了。運動的時候，剛好可以藉機練習自我肯定的正面言語，一邊走路，一邊跳舞、一邊肯定正面事物的價值。高吊在單槓上時也可以這樣說：

「我很健康、我很強壯、我很專心、我擁有力量、我的肌肉精瘦結實、我很有自信，我的內心圓滿。」給你的扭臀舞增添一點神聖的光輝。在排汗的同時，你可以改造自己的心靈！派翠莎‧摩麗諾（Patricia Moreno，2022年逝世）設計出了一套很棒的教材《英天昇提》（Intensati），能幫助你達到這個目標！我的老天，真的！快去看看她的網站、影帶和書籍，你一定會如獲至寶，心靈和臀型也將全面提升。派翠莎將念力融合進武術、有氧運動和瑜伽中，在鍛鍊身體的同時，將心中的願望大聲呼喊出來。詳細內容請上網intensati.com（如今由露西‧奧斯本〔Lucy Osborne〕帶領）。

## 躍動的性感

不管用什麼方式，你一定要動起來。

**專家建議，**
**每週至少要有3～5次心跳加速，每次至少要35分鐘，**
**這你一定做得到。**

也許聽來有點困難，但事實不然，如果真的要比，邊喝清酒邊看電視實境秀，花掉的時間還更多。

# 彈跳運動增加細胞含氧量

記得小時候跳彈簧墊的歡樂時光嗎？現在你也可以跳小型的彈簧墊，這種器材又叫彈跳墊，是細胞運動的極致。當你跳躍之際，身體會反覆處於重力和無重力的狀態之間，這樣的運動有稍微擠壓細胞的效果，同時還能按摩淋巴引流點，增加細胞的含氧量。彈跳運動能加強新陳代謝、改善循環系統、幫助消化，而且對關節不會造成太大的壓力。

如果你以前沒試過彈跳運動，可以先從一週跳三次，每次15分鐘開始，然後慢慢增加到一週5次，每次30分鐘。若想獲得最佳的效果，最好將30分鐘分為兩次進行，也就是早晚各跳15分鐘。我最喜歡的彈跳墊品牌是Needak，大約是250美元，這價錢和健身房的會員價相比，算是十分便宜。對家裡空間有限的人來說，彈跳墊真的是很棒的器材，因為摺疊容易，還可以放在床底下收藏。如果一開始你的平衡感不好，可以先買個有附平衡桿的彈跳墊。記得要保護好關節。

告訴你一個小祕密，我很喜歡看一些垃圾節目，平常我都限制自己不要太八卦，但偶爾還是忍不住打開電視看這類型的節目。現在我訂出一條簡單的規定：如果我想知道誰和誰分手、某明星住進勒戒所的原因，我一定得踏上橢圓機──就在電視螢幕的正前方，很方便！在橢圓機的陪伴之下，我看了許多電影、電視劇和紀錄片。45分鐘很快就過去了，我的運動過程既好玩又超級有趣。

穿上你的運動服，開始運動吧！買個呼拉圈、裝個鋼管架，練太極拳，或是逛街、郊遊、跑步皆可，呼朋引伴一起來吧！在大自然下運動最棒了，你可以在陽光底下健行或是騎單車，讓肺部充滿空氣、視野充滿美麗的花朵，沐浴在神聖的大自然之中。

# 性感的 **皮膚**

*現在你已經藉由發汗排除掉毒素*，記得不要在洗澡的時候又把毒素洗進來，請盡量選用天然的清潔用品。皮膚是身體總面積最大的器官，不論你塗抹上什麼，都會被皮膚吸收進去。

**如果覺得喝下藥房的乳液會中毒，**
**那也不要塗在身上，**
**因為皮膚會慢慢「喝」進這罐乳液。**

今日的環境到處都是危險物質，從我們還在媽媽肚子裡，就開始接觸到上千種化學物質，這些餘毒到現在仍潛藏體內，變成身體的負擔。

這負擔會很沉重嗎？

《無毒生活》的作者藍道·費茲格洛德（Randall Fitzgerald）認為，這負擔可大得很呢！他提到：「在2011年的時候，亞特蘭大的疾病防管局召集了2,400位民眾，調查他們尿液和血液中的毒素，結果每一位民眾的身上都有數十種以上的毒素。」單一毒素也許沒那麼可怕，但當這些毒素全部聚集起來時，會帶來多大的殺傷力呢？沒有人知道這個問題的答案，因為有許多化學物質都尚未經過單獨的測試，更別提要瞭解這些毒素混合後的毀滅力了。

如今，光是一般女性每天所用的清潔美容用品，就高達數十幾種！許多這類產品都含有危險的化學合成物。化妝品在上市前，不像大部分食品或藥品，還得

通過安全測試、監督和標籤審定。由於聯邦法律的漏洞層出不窮，化妝品廠商幾乎可以用任何物質來製造產品。但你不用變成不化妝的嬉皮族，現在市面上有各種很棒的無毒產品，質感好到連我都不敢相信。可以上網去尋找最新的品牌，記得確定是不含化學物質的天然有機產品。

另外，抗菌產品也是每天都會接觸到的化學毒物，應該避免使用。許多人都認為無菌的世界最安全，沒錯，抗菌肥皂和清潔用品的確能殺死細菌，但……細菌不一定就是敵人。

你知道嗎？最厲害也最危險的細菌通常是殺不死的，現代人過度使用抗菌產品，結果反而製造出許多連抗生素都殺不死的超級大毒蟲。現在抗菌產品已經滲透到每一個角落，連小朋友的玩具都可以找到一種超級常用的抗菌物質：三氯沙。環境工作小組調查發現，97%哺乳媽咪的母奶中都有三氯沙。這樣講也許有點不合邏輯，**如果你別那麼潔癖，可能還更健康呢！**

小孩特別容易受到化學物質的毒害，但許多嬰兒用品卻充滿致命的毒素。安全化妝品推動小組調查發現，超過半數的嬰兒用品裡有用來當作起泡劑的甲醛和1,4-二氧雜環乙烷，包括嬰兒肥皂、嬰兒洗髮精、嬰兒乳液和其他嬰兒清潔用品。請盡可能選用不含香精、無添加滋潤劑的純皂性產品。

# 帶給身體負擔的**美容產品** 史黛西・摩肯 見15頁

**陰莖，變形？**這兩個詞真的不該寫在一起。擾亂荷爾蒙的化學物質殘害了波托馬克河裡的動物王國，裡面的青蛙、魚和蠑螈都出現雙重的性器官。波托馬克河裡的雄性鱸魚全部都會產卵——你沒看錯，這些雄性鱸魚的睪丸產出的不是精液，而是卵子。其實人類王國裡的男性族群也出現了類似的慘狀，愈來愈多男嬰在出生時，睪丸沒有下降，而陰莖變形的機率也愈來愈高。¼的美國女性體內有過量的塑化劑鄰苯二甲酸酯，這種用來軟化塑膠和製造香水的化學物質，可能會使這些婦女產下的男嬰性器官變形。

許多年前，當安全化妝品推動小組宣告大眾：絕大多數的美容產品都含有鄰苯二甲酸酯，竟有不少人問我：「如果鄰苯二甲酸酯傷害的對象是男孩，女性使用這類產品，有什麼好擔心的呢？」

我想，這些人是真的不懂，還是裝傻呀？但是，大家卻仍然不斷提出同

樣的問題，我才發現必須好好回答：「這個嘛，因為男孩是女性生下來
的啊！」

美容產品內如果含有會擾亂性別的化學物質，我們的確必須小心提防。
如果我們想保護男孩、女孩、魚兒和青蛙，那所有可能會懷孕的女性都
必須遠離這些化學物質。我們必須杜絕所有會藉由化妝品進入人體，或
透過排洩流經下水道的化學物質——換句話說，我們希望這些產品全面
下架。

這就是為什麼安全化妝品推動小組正努力地向國會陳情，希望能通過廢
止危險化學物質的法案，同時也對500億美金的化妝品產業施壓，希望這
些公司改變以前不當的做法。

我們若想徹底遠離擾亂荷爾蒙的化學物質，可藉由下面幾個方式保護自
己、親朋好友和蠑螈：

- **避免使用含有合成香精的產品**：鄰苯二甲酸酯能增長香精的保存期限。
  調查發現，超過70%含有香精的產品都含有鄰苯二甲酸酯，其中包括洗髮
  精、髮膠、乳液和香水，但這些產品的成分表上卻都找不到鄰苯二甲酸
  酯的字樣。在法令通過前，最好避免使用任何含有合成香精的產品。

- **完全不用古龍水和香水**：想要表達愛意，有許多更好的方法，不一定要
  在身上噴灑會改變性徵的化學物！

- **仔細看清產品的成分表**：即使標榜「不含香精」的產品也可能含有掩飾
  味道的香精，這類化學物質的用途是遮蓋其他化合物的味道。請選擇完
  全不添加香精的產品，或使用天然香精的產品。

- **遠離苯甲酸酯（paraben）**：這類化學物質在體內有類似雌激素的作用，
  許多美容產品使用苯甲酸酯作為防腐劑，包括各種乳液、刮鬍乳液、化
  妝品和沐浴用品。請避免使用含苯甲酸酯的產品。

- **利用環境工作小組的資料庫來選擇產品**：環境工作小組提供了這個免
  費的資源，幫助消費者選擇不含苯甲酸酯或香精的產品。你可以試試進
  階查詢的功能。這資料庫架設在安全化妝品推動小組的網站，你可以上
  safecosmetics.org查詢。

- **記住「愈少愈好」的法則**：盡可能避免或減少接觸這類產品，這樣你的
  身體、家裡和魚兒的體內就不會有那麼多危險的化學物質。下一代會很
  感謝你！

# 乾刷 排毒

*每天乾刷*有助於去除皮膚上的髒污。乾刷除了能去除死細胞，還可刺激身體的穴道、增強氣場、啟動淋巴運作、喚醒免疫系統、改善循環，並讓皮膚變得柔順光滑。還可改善橘皮組織，這點你總有興趣了吧！

皮膚每天吸收的垃圾至少都有450公克重，如果皮膚不能順利排泄出這些廢物，身體就會將其再次吸收進來。在排毒的過程，皮膚上會出現痘痘或乾燥發癢，代表身體正努力排除毒素。雖然身體會有些不適，但排出來總比累積在體內好，到最後，排毒的症狀都會消失，而且藉由乾刷等方式還能加快排毒速度。

你可以去健康食品店或上網買一支有天然刷毛的刷具，在藥房也可以買到便宜手套式刷具。這類刷具的使用方法都很簡單，而且雙手可以一起瘋狂乾刷！記得偶爾要丟進洗衣機裡清潔一下。如果你是使用普通刷具，可以每週用肥皂清洗一遍，洗淨後記得晾乾，以防黴菌孳生。

## 乾刷法

專業的乾刷應該從足部開始，然後朝心臟的方向刷身體。我喜歡播放吉他之神吉米‧罕醉克斯（jimi Hendrix）的音樂，然後隨性地乾刷，反正乾刷又不是什麼大學問！你可以任意用刷子在身上畫圈，加強一下大腿和臀部，順便扭扭臀、跳跳舞，這樣隨意刷刷就夠了。乾刷時要特別注意皮膚上凹凸不平的位置。

每天早晨沐浴前是最佳的乾刷時機，記得動作要溫和，特別是乳頭和其他敏感部位。臉部也可以乾刷嗎？當然沒問題，但動作記得要更輕柔，並選用臉部專用的刷布，我都是用乾燥的洗手巾。

如果我每天都有規律乾刷，就會發現皮膚變得很不一樣，而且還會發亮。我身上的皮膚總在奇怪的位置長出內生的體毛和腫塊，要是我沒乾刷腿部，還會長出鱗片！乾刷讓我從鱷魚蛻變成人類，我當然比較喜歡當人類囉！記得把乾刷列為每日必做的美容程序，你的身體將能感受到你的努力。

# 精油 療癒

*還記得奶奶廚房*中飄來香味嗎？是否難以忘懷初戀情人身上的麝香味？香味

有超強的力量。想到這些香味，我就忍不住笑了。閉上眼睛幻想松樹的香味，接著幻想薄荷葉和檸檬草。有沒有覺得精神突然為之一振呢？再試試薰衣草和檀香木，這有沒有給你放鬆溫暖的感受？當我想到玫瑰的香味，似乎能立刻感受到身心平衡和浪漫的氣息。這是因為精油對腦部有正面的助益，特別是腦下丘和邊緣系統。

如果光是靠記憶想像就能讓你彷彿置身其中，真的用鼻子聞到時，會有多麼強大的效果？

我們的鼻子知道要如何善用植物的療癒力。早在數百年前，許多傳統文化就開始使用精油來淨化身心，或是運用在宗教儀式與醫藥等方面。教堂裡散發出來的乳香和沒藥（一種木類芳香植物，傳說曾是東方賢士獻給耶穌的三禮之一）香，也都有其特殊的作用；幾乎每一位佛教徒的身上都會掛著散發出檀香的念珠——這些神聖的香味能幫助我們更接近安寧與聖潔的地域。

不過，精油的品質非常重要。

### 還記得加熱會摧毀營養素和酵素嗎？
### 療癒性精油也一樣怕熱。

有些健康食品店販售的是人工合成的精油，這種用溶劑和高溫製成的精油反而含有高毒性，而且製造合成精油的廠商通常還會加入化學物質來延長產品的保存期限。

合成的精油並不具療癒性，療癒等級的精油是用溫和的蒸餾法來抽出植物的精華，用途繁多，包括抗菌、抗發炎、平衡荷爾蒙和降低疼痛感等等，但精油最重要的功能還是讓你心情愉悅而且精神百倍。

塗抹在皮膚時，精油能夠滲透細胞壁，進入血液和組織、增進細胞功能。因為蒸餾的過程相當繁複，有時一整株植物只能產出一滴精油，所以上等的精油要價不斐。

你大概想趕快找到適合自己的精油。我最喜歡的兩個品牌分別是Essential 3和Young Living精油。我信任它們產品的純度，而且精油的配方也很棒。不管你是使用哪一種油，記得謹慎投資，聞起來很香的精油品質未必優良，成分表上的原料應該要是「精油」，而非「香氣油」。油品種類（松木、肉桂等）的前面一定要有「精純」（Pure）的字樣，若能找到有機品牌更佳。

此外，購買前務必先調查清楚，確定產品是用蒸餾法，抽取的過程是使用水，而非化學溶劑。

# 精油使用方法

　　我發現善用下面幾個方式能使精油發揮最佳療效：

- 直接在皮膚上灑一兩滴精油，就能平衡情緒，或直接當做香水塗抹。
- 喝一杯230c.c.加了1、2滴精油的開水。因為我希望你能隨時補充身體的水分，精油能為你的水分增添趣味。我個人最喜歡加1、2滴檸檬或葡萄柚精油。
- 有些塗抹用的精油，像是荷荷芭油、酪梨油、椰子油或甜杏仁油等基底油，都可以加進15～20滴未稀釋的精油。你可以在按摩時盡情使用，或是當做護膚的乳液使用。
- 可以直接聞聞瓶中的香味，或用香水揮發器，都有提振精神的效果。我和老公的臥室中就擺了一臺香水揮發器，如果我們把香水揮發器裡面裝滿薰衣草精油和純水，就會一覺睡到天亮，醒來時精神大振呢！
- 你可以在泡澡水中加入15～20滴精油，然後盡情浸泡在其中。
- 如果你想獲得做SPA的體驗，或是鼻子不通，可以在碗中裝滿熱水，然後加入幾滴尤加利精油，用毛巾蓋住頭部和碗，讓蒸氣打開你的鼻孔。
- 在烹調時也可以加進精油喔！清炒食材時，可以加幾滴奧勒岡油、鼠尾草精油或是茵陳蒿油，很好吃喔！甜點呢？生機可可布丁裡面可以加一點玫瑰精油或是薰衣草精油。你也可以在果昔中加點精油。萊姆派或薄荷麵餅聽來如何？健康鬥士可是超有創意的！不然我們哪來的精力繼續長期抗戰？

# 鼻子通暢

　　**根據美國氣喘過敏基金會**的研究，鼻竇問題是美國民眾看醫師的主要原因之一。傳統的治療方式包括服用藥局就買得到的抗組織胺，或是強力止痛劑，但這些方法都可能危害健康，而且無法解決呼吸的問題。

　　瑜伽信徒使用鼻壺已有數千年的歷史。鼻壺是利用微溫的水沖洗鼻腔，方法簡單，而且又自然溫和。

　　初次使用鼻壺時，你可能會有快要溺水的感覺，但其實沒那麼困難，而且洗完還會有神清氣爽的感覺。你可以先把鼻壺的出水孔對準一側的鼻腔，然後把臉

側轉向洗手臺的方向，這時水會溫和的通過鼻腔，洗掉環境化學物質、花粉、黏液、塵蟎和細菌—這些都是鼻子每天必須過濾的物質。

鼻壺產品通常附有說明書，只要抓對竅門，其實相當快速簡單。我最喜歡喜馬拉雅中心所製造的鼻壺、洗鼻鹽和洗鼻水，這些都是好東西。

# ✕ 呼吸 功法

*檢查一下身體*，你現在是否正屏住呼吸呢？如果你發現自己正屏住呼吸，請立刻呼氣。

當我們感受到壓力時，呼吸立刻會變得很淺。胸腔受到壓迫也是造成淺式呼吸的原因，這有可能是吸菸、飲食不良、攝取過多咖啡因或酒精所引起的，也或許是身體的舊傷或感情的瘡疤所造成的，也可能你下意識覺得深呼吸會讓肚子突出，很不雅觀，所以就經常不由自主的屏住呼吸。

淺式呼吸會引起許多生理或心理上的健康問題，你必須學會深沉呼吸，身體才能獲得珍貴的氧氣。

如果你的呼吸方式正確，吸氣時胃部會稍微上升，但胸部位置不變，呼氣時胃部又緩緩下降。請注意，姿勢不良會阻礙空氣流通與橫隔膜的升降。所以老媽的囉嗦還是要聽，坐正！

找個時間和肺部玩個遊戲。嬰兒天生就知道如何正確呼吸，但長大後的我們卻漸漸將之遺忘。安德魯・威爾（Andrew Weil）醫師的網站上有一些很棒的呼吸技巧，你可以上網瞧一瞧。

這種瑜伽呼吸法的用途是淨化身體。如果你鼻腔內有許多黏液，這種呼吸法能夠將黏液徹底清除。上網搜尋Yogajournal.com，裡面的資訊能夠指導你如何隨時隨地運用這種呼吸法。

# ✕ 按摩針灸 和 指壓

*按摩和針灸*能有效排除淋巴廢物、刺激能量輸送、使循環更順暢，還能幫你放鬆。針灸是以非常細的針頭來插進皮膚的特定位置，能夠減緩身體的某些症

狀，例如頭痛、腸躁症、便祕、氣喘和慢性疼痛。你現在心情是否很差呢？有一種物質稱做神經胜肽，它能掌控你的心情，而針灸正能改變神經胜肽的位置。我個人覺得，稍微忍受一點點針扎的感覺，若能換到快樂安詳，倒是很值得一試，但如果你光想到針頭就受不了，那可以試試指壓按摩。

等等，按摩嗎？我光聽到這兩字就覺得很放鬆。

**一般人以為按摩是超奢侈的享受，**
**請改變這種觀點，**
**樂器需要定期調音，**
**人的身體也要適時保養。**

指壓按摩應該列為我們生活中固定使用的療癒方式，按摩能提升精力、增強免疫系統、增進循環並改善睡眠的質與量。最棒的是，按摩還能釋放組織內的情緒壓力，避免健康問題產生，許多按摩的方式都能帶來持續性的療癒效果。如果我每天都能進行一次深層按摩，該有多棒！你可能較不熟悉下面三種按摩方式：頭薦骨平衡式、淋巴引流式和靈氣式按摩。

## 頭薦骨平衡式按摩

頭薦骨平衡式按摩藉由溫和按壓脊椎和頭蓋骨，來達到平衡中央神經系統的目的。按摩師會輕輕的帶動腦脊髓液。

這種安詳的療癒按摩法有助於解除壓力、偏頭痛和頸部疼痛。你可能會很驚訝，療程結束之後，夢境竟然會變得栩栩如生。當我文思枯竭時，頭薦骨平衡式按摩能讓我變得文思泉湧。

## 淋巴引流式按摩

可愛的淋巴系統需要我們持續的關注。淋巴引流是用輕柔的按撫方式，將水分導引至特定的淋巴網路、毛細血管和充滿淋巴結的大血管。水腫的病人若透過淋巴引流式按摩，通常能有很大的改善。

如果療程結束後，你發現尿液變臭，或流鼻水，不要太驚訝，這只是代表身體正設法排出多餘的液體和毒素，此時請多喝點純水。另外，避免穿著過緊的胸罩、內褲或褲襪，以免體內水分循環不順。當然，你可能偶爾會想變身為吸血鬼或清純玉女，有時穿穿性感內衣倒是無妨，一旦閨房任務結束後，記得換上舒服寬鬆的棉質衣物。

## 靈氣式按摩

靈氣式按摩（Reiki）很棒，因為能自己來。Reiki在日文的原意是宇宙的生命能量。靈氣式按摩師認為，生命能量低落時較容易生病；相反的，當你提高生命能量，就容易獲得健康與快樂。這種輕柔的療癒方式能排除身體內阻礙能量運行的物質，效果很大。

若想感受一下靈氣式按摩，可以試試這一個方法：用很強的力道，快速搓磨雙掌約35秒，然後放開雙手，兩掌間距約留下約5公分寬。你是否能感受到掌間的溫熱？那輕微的刺痛感代表電流正從手掌中釋放出來，這就是生命能量！

現在把這股能量帶到身體平常沒有關照到的部位，不管是那裡疼痛、難過或不舒服，你都可以直接把手掌放到患部，或距離2.5公分左右的上方部位。閉上眼睛、深呼吸，將愛傳送進去，把負面能量釋放出來。當我心臟不適或想傳送能量給肝臟時，我都會這樣練習。靈氣式按摩非常容易學習，你可以自己進行，也可以為愛人按摩。當然，也可以請你的愛人幫你按摩。

# 泡澡 養生學

*泡澡真是世界上最放鬆奢侈的享受。*不管是在公司累了一整天、遇到一個陰雨綿綿的假日午後，或是剛從海灘玩了一天回來，舒服的泡個澡對皮膚、組織、血流、肌肉、心靈和心情，都有極大的助益。

## 三溫暖和蒸汽浴

三溫暖和蒸汽浴都是排毒的好方式。三溫暖的乾熱會刺激以油類為主的器官，像肝臟或膽囊。遠紅外線式的熱氣可以深入組織內部，所以更能有效淨化身體，對於排除重金屬和化學物質特別有效，此外，也可以減少化療和輻射療法的毒素。

蒸汽浴是使用濕潤的熱氣刺激和強化以水分為主的器官，如腎臟、膀胱和肺臟。但務必先確定健身房和SPA舘不是使用含氯量過高的自來水，並確認環境是否一塵不染，畢竟蒸氣室很容易孳生各種黴菌和病菌。

## 療癒澡

千萬不要低估洗澡水的療癒力。泡澡具有穩定心情的神奇效果，而且富有深

層的療癒力。請記得你是皇后
（或國王），而這正像皇室每
天必備的儀式。陛下，請讓您
的靈魂泡個澡吧，連你的腎上
腺都會感謝你呢！別忘了蠟燭
和音樂，進行引導式冥想或聽
聽視覺引導CD。泡澡是你個人
的專屬時間，請暫時放下一切
瑣事，迎接真正的自我。

## TIP14 薑汁泡澡改善血液循環

薑汁泡澡能提振精神。在泡澡水中加入約半杯的薑粉，能夠幫助發汗與改善血液循環。你也可以磨幾片鮮薑，然後用過濾袋（我都用手）來擠壓出新鮮的薑汁。請注意：有心臟疾病或是高血壓的人士並不適合使用薑汁。

你的身體是一套非常精密複雜的儲存系統，裡面承載了心理、生理和情感的能量，但也可能藏有膿汁。你應該還記得，學期結束後置物櫃裡總會發現一些怪東西，像是過期的三明治、留校單、情書，或是免費贈品。你的身體就像這個置物櫃，不管你塞了好東西還是壞東西，它通通會幫你收藏起來，要等到新學期開始或你準備好時，才會全面汰舊換新。

用Epsom浴鹽或蘇打粉泡溫水澡能有效清除細胞和組織內的酸性廢物。試試在泡澡水裡加1、2杯Epsom浴鹽、¼杯的蘇打粉和一點薰衣草，這是一種很棒的療法，可以清除體內的重金屬和輻射—長途飛行後特別需要，還能舒緩身體的紅疹、牛皮癬和濕疹。你有討人厭的痔瘡嗎？痔瘡發作時，記得趕快坐到浴缸裡泡澡！用Epsom浴鹽泡澡可以降低發炎並減輕肌肉疲勞。

此外，雖然人體裡的大小器官多偏好鹼性環境，但皮膚卻例外。若你在加了氯的泳池內游泳，或經常使用強力的肥皂，都會沖刷掉皮膚表面的酸性保護膜，導致皮膚乾燥發癢。陰道也比較喜歡酸性的環境，在洗澡水內加進1、2杯蘋果醋就能將陰道酸鹼度恢復至正常值。蘋果醋還能抵抗壞菌、防止黴菌孳生，並降低陰道或膀胱感染的疼痛感。

下次你如果覺得陰道出現異味，或是酵母菌孳生——飲食不良、衛生不良或服用抗生素皆有可能造成此症狀，可以趕快試試蘋果醋。此外，蘋果醋也能改善關節發炎、急性關節炎或痛風等症狀。

## 做個睡美人

*睡眠不足*對健康或美容都有極大的殺傷力。當身體將晚餐消化完畢，就會將

165

精力轉移至排毒和修護，這過程通常在睡眠時啟動，最佳的睡眠時間是晚間10點至早上6點，最好是無間斷的8個小時。所以你一定要在睡前3小時內吃完晚餐，這樣身體才能保留足夠的時間和精力，在夜間處理體內的大小瑣事。

　　睡眠時間過短，身體將來不及完成一系列排毒修護的過程，如修補肌肉、增進記憶力、釋放荷爾蒙和規律新陳代謝等。根據調查，一般人熬夜時通常會吃宵夜，這也會增加熱量的攝取。此外，熬夜會使控制食欲的荷爾蒙掌控身體，使你早上醒來時更加飢餓，也讓你飯後難有飽足感──你會愈吃愈多！

## 創造午睡的神聖殿堂

　　請檢視一下你的睡眠習慣和臥室環境。如果想要獲得最棒的充電效果，最好能在安靜涼爽的環境入睡。如果你的睡眠空間跟儲藏室沒兩樣，請趕快整理乾淨，你可以將牆壁用無毒油漆粉刷成不同的顏色，電視和電腦都要移出房間，連熔岩燈也得搬出去。雖然你可能很喜歡在這種超酷的燈光下做愛，但最好在完全漆黑的環境中入睡。**燈光會抑制松果體分泌褪黑激素和血清素**，兩者皆是負責引發睡意的化學物質。

　　如果你的經濟預算許可，最好改買一套有機棉做成的枕頭和床單，有些公司專門生產無化學物質的有機床墊，你可以上網查詢。連續8小時吸進防火的揮發物質對健康很不好，你可以在房間裡放些植物，植物是天然的空氣清淨機。總之，盡全力把房間布置成睡覺的殿堂。

　　此外，請訓練自己每天在固定時間睡覺和起床。每個人體內原本都有生理時鐘，但壓力、作息和現代生活等因素使我們慢慢失去在固定時間內自動醒來的能力。**許多人以為今天睡不夠，隔天再補眠即可，但睡眠其實是無法彌補的。**週末晚點起床是無妨，但不要睡過頭了，否則將會打亂整個身體節奏。另外，平日也要避免咖啡因和使人憂鬱的物質，例如酒精；睡前幾小時內要避免激烈運動。

## 用睡覺補充能量

　　當你忙到人仰馬翻時，就別說要好好睡覺了。這我要囉嗦一下，我們體內天然節奏，能在固定的時間睡著和甦醒。你會發現，即使晚上的睡眠品質很好，但在下午1～3點時，精力和察覺力還是會突然下降，這是完全正常的現象──這就是身體所需要的午休時間。花個20分鐘小憩片刻，你就會從即將枯萎的植物化身為金頂電池的那隻小兔子，神采奕奕，而且神智敏銳。

　　如果你真的有辦法抽出時間午睡，那真是太棒了！你只需要一個不會被打擾的場所，空無一人的會議室和車裡都行。豹紋眼罩可以遮掉擾人的光線，若有枕

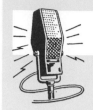

## 見證者：安娜清光體內的有毒廢物了

當我得以再次接觸到身、心、靈的層面，在身體自然療癒時，體內充滿了充沛的能量。我的精神有了大幅度的改善，身體從裡到外都很乾淨，因為我將體內的有毒廢物全都清除乾淨了。在淨化過程的第一週，有幾種排毒症狀真的嚇壞了我！還好克莉絲寫信告訴我，排毒過程有可能在腿部和手部出現紅疹。我於是開始乾刷，而且用添加Epsom浴鹽的水泡熱水澡，幾天後我不只恢復正常，而且健康狀況還變得更好。

其他平衡穩定身體的小技巧，對我的幫助也相當大。每天我都能享受泡澡的樂趣，利用冥想深入內心，這讓我眼界大開。我以前從沒試過瑜伽，但現在每天花幾分鐘練習一些伸展的動作，身體就有滿足的感受。此外，每天早上我會固定散步30～40分鐘，然後乾刷，超能振奮精神的！現在散步已經變成一種樂趣，而非單純為了消耗卡路里，之前那樣真是一種折磨。每天早晨，當陽光照射在臉上時，我就立刻感到精神百倍！哇！這真是太棒了！

頭和小棉被會更舒服。把時間設定在20分鐘，若能用細胞的生理時鐘更方便，然後讓自己沉沉睡去。一般人需要練習一陣子後才能學會沒有床也可以睡著，但只要多練習，你也可以幾秒鐘內就入睡。大美女，祝你有個甜美的好夢喔！

## ✗ 愛惜自己的身體

**愛惜自己一點都不自私**，而且還非常重要。許多人每天都有固定的美容程序，你可以試看看我的方法。你的本質很棒，如果錯過變身為大美女的機會，不就太可惜了？當你努力保養身心靈和皮膚時，其實你已經在照顧整個世界。為什麼呢？傻瓜！因為只有當你處於能量巔峰時，才更有力量盡到自己的責任啊！只要你愛惜自己，全世界也會跟著歡呼！

# 回顧

第 **7** 章

請記住下面幾點：

- 為自己許下承諾，但要記得**遵守**諾言。

- **每天早上**固定進行精神儀式。

- 故意放空，學會**冥想**，然後養成每天練習的習慣。

- 學習**瑜伽**，你找到的老師最好曾經接受真正瑜伽大師的指導，這樣你才能獲得身心靈的助益。

- **排汗**會讓皮膚好到發亮。

- 許多**個人清潔用品**含有數百種危險的合成化學物質。

- 用**鼻壺**保養鼻腔。

- 練習正確的**呼吸**法。

- 用**按摩**和**泡澡**來放鬆自己。

- 美女要睡**美容覺**。

Chapter

**8**

# 開始出發囉！
# 實用的採買教戰手冊

*很想冒險嗎？*讓我詳細告訴你到底要如何改造你的餐盤和味蕾。

接下來這幾天，準備將廚櫃和冰箱的東西全部升級，別忘記你還有一堆威士忌酒藏在洗衣間的架子上，這些對健康沒幫助的東西，請通通扔掉。

如果櫃子上隨時擺齊了我要的珍寶，我就會很心安。但是如果我打開冰箱只看到酸黃瓜罐頭和發黴的麵包，那麼跟冰箱說掰掰，準備吃外食吧！

反之，若是冰箱能幫我準備新鮮好用的蔬菜，我就有動力去翻翻食譜，給自己灌注奶奶當年創作各樣食譜的能量——不包括她的豬肉蛋糕三明治。好好在廚房大玩一場吧！我還可以跟老公一起享用健康的自製燭光愛心晚餐，我最喜歡這段充滿瘋狂愛意的快樂時光。

## ✕丟掉 垃圾食物

*第一件事*，*丟掉*櫃子裡的垃圾，我知道丟掉食物感覺很浪費。但如果這些食物已經是垃圾，吃進去對身體會造成更大的負擔——你的身體又不是垃圾桶！所

## 點蠟燭打造明星風采

用餐時，請務必點燃蠟燭，讓用餐的時刻變得既神聖又性感，燭光能讓你的容貌散發光彩，讓你用餐時看起來像明星一樣，愛美無罪啊！

以別害怕，勇敢邁向你的堆肥箱。所有食品和包裝紙，除了肉類、骨頭和乳製品之外，通通都可以丟進堆肥箱。伏特加可以當作臉部的收斂水或刷洗東西時的抗菌劑。

我知道丟掉東西時，似乎是在玩恐怖的信任遊戲。你應該有玩過這種遊戲，公司為了增進同事間的情感，常常會教同事玩一種互接的遊戲：你往後倒，然後同事會把你接住──夠幸運的話。放輕鬆！如果你實在丟不下去，請深呼吸，我會接住你。我還會介紹許多美味的點心零嘴和蔬菜餐。

丟掉垃圾食物和60/40的飲食計畫有什麼關聯呢？若你想要有一點動物性蛋白質，請在經濟能力範圍內選用最優質的種類，而且盡量減少攝取量。我所說的40%可不包括蛋糕、烘焙點心和夾了香腸及美奶滋的白麵包，雙倍強效咖啡因的可樂也一樣敬謝不敏。如果你準備好要進行排毒，所有的誘惑食物都要清乾淨，不然淨化典禮要如何隆重開場呢？以下是你必須清除的食物。

- 避免酸性的提神飲料、咖啡、汽水、加味化學水和酒。
- 所有精製糖和人工甘味劑。
- 所有加工的碳水化合物，如白麵包、白米都要避免，精鹽也是，因為經過高度加工的鹽，所含的重要礦物質全都會不見。
- 麩質。自己當偵探，試試一陣子都不要吃含有麩質的食物，過一陣子，你會發現身體狀況變比較好。請將麩質列為拒絕往來戶，如果你無法放棄，請記得選用發芽過後的全穀類。

# 開始 採買囉

*該丟的都丟了嗎？*過程沒那麼恐怖吧！其實你應該有重獲自由的感覺吧？

接下來你必須設計一份購物單，這樣在你執行任務的過程才能同時享有美味的食物。事先計畫有助於集中精力購買好東西，也能減少衝動購買，並幫你省下許多時間。

一開始你可能會覺得，要花不少錢才能將廚櫃裝滿基本的健康食糧。香料、

油品或是調味料等必需品也許比較昂貴，但這些東西都可以用很久。只要一開始先投資在這些基礎用品，之後每週的開銷就能慢慢減少。

要記得，**先花點錢投資，最後其實是省錢**，因為你可以避免罹患一些可預防的疾病，這些病榨乾的不只是你的精力，還有銀行戶頭呢！

漫步在超市的時候，請記得以下這幾句座右銘：

- 如果某食品活得比你久，請不要吃。
- 實驗室的產品，只有實驗室有辦法消化。
- 我是健康鬥士，值得這一切努力。

# 了解食品成分

史蒂芬妮・薩克斯 見 15 頁

**許多超市**現在應用營養標籤的系統，會將所有符合健康標準的食品貼上「營養」的標記，以便消費者找出「健康的加工食品」。這樣是不是很棒啊？才怪呢！

在美國，各超市的營養標示系統就有好幾種，就我所知，目前至少就有5種，每一種系統用來衡量食品健康程度的標準也都不一樣，因為目前並沒有相關的規範法令。採買食物就已經夠頭大了，現在這些系統更是把消費者搞得一頭霧水。

這些系統能方便我們採買食物嗎？以後是否不再需要看清產品成分表或營養成分表呢？還是這只是讓消費者更加一頭霧水？因為每一套系統使用的標準都不一樣，我個人認為這只會更增添消費者的疑惑。我的建議是，只要是加工食品，不管是袋裝或罐裝食品，還是其他種類，請務必仔細看清原料和營養的成分表。

## 成分表的黑幕

產品的成分表愈長，代表精製加工的程度愈高，因此**成分表愈短愈好。請記得表中的第一樣成分就是最主要的原料**，也就是比例最高的成分；最後一樣則是比例最少的原料。所以如果某產品的第一樣或第二樣原料是糖，那含糖量一定很高。至於到底要注意那些原料呢？請往下看。

## 1.人工色素

法定食用色素泛指各種給食物、藥品和化妝品上色的人工色素。這類色素通常是煤油的衍生物——煤油是指從煤中抽取出來的濃稠液體或半固體狀瀝青;煤油會致癌,而且有可能引起過敏。市面上許多加工食品如糖果、蜜餞、麥片、布丁、果醬、熱狗、偽食品、調味料、飲料等等,都有食用色素。請避免下面幾種:

- 食用色素藍色1號、2號
- 食用色素柑橘紅色2號
- 食用色素綠色3號
- 食用色素紅色2號、3號、40號
- 食用色素紫色1號
- 食用色素黃色5號、6號

雖然食品藥物管理局已經永久核准這些人造色素,但由於相關研究尚未得出結論,添加物的安全性目前尚未完全建立。

## 2.人造香料／增味劑

添加在食品中的合成香料約有1,500種,但許多產品的成分表上只會出現「人造香料」的字樣,卻未詳細列出到底是哪幾項——這通常是因為各種香料化合物的組合方式也算是商業機密。中國餐館、加工湯品和醬汁常會添加味精,這可能會引起頭痛、胸痛和麻木感。雖然味精這種添加物的安全性目前仍須更進一步的研究,但食品藥物管理局還是將味精列為「大致安全」的添加物,和其他1,500多種人造香料一樣。

## 3.人工甘味劑

人工甘味劑泛指無養分和低卡的甜味劑,這些產品的成分和危險性也都不同,其中包括:

- 阿斯巴甜
- 醋磺內酯鉀
- 紐甜
- 蔗糖素
- 糖精
- 糖類酒精(山梨醇、木糖醇、甘露醇等)
- 塔格糖

請特別提防高果糖玉米糖漿，也稱右旋糖，通常是由基因改造的玉米提煉出來的高度加工糖漿。

這種糖比天然糖分便宜，就因為這種糖實在太便宜了，許多加工產品和飲料都大量添加這種糖分。高果糖玉米糖漿是造成美國肥胖問題的大禍首，就因為這種糖潛藏在許多食物中，大部分的人都不曉得一天到底吃進了多少。

### 4.人工防腐劑

柑橘酸（抗壞血酸）、醋或鹽都是天然防腐劑；人工防腐劑是指用來保存食物和飲料的化學合成物質。但食品藥物管理局也是將人工防腐劑列為「大致安全」的添加物，上市前不需經過核准。

- 丙酸鈣
- 乙二胺四乙基二鈉
- 硝酸鹽
- 苯甲酸鉀
- 山梨酸鉀
- 二氧化硫
- 丙酸鈉

這些添加物上市前或許都不需經過核准，但你可得為自己的健康把關。記得盡量避免這類添加物。我知道這資料很長，但請務必提高警覺，睜大眼睛看清楚。

只要常注意，檢查成分很快就會變成一種反射動作。

資料來源： 羅絲・溫特（Ruth Winter）所著的《食品添加物大全》

# 條列 購物清單

　　下面這些資料表列有我藏在冰箱和廚櫃中的寶物，你也要買一些來放，應該會很不賴！

　　有些是健康的必需品和營養的寶庫，有些則是幫助你脫離肉類和高油脂的轉換期食品，裡面所有食物都能讓你的飲食內容全面升級。

　　我要再強調一點，你不用照單全收！這只是我廚房的寫照，提供你參考。

## TIP16 少逛超市中間走道

逛超市時，務必盡量選購超市外圍的產品，不要碰中間走道的商品！在超市的外圍區才找得到新鮮蔬果和食物。中間走道陳列的都是包裝食品。如果你進入走道中選購穀類、麵包或麥片時，記得將頭抬高或蹲下來。大公司會多付一筆錢給超市，以求將商品擺放於和消費者目光呈水平的位置。其他便宜小廠牌的商品通常陳列於高處或低處，包括一般燕麥片、全穀類、有機麵和乾豆皆是如此。

### 多一點蔬菜

你的新生活要加進許多蔬菜，我的寶物有小黃瓜、綠花椰菜、羽衣甘藍、芹菜、荷蘭芹、包心菜、蘿蔓生菜、紅生菜、菠菜、甜椒、櫛瓜、蘆筍、紅甜椒、綠葉甘藍、四季豆、苜蓿芽、扁豆芽、綠豆芽、甜豌豆芽、向日葵芽、洋蔥、大蒜、大蔥、白花椰菜、冬季南瓜、紅蘿蔔、芝麻菜、白菜、甘藷、防風菜和白蘿蔔等數不完的種類。也可以試試新口味，像是撇藍、塌菜和豆薯。

你可以自由搭配這些蔬菜，試試新的調味料、自創各式快炒、沙拉、湯品和燉品。

對了，別忘了邀請我到你家共進晚餐喔！

## 選擇無麩質的穀類和麵條

逆轉疾病全食物救命飲食法強調，全穀類過敏人士記得選用無麩質的種類。以下都是很好的選擇：小米、藜麥、蕎麥、糙米、野米、米，和以苔麩為原料製成的麵條、百分之百蕎麥麵（大部分的蕎麥麵有添加小麥）、Tinkyada米麵（樂多市場可網購到部分該品牌的米麵）、藜麥麵。若你能找到安全品牌的燕麥，就是工廠只專門處理燕麥，也不額外加工小麥或含有小麥的製品，那麼連麩質過敏或乳糜瀉的人都可放心享用。

## 麩質麵包和無麩質麵包

無麩質的生活不代表捨棄麵包或點心。你還是有許多選擇性，Food for Life烘焙公司出產許多美味的麵包和捲皮。如果你不會對麩質過敏，也可以享用發芽穀類製成的以西結麵包（雜糧製成的傳統麵包）和麥片。其他像玉米捲皮、麻糬和其他糙米製品也都是無麩質的產品。我喜歡Sesmark、San-J和Edward & Sons的糙米餅乾。

全食物超市也會標示一系列無麩質的自家品牌。但要看清成分表，因為有些可能含有牛奶和雞蛋。

## 豆類和豆科植物

　　最好消化的豆類是鷹嘴豆、小紅豆、白豆、黑豆、利瑪豆（皇帝豆）和斑豆。先將豆子放在2倍的水量中浸泡一夜，再加進一片1公分長的昆布，便可以減少排氣的困擾。另外，一個減少排氣的技巧則是將浸泡豆子的水倒掉，烹煮前再將豆子清洗一遍。如果你沒時間浸泡豆子，Eden品牌的豆子罐頭很不錯，其他廠牌的豆子罐頭含有防腐劑，但Eden品牌只使用豆子、昆布、鹽和水。食用豆子罐頭前先將豆子清洗一下，還可以去除40%的添加鹽分。

## 喝湯好

　　新鮮熱湯是過渡期的必備食品，寒冷地區的人更加需要。如果想要湯品的質感更濃郁、有飽足感，可以加進豆子和各式蔬菜，根莖類的蔬菜效果更好，例如防風草根、芹菜根、蕃薯、藍色馬鈴薯（外皮深褐、果肉偏藍紫色的馬鈴薯，吃起來帶有淡淡的堅果風味）、紅蘿蔔和白蘿蔔。你也可以加入新鮮的香料、大量的大蒜和洋蔥、一點橄欖油、塞爾提克或喜馬拉雅海鹽。不用擔心食譜的實際內容，只要把所有食材都丟進去，煮到豆子和根莖類軟爛，再加調味料即可。我有時會加入Pacific Foods的蔬菜高湯或Rapunzel牌的湯塊，味噌也是常用的食材。蔬菜或蕎麥麵湯很適合用味噌湯來打底。

## 低GI值的水果

　　酪梨、蘋果、檸檬、萊姆、葡萄柚、西洋梨、葡萄、莓類、番茄——沒錯，番茄正確說來應該算是水果——等都是很棒的選擇。雖然水果對健康很好，但低升糖指數的水果——甜度較低的水果，如藍莓，比較有益平衡血糖。請記住一般水果仍然有一點酸化體質的副作用，但你不用因噎廢食，畢竟水果有淨化身體的功效，還富有維他命和礦物質，當點心或甜點食用也令人很有飽足感。不要一次吃太多，一天吃2～3份的水果就夠多了，例如：半顆大型葡萄柚、一顆中型蘋果或者一杯莓類。

## 好的甜味劑

　　我最喜歡的代糖是甜菊、雪蓮果漿和龍舌蘭蜜；甜菊和雪蓮果不會影響血糖值，龍舌蘭蜜則會使血糖稍微上升，但幅度不像一般的糖那麼大。

　　甜菊其實是萃取自巴拉圭和祕魯的一種菊科植物葉子，請記得甜菊的用量只要一滴滴就夠了，因為它的甜度是一般糖的300倍。

　　SweetLeaf這個品牌通常以小包裝或液態形式販售。

## TIP17 保存食物的祕訣

我從超市回來的第一件事就是清洗蔬菜和水果，等瀝乾了之後，再將這些食物放到寶石綠色的袋子，即黛比‧邁爾（Dabbie Meyer）發明的食物保鮮袋（greenbags.com）。將食物放入袋中，但不用捆緊——所有的生命體都需要氧氣循環。這套方式能延長蔬果的鮮脆度，我老公喜歡事先準備好蔬果汁，因此很需要這些保鮮袋。我們戲稱這些袋子為果汁袋，每當我們想感受到綠汁女神滿滿的愛時，隨時可以取用製作！這些袋子清洗之後可以重復使用，節省地球資源。

雪蓮果漿是萃取自祕魯安地斯山脈的一種根莖類植物，味道有點像糖蜜，富含鉀質等礦物質。龍舌蘭蜜大部分萃取自墨西哥的龍舌蘭，也就是做龍舌蘭酒的植物，但龍舌蘭蜜的罐子裡不會有小蟲，並且龍舌蘭蜜富含鐵和鎂等礦物質。

### 麵粉

若你不會對麩質過敏，可以選擇有機、石磨的全穀類麵粉，因為石磨法能保存穀類中的麩皮、養分和天然油脂。即使你對麩質過敏，依然有許多選擇：莧菜粉、黑豆粉、亞麻仁籽粉、馬鈴薯粉、燕麥粉、藜麥粉、小米粉、堅果粉等等。

需要做醬汁嗎？竹芋粉和葛粉的效果都很不錯。

### 少一點乳製品

減少乳製品的攝取量其實要比你想像的簡單。我個人最喜歡的乳製品替代物是米奶、杏仁奶、燕麥奶和大麻奶；你也可以自己製作堅果奶，請稍待片刻，我等會兒教你！來自布魯克林的Dr. Cow堅果起司很適合在特殊的場合或節日享用，他們出產的仿起司大概是市面上最優質的。你可能會為之瘋狂！如果你搭配一些油漬橄欖，就是一道超棒的前菜。另外一個很棒的品牌叫Eat in the Raw，出產一種用堅果製成的帕瑪森起司，搭配義大利麵、沙拉或清炒蔬菜，味道超讚。

另外一個選擇是Daiya起司（臺灣需找代購），這種用樹薯製成的起司融化的質感和真的起司一模一樣，當你偶爾享用純素玉米粉餅、千層麵或燒烤乳酪三明治時，可以試試Daiya起司。Earth Balance出產的奶油抹醬簡直就搶盡了乳製奶醬的風采！至於美奶滋的替代品則有Nayonaise和Vegenaise，你也可以用腰果自製美奶滋。

### 雞蛋替代品

雞蛋像是烹飪醬糊，可以將食材緊密結合在一起，但是你可以用許多食材來

取代蛋，例如嫩豆腐、香蕉泥、竹芋粉、玉米粉（用兩湯匙水加一湯匙粉約可代替一顆雞蛋）和鷹嘴豆粉。不同食譜適用的粉種也不一樣，要多嘗試才能知道那一種效果最棒。烘焙時可以試試Ener-G牌的雞蛋替代品，但請務必遠離標榜低膽固醇的加工雞蛋替代品，因為可能含有蛋白和化學物質，根本不是真正的食物。

## 仿肉

對於一些想戒除肉食的漢堡族來說，這些仿肉食品能暫時緩和無肉的痛苦。但這類食品都經過高度加工的程序，吃太多反倒不符合健康飲食的真義。話雖如此，市面上仍有一些品質較佳的選擇，如果你正處於戒除肉類的陣痛期，這些仿肉產品非常有用，能幫助你度過或者遠離轉換期。以下是幾種我個人的愛牌：

- 佳地恩（Gardien）的仿肉製品相當優良，但含有麩質。佳地恩的產品包括雞翅和牛肉串，我個人最喜歡雞肉厚片和牛肉丁兩種口味。
- 陽光蔬菜漢堡（Sunshine Veggie Burgers）不含小麥、麩質和大豆，而且十分美味。花園漢堡（Gardenburgers）這品牌也相當不錯，但請仔細看清楚原料成分表，因為某些商品的原料含有乳製品。
- 田野香烤五穀公司（Field Roast Grain Meat Company）的美味仿肉是以穀類為主原料，產品包括香腸，雞片，甚至還有在節日享用的肉餅。他們出產的煙燻蘋果鼠尾草香腸超好吃。
- 輕食生活（Lightlife）有很美味的天貝製培根，其中「讓我瘦」這項產品可以作出超美味的仿肉球。艾沙‧辰卓‧摩斯可維茲在她的美食書《純素聖典》中有很棒的食譜。
- 適合搭配凱撒沙拉的晨星素雞肉條（Morning Star Chik'n Strips）相當美味。

盡量食用最接近原始面貌的大豆製品，像黃豆、毛豆、天貝和適量的豆腐。

如果你就是不喜歡大豆製品，也不必擔心，許多食譜的生機仿肉製品是使用堅果為主要原料。

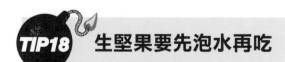

## TIP18　生堅果要先泡水再吃

將生堅果放到水裡浸泡幾個小時，會更容易被人體消化。這個動作有助於消除天然酶抑制劑，以免阻礙人體對堅果的消化吸收（註：天然酶抑制劑會幫助種子保持休眠狀態，確保種子的成長環境，但是卻會抑制人體對的鈣、鎂、銅、鋅、鐵等營養成分的吸收）！

## 堅果和種籽

堅果和種籽是逆轉疾病的全食物救命飲食法的重要成員，這些珍寶富含維他命、礦物質、優質脂肪、蛋白質和纖維。

你的選擇有杏仁、美洲胡桃、核桃、馬卡達姆堅果、榛果、松子、南瓜子、亞麻仁籽（可用小型研磨機打成粉或是直接買粉末製品）、芝麻籽、大麻籽、奇異籽（做成麥片或布丁很可口）和向日葵子。若想做抹醬，可以試試生杏仁醬、腰果醬和芝麻醬。記得選購生鮮的堅果，並放置冰箱或冷凍庫保存，烘焙過的堅果比較容易變酸。

至於花生和花生醬的價值，我認為這很難評斷。栽培花生的過程需要灑上許多殺蟲劑，有機花生也可能藏有黴菌，甚至產生劇毒的黃麴毒素。如果你真的很喜歡花生，記得購買有機品牌，並且適量食用。

## 調味料

新鮮有機的調味料最棒，但是乾燥的香草也不錯。我通常只用下面這幾種：塞爾提克或是喜馬拉雅海鹽、香草鹽、紅藻雪花片、Bragg有機醬油、薑粉、大蒜粉、羅勒葉、荷蘭芹、胡荽葉、薄荷、蒔蘿、迷迭香、百里香、黑胡椒、咖哩粉、薑黃、肉桂粉、辣椒粉、芥末籽和山葵醬。香料獵人牌（Spice Hunter）也不錯，他們有幾種綜合香料粉的組合方式很有趣，我個人最喜歡The Zip這款無鹽的香料粉，它的組合也很有趣。果昔中則可以添加南瓜粉、蘋果派專用調味料、香草豆或無酒精的香草萃取物。

## 發酵食物

天然發酵的食物，像沒有添加醋的生黃瓜和泡菜，富含有益人體的細菌，也是維他命B群的來源。但前提是必須生食，因為殺菌過程會殺死所有的酵素、好菌和壞菌，也會降低營養成分。

此外，富含複合碳水化合物和生鮮蔬菜的飲食能供給纖維，纖維能發揮益菌生的效果，益菌生是益生菌的食糧，益生菌必須靠它才能茁壯、分裂，成為腸道之王，因此植物性為主的飲食才會這麼棒！

優質的發酵食品包括Bragg的有機生蘋果醋、天貝、生黃瓜和未經殺菌的白味噌，白味噌很適合用來做沾醬、抹醬和湯品。營養酵母則可以給食物增添乳酪的風味，很適合當作帕瑪森起司的替代品。我在料理或烹飪時唯一使用的酵母種類就是營養酵母，營養酵母和一般做麵包用的酵母不同，如果你有酵母菌感染的問題，應該還是可以食用。

## 海藻

海藻含豐富的礦物質，風味也很濃郁。我特別喜歡製作生機或熟食的海苔捲，那簡直就是礦物質的盛宴。另外我還有一個很棒的技巧：把吃不完的蔬菜和穀類夾入海苔中，捲起來就是一道美食。其他很受歡迎的海藻製品有適合灑在沙拉上的紅藻、相良布海藻（又名荒布、黑海藻，是日本人最愛的A級海藻）、羊栖菜和可以加入味噌湯的裙帶菜。

> **TIP19 試試營養酵母**
>
> 營養酵母是蛋白質的良好來源，而且許多廠牌都有添加維他命B$_{12}$。可以和任何你想得到的食物搭配，像是加在氣爆玉米花上，沙拉、義大利麵或蔬菜皆可！大部分健康食品店的自取量販區，或營養補充品區都可以找到營養酵母。

## 飲料

我個人最喜歡拿來代替汽水、含糖果汁和咖啡的飲料有檸檬純水、香草茶、綠茶、白茶、瑪黛茶、莖茶、印度茶、昆布茶和椰子水。水果茶也很美味，只要將純水、一小片水果和一丁點甜菊一起加入果汁機內打勻，過濾後加點冰塊即可享用，非常好喝喔！我最喜歡的組合是草莓加一束薄荷，有時候我會偷加一點清酒，噓！這是我們之間的小祕密。

# 健康的**點心、巧克力**

*你會很驚訝*，逆轉疾病的全食物救命飲食法的點心又多又好吃：糙米糕、亞麻仁籽脆餅、用萊姆或檸檬製成的新鮮莎莎醬、鷹嘴豆泥、酪梨醬、健康美味的玉米脆片、油漬橄欖和氣爆式玉米花，這些在超市通通都買得到，你也可以自己做，方法都很簡單。

如果臨時想吃點心或是來不及做飯，我喜歡Amy's Kitchen的素食豆泥捲餅和不添加乳酪的披薩。

有沒有人想來片巧克力？最優質的品牌是Dagoba和Green & Black's，價格不貴又很好吃。角豆也很棒，而且又不含咖啡因，我最喜歡Goldie's角豆片。

想來客柔滑的冰淇淋嗎？試試Turtle Mountain的超美味椰奶冰淇淋或Coconut Bliss的有機椰奶冰淇淋，好吃到我想搖旗吶喊！

選購油品時，記得挑選裝在深色瓶罐之內的產品，且要存放在陰涼處，這樣可以避免油質氧化或變酸。

## 生機零嘴

當你開始探索生機飲食，你會找到很多美味的生機零嘴。下列這些品牌都有生產一些有趣的生機零嘴：Lydia's Organics、Foods Alive crackers、Lärabars、Just Tomatoes的乾燥蔬菜和Ruth's Hemp Foods（這家公司也有生產很棒的奇異籽麥片）Glaser Organic Farms的產品也很棒！我很喜歡他們的鷹嘴豆紅蘿蔔餅和生機布朗尼。Ulimana的生機松露巧克力也超讚的！Kookie Karma的生機餅乾，還有我在Organic Nectars的朋友做的生機堅果冰淇淋都非試不可！

# 只吃 優質脂肪

*我的每一位女性友人*幾乎都得報名認識脂肪的補習班。各位女士先生們！性感人士都不該怕脂肪！

**脂肪不是我們的敵人，低脂或零脂的飲食反倒讓我們變更胖！**

低脂或零脂飲食還把脂肪醜化為食物中的怪獸。請丟掉這種錯誤的想法，然後改用這個新座右銘：脂肪又健康又美味！想維持健康，身體必須要有適量的脂肪，不要太多就好了。這樣你懂了嗎？

優質脂肪可以幫助身體吸收、傳送維他命，還能加快新陳代謝，幫助你減重呢！優質脂肪能維持健全的免疫系統、製造荷爾蒙、強化細胞壁、潤滑關節、保護器官、維持健康的神經系統和腦部功能。請記住這點，缺乏優質脂肪可沒辦法變聰明！想要腦部以高效能的方式順暢運作，脂肪的質與量是關鍵。

劣質脂肪，像是飽和脂肪、部分氫化脂肪或反式脂肪，都是美臀和健康的大敵。如果你不想動脈硬化或在大腿上長出橘皮組織，請遠離劣質脂肪、炸油和偽脂肪。如果你檢查一下加工產品的成分表，你會發現幾乎每一樣都含有部分氫化植物油，連冷凍披薩也不例外。植物油？這應該算優質油品吧？你錯了。植物油若是在高溫和高壓下經過繁複的加工程序，會變成部分氫化的形式，也就是變成所謂的反式脂肪，這是屬於劣質脂肪。

反式脂肪製造過程中，原本的結構會被扭曲成連身體都無法辨識的型態。這類分子會引起發炎、損壞心血管系統，並阻礙肝臟、腎臟和腸道的運作。簡而言之，反式脂肪就是賤！連紐約市都在2006年都開始禁止餐廳使用反式脂肪，結果許多食品製造商和連鎖餐廳也都從善如流的跟進。你也加入這個陣營吧！遠離乳瑪琳和酥油（反式脂肪的別名）、市售烹調油噴霧劑和其他經過高度加工的植物油，像玉米油、芥花油和花生油等，這些油品全會擾亂內在系統。

## 換油

當個義大利人吧！下次吃蔬菜時，搭配一點有機冷壓的初榨橄欖油，讓橄欖油和蔬菜沐浴在愛河中！其他性感「油」物還包括亞麻仁籽油、大麻籽油、核桃油和Udo's Choice混合油等等。這幾種油都富含健康的omega-3脂肪酸，有助增強記憶力、降低發炎和其他優點。其他優質的沙拉沾醬用油還包括馬卡達姆堅果油和酪梨油。

至於烹調用油則必須選擇橄欖油（用於低溫烹調）芝麻油、葡萄籽油和椰子油。雖然椰子油算是飽和脂肪，但適量的椰子油對健康幫助甚大，許多椰子油都經過部分氫化的程序，所以才會變得惡名昭彰。原始天然的椰子油不但美味，而且又有療效！椰子油有50%的月桂酸，和母奶裡的成分一樣，都能增進免疫力。

泰國椰青也很棒（椰青指未完全熟透的椰子肉），富含優質脂肪和各種養分。椰子水也含有充分的電解質。椰子含有抗病毒和抗黴菌的特質，且能加快新陳代謝。你可以在果昔中加點椰子水，各位，小心了，超級辣妹來囉！

# 選對 廚房用具

*健康鬥士的武器*不是劍，我們是靠廚房用具來打贏這場戰役的。除了要購買果汁機和榨汁機以外，記得將下面這些用具也放入準備購買的清單。

## 削片器

Spiralizers削片器和Saladac-

## TIP21　看對時機用對油

加熱過的油脂含有自由基，烹調時記得選用適合中溫或高溫使用的油品，如葡萄籽油或椰子油，或在烹調時乾脆不要添加油脂，改用一點水來清炒或清蒸，最後上桌前再加一點油品來添加風味和營養。

亞麻仁籽油和大麻籽油這類油品非常怕高溫，千萬不要拿來烹調。

co削片器可以把一條大型櫛瓜在30秒內削成像義大利麵一樣的細片，是非常好用的工具；此外，還可以把削食物的刀片更換成磨食物的刀片。傳統的刨片機也可以更換不同的刀片，很適合製作生機千層麵。食物處理機最讚了！我最喜歡的品牌是Cuisinart，但其實只要是耐用的品牌都可以。如果你希望切碎食材，但又想要保留一點食材的口感，此時就可以使用食物處理機。快速做好沙拉的小技巧就是先用綠葉蔬菜打底，然後用食物處理機打碎一些蔬菜，最後將蔬菜碎末灑在綠葉蔬菜上即可。

## 刀

一把好刀是廚房必備的工具，你可以依照手型來選擇適當的尺寸和品牌，而且記得保持鋒利。我最喜歡的品牌是NHS，這家日本公司所製造的長方形蔬菜刀真是令人讚嘆！你也可以買一只剁開椰子的大面刀，小心不要剁到手指喔！

## 廚具

請避免使用鐵氟龍或其他不沾鍋，因為不沾鍋上的塗層是一種致癌物，當高溫加熱時，會滲透至食物中。我喜歡用不鏽鋼的鍋子來料理，陶鍋和鐵鍋也不錯。另外，最好避免使用微波爐——雖然微波爐是小家電，不是鍋具。

有太多研究員和科學家曾經調查過微波加熱食物所造成的危害，因此我不太敢貿然使用。已退休的漢斯・奧里奇・赫特爾（Hans Ulrich Hertel）曾經在一間從事國際貿易的瑞士食品公司擔任食品科學家，他發現微波加熱食物會降低食物的品質。

其他研究人員進行的調查也得出類似的結果：微波會改變食物的營養成分，受試者吃下微波食物之後，血液中發生的改變甚至會使全身系統功能下降。

## 咖啡研磨機

丟掉咖啡，但留下咖啡研磨機，它非常適合用來磨碎香料、堅果和種籽。

## 堅果發芽袋

自製堅果奶很簡單，而且和市售品牌相比，可以省下不少的錢。方法如下：將浸泡好的豆子和水以1比2的比例倒入果汁機中，攪打至滑順為止。然後將堅果奶倒入發芽袋中擠壓出來即可！你也可以將堅果放入發芽袋中來培植果芽。

下面介紹你一個超酷的堅果奶食譜：1湯匙生杏仁奶醬、1至2杯純水、再視個人口味添加甜菊和肉桂粉。這食譜連堅果發芽袋都用不著喔！

## 食物乾燥機

食物乾燥機其實可有可無，但如果你家裡有菜圃或你有加入社區農場，那你就可以用食物乾燥機做出各種巧妙的生機餐點。如果你有小孩，也可以考慮買一臺，小孩子好像很喜歡觀察蔬菜慢慢變乾的過程。蔬菜乾燥過後，吃不完的就可以儲存較久，方便日後慢慢享用。Excalibur的機器品質不錯，用法也很簡單。

## 真空機

如果你想把當地的新鮮當令食材冷凍起來，以便日後享用，我建議你購買一臺真空機。因為空氣是冷凍食物的大敵，有可能使食物凍傷或變質，營養也會流失。FoodSaver的機種不但耐用，而且價格合理。

## 其他

其他必備工具包括沙拉旋轉脫水器、濾器、蔬菜削皮器、量杯和量匙、壓蒜器、炒菜的鏟子、大型沙拉盆、大型砧板和附蓋的玻璃罐。我喜歡用附蓋的玻璃罐來儲存穀類或裝果汁。不鏽鋼容器雖然適合裝水，但裝果汁就比較容易發臭。

# 減少 支出

*以新鮮有機生食為主*的生活型態似乎比較花錢，但也未必。你可以算算，如果三餐都吃麥當勞，到底可能要花多少錢？雖然我不愛計算熱量，但這樣一天下來，大約會吃進2,200卡，這比一般女性所需的熱量還高出400卡。若給我20美元的預算，我能吃得健康又美味，如果我自己下廚，那更是綽綽有餘。而且，雖然外食可能滿好吃的，但吃完總是會賠上健康，簡單的克莉絲式食物才能給身體修護的機會，克莉絲式食物不但方便料理，吃了又窩心，你可以全部學起來。

| 早餐： | |
| --- | --- |
| 滿福堡 | 2.40美元 |
| 中杯柳橙汁 | 1.70美元 |
| 大杯咖啡 | 1.50美元 |
| **午餐：** | |
| 大麥克漢堡 | 3.80美元 |
| 中份薯條 | 1.55美元 |
| 中杯冰紅茶 | 1.40美元 |
| **晚餐：** | |
| 雞肉沙拉 | 4.95美元 |
| 葡萄乾燕麥餅乾 | 1.00美元 |
| 中杯可口可樂 | 1.40美元 |
| 總計：19.70美元 | |

# ✕ 支持 當地的農夫

不論是在農夫市集（Farmer's Market）或農產品直賣攤（Farm Stand），都可以買到最新鮮的水果、蔬菜和當地的農產品。許多小農夫並沒有經過政府或是相關單位的有機認證審核，但這並不代表產品就不符合有機標準，許多農夫都是採用環保農法。你可以自己調查研究看看，以確定你買到的產品沒有沾滿化學肥料、殺蟲劑，以及荷爾蒙。

如果你在菜市場一開市就去採買，可以挑到最新鮮優質的產品，但如果你最後半小時採買，可以買到最便宜的。農夫通常不想把貨重新打包載回去，所以很好議價，我的家族最愛講價了。

## 買塊農地

別緊張！不是教你買下一整塊田，只是一小塊地而已。

我媽媽以前加入了社區支持型農業，現在我自己也成為一員，為什麼？因為當我問：「我可以買到幾條小黃瓜？」負責的小姐竟然回答：「你要幾條就給你幾條。」聽到這回答，我幾乎當場達到高潮（在媽媽面前高潮還挺怪的）。「要幾條都可以？媽，快開卡車來載！」因為我一週大約要榨掉21條以上的小黃瓜，所以對我而言，社區支持型農業簡直比聖誕節還棒，連第五大道百貨都比不上。

社區支持型農業的股份可以讓你每個月都買到蔬菜、買到安心。而且你買到的還不只有市面上常見的農作物，社區支持型農業有很多蒜苗和撒藍，這是非常稀有的葉綠素來源。你還可以買到花喔！

社區支持型農業的運作方式如下：你先買下一部分農夫計畫要種植的作物。當植物可以開始採收時，你就可以在特定的日子，到農場去取貨。你會很驚訝，買個股份竟然可以換到這麼多產品。事實上，你買到的農作物可能會多到吃不完。如果真是如此，可以找個人跟你對分。

想要找到自家附近的社區支持型農業嗎？你可以問問當地的市場或上local-harvest.org，裡面可以找到許多社區支持型農業和當地的農場。

## 自己種

如果你真的想知道很在意食物的來源，就自己種吧！你可能會很吃驚，原來自己種豆子和小麥草是那麼簡單，連窗臺都可以培植出一片香草花園。許多植物光是在露臺就可以瘋狂生長，像番茄、小黃瓜、萵苣和香草，甚至可能連太平梯

也不放過。若你有院子，可考慮把部分改建成逆轉疾病的全食物救命飲食的勝利花園。

你可以這樣想：一包小黃瓜的種子大約是2塊美金。只要在院子裡灑進半包（除非你想侵占鄰居的花園，不然半包就夠了），澆點水、搭幾個棚架，大概40天後你就能收成上噸重的小黃瓜。這個投資還不賴吧！即使是小型花園，只要花極少的錢投資，每季一樣能收成價值數千元的農作物。而且你還可以省下健身房的會員費，因為推農車可是有提臀的效果喔！

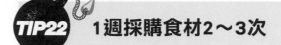

## TIP22　1週採購食材2～3次

盡量每週上超市採購幾次（2～3次），這樣萬一女神卡卡突然邀請你去歐洲，蔬菜才不會壞掉。製作果昔或是攪拌湯品時，只要運用創意，就能用掉冰箱裡多餘的蔬果。大小姐，請節省點吧！

大家當然都希望能使用特定的食材製作某道食譜，但我後來想想，有時為了某樣欠缺的食材再專程跑去店裡一趟，結果卻多買了好幾千元的東西──想著既然都來到店裡，何妨再多買一點。如果我能克制住非得購買某樣食材的衝動，其實反而可以迫使自己善用手邊現有的優良食材。

## 冷凍蔬果

購買冷凍蔬菜和水果也可以省錢，或是將社區農場多餘的農作物真空後冷凍保存。

冷凍蔬菜和水果在農地採收後就直接進入冰庫，一般的農作物到超市約要一週以上的運輸時間，因此**冷凍食品可能比新鮮食品的養分還要多**。如果要買冷凍莓類製作成果昔，或要買冷凍蔬菜料理湯品、燉品和大鍋菜的時候，請記得選擇有機的品牌，在一般傳統超市就可以找到Cascadian Farm這個品牌。

## 大宗採購

大宗採購是省錢的最佳方法。好事多和山姆俱樂部（Sam's Club）等量販店現在都有販售許多有機的農作物，價錢相當便宜。沒錯，這幾間店都是恐怖的大公司，但當農販在冬天歇業時，就只能靠這幾間店。而且，當你在這些巨型企業購買有機農作物時，就等於在宣揚一個重要的訊息：有機食品最讚了！

雖然產品的份量比較大，但你可以將部分冷凍起來，或是和朋友分享。如果你有時間當義工，也可以去食品合作社（food co-ops）大宗採購，如果不知道哪裡有食品合作社，可以上網查詢或詢問當地的健康食品店。

## 善加利用以 **傳統農法** 栽培的食物

**當然**，有機是最棒的選擇，但並非總是買得到，還好有些傳統農法栽培的食物也可以安心食用，這類食材在使用前務必先清洗乾淨，你可以在水裡加一點白酒醋或食品級過氧化氫（上網或去健康食品店購買，這和藥局的過氧化氫不同，不要用錯了），然後將蔬果稍微浸泡一下。農藥通常殘留在食物的外皮，某些食物記得要先去皮。

下面幾點提供你參考：當你必須考量食物的預算時，記得最乾淨的15樣可以購買傳統農法栽培的食物，而最髒的12樣農作物，請盡量購買有機的種類。

| 最髒的12樣 | 最乾淨的15樣 |
|---|---|
| 最髒的十二樣食物，這些食物需要用到最多的農藥，依農藥多寡從最多排到較少。 | 最乾淨的十五樣食物，這些食物比較不需要使用到農藥，以下依乾淨的程度排列。 |
| ► 水蜜桃 | ► 洋蔥 |
| ► 蘋果 | ► 酪梨 |
| ► 甜椒 | ► 甜玉米 |
| ► 芹菜 | ► 鳳梨 |
| ► 甜桃 | ► 芒果 |
| ► 草莓 | ► 蘆筍 |
| ► 櫻桃 | ► 甜豌豆 |
| ► 羽衣甘藍 | ► 奇異果 |
| ► 生菜 | ► 包心菜 |
| ► 葡萄（進口品） | ► 茄子 |
| ► 紅蘿蔔 | ► 木瓜 |
| ► 西洋梨 | ► 西瓜 |
| | ► 綠花椰菜 |
| | ► 番茄 |
| | ► 甘薯 |

# 外食

凱西・佛斯頓 見 15 頁

**如果你決定外出用餐，**現在歡迎素食者和純素者的餐廳到處都是。Vegcooking.com這個網站列有各地的素食餐廳、有提供素食的連鎖餐廳，以及其他有用的連結，你可以在網上點選後，找到更多適合素食者的用餐地點。

許多異國餐廳都不錯，特別是泰式、印度、衣索匹亞、中式和墨西哥式，這些餐廳都提供許多素食或純素的料理。

如果你還是很想吃漢堡和薯條，其實許多連鎖餐廳也提供蔬食漢堡（在臺灣，摩斯漢堡目前也有蔬食漢堡）。記得要放寬心胸，若你發現餐廳用同一個烤架煎煮素漢堡和一般的漢堡，也不要小題大作，這樣對你和同伴都好，不然你們可能都會被逼瘋。共用同一個烤架雖然似乎會玷污了你純潔的素漢堡，但並不會傷害動物或是地球。

如果你也想加入素食或純素一族的行列，我還要提醒你，在外用餐時不用太在意食物裡頭的微小成分，如果只佔2%以下，都不用太過擔心。當然你要避免內含肉類、乳酪或雞蛋的料理，但如果你的素漢堡麵包裡頭，出現了一點奶油、乳清或是動物性食品，請不用太在意。

即使極力避免那些極少的成分，你還是無法終結動物被虐待的命運。而且，你這樣難搞的舉動，會讓非純素的朋友誤以為純素者很難取悅，餐廳的員工應該會更受不了。我們的目標應該是：讓大家知道，愛護動物的飲食法其實很簡單，餐廳不用特別為純素者準備餐車，我們一樣會吃得很開心。

我瞭解你很想去除掉飲食中所有的動物性成分，但你還是得認清一項事實：純素的食物仍會傷害到小動物，因為開墾農地時免不了會危及到動物的安全（有超過70%的穀類、大豆等作物，都是用來飼養農場動物，所以在生產雞肉、火雞、豬肉和牛肉的過程中，對動物的傷害程度遠比生產植物性食物高，我特別說明此點的用意是：**素食者也要謙卑為懷**）。

素食並非針對個人純淨度的考驗，素食者當然希望能用理智的心、悲天憫人的情懷來擇食，但同樣重要的是，我們也應該用合理的方式與正面的態度來感化非素食者。

想想你的選擇，你可以選擇心臟病、大腸癌、超大尺寸牛仔褲、北極冰層融化、暴風雨和動物迫害，但你也可以改選健康活力、健美苗條、純

淨地球、悲憫和豐富可口的餐點。可以很清楚的發現，若我們能看清生活的真義與認清生命的本質，採取素食和純素飲食才是最佳的選擇。

# 採取綠色飲食

艾蜜莉·黛絲彩能 見 15 頁

**我這幾年來，完全採取綠色環保（純素）飲食，**這其實並非一件容易的事。我的職業是演員，所以常必須錄影，但在工作的場所往往找不到健康的餐飲。所以我在旅行或錄影前，都必須事先計畫飲食內容。

不管你的目的地是哪裡，出發前都要先上網研究一下。找出目的地的健康食品店、農販市場和餐廳的地址，製作成一張表後列印下來，我在出發前也都會調查蔬果吧的店址。下飛機後，身體往往會不大舒服，喝下蔬果汁就能讓身體恢復正常，也會讓我覺得比較有活力。Happy cow.net 裡面的資訊能幫助你找到全美國的素食餐廳、樂意招待素食者的餐廳與健康食品店。

Healthy Highways（Healthyhighways.com）提供了在美國找到健康飲食的方法，是很棒的指南。許多電信業者也提供了方便的系統服務能幫助素食旅行者解決在外用餐的煩惱。

http://groovyvegetarian.com/2009/04/21/top-ten-vegetarian-apps-for-apples-iphone這個網址可以找到許多很棒的素食應用程式。其中一個叫作純素特快車（Vegan Xpress）的應用程式很特別，如果你不知身在何處甚至是荒郊野外，它還能幫你找到有供應純素餐飲的連鎖餐廳。

## 旅行小建議

去國外或偏遠地區旅行時，想吃純素飲食也不是那麼簡單，畢竟語言和文化的差異可能都會造成隔閡。《素食護照》（Vegetarian Passport）第三版的書幫你將素食需求翻譯成33種語言，讓服務生和供餐者都能知道你想選擇什麼食物。如果這樣還行不通，你可以只吃保持原始型態的水果和蔬菜，但考量到水源的安全性，在某些地區，你可能必須先用沸水把蔬果燙熟。

在供應健康和素食餐點這方面，各大機場都有了很大的進步。但我還是不抱太大希望，航廈的商店和餐廳通常沒有太多純素的選擇。而且就算

在登機前已經事先預訂純素餐，最後還是常會落空。所以若你可以自己攜帶食物，就多準備一些，記得手提行李和公事包要留點空間裝食物。你可以用密封容器裝一盒沙拉，我喜歡Dr.Cow的脆餅和乳酪（腰果製成的生食），Sea's Gift的海苔包可以代替洋芋片，是很棒的選擇。

旅行時固然要注意行李的輕便性，但該帶的東西還是要帶齊。我旅行時都會用公事包帶一臺Magic Bullet的果汁機，它的機身輕巧、方便攜帶。我也會攜帶製作果昔用的蛋白質粉和綠粉，以及小袋裝的營養補充品，記得要在外袋上標記是屬於哪一天或哪一餐的份量。

如果情況許可，最好可以挑選有附小廚房的旅館，這樣你可以自己準備餐點，也可以把農販市場的作物放在冰箱中保存。如果想好好享受一份大餐，你可以從智慧型手機、筆記型電腦或電子書閱讀器等各種管道找到素食的食譜。

如果我受邀參加派對或晚宴，我一定會主動提供一些食物，這樣主人就不用特意為我張羅一些陌生的食材或準備特殊餐點。不熟悉純素飲食的人可能會以為製作純素餐點很困難，這正是你介紹純素飲食的大好機會，朋友也終於能嚐到純素的美妙滋味！如果我不確定某社交場合的餐點內容，那我在出發前通常會先吃些東西。

如果你想旅行，也可以去一些樂意招待素食者的地方。你可以上vegetarianvacation.com的網站，裡面有列出許多歡迎素食者的地點和套裝行程，但這種方法有時候不見得行的通。去年夏天我去西班牙旅行，西班牙並非素食者的天堂，我研究後發現，西班牙對素食的定義比較不像美國那麼嚴謹，西班牙的素食餐廳竟然會提供雞肉餐點呢！但最後我整趟旅程還是都吃純素，方法就是只吃保持完整型態的全食物，像生鮮蔬菜和穀類。美味的西班牙涼菜湯就是純素的喔！請記住，採取純素飲食的過程就和旅行一樣，如果你能抱持著冒險精神和開放的心胸，誠實面對自己需求，相信你將能環遊世界，暢通無阻。

# ✕ 聰明吃，大家都健康

*如果芸芸眾生*都能做一點改變，想想我們會變得多麼健康？地球會感謝我們，動物也會來舔舔我們。朋友們，這就是我們的目標，請盡己所能，即使中途

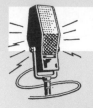

## 見證者：蜜雪兒瞭解鹼性體質的重要性

自從在5年前，醫師診斷我罹患了青少年糖尿病，我一直為腹痛所苦，沒有任何醫師能夠幫助我，最近我在走投無路的情況之下，只好去找自然療法師。

很快我就發現到，雖然和標準美式飲食相比，我吃得還算健康，但還是有許多地方需要改變，我只是將飲食內容升級，不是什麼大革命，這是一段漸進的過程。最近這一年，我的飲食已經非常接近純素，克莉絲的網站提供我許多支持和資訊，幫助我堅持下去。純素飲食不論是對身體、精神或情感層面，都有相當大的幫助。淨化的過程中，我放棄了以往每週偶爾會吃的魚肉和雞肉，我也多多食用沙拉和生食，不再製作甜點，但卻也不會嘴饞。另外，我終於開始啟用榨汁機。

雖然我本來就會在每天早晨飲用綠色果昔，飲食也是以植物性為主，選擇逆轉疾病的全食物救命飲食法對我來說只是一點小改變，但卻還是帶來了一些排毒反應。我竟然開始頭痛和長粉刺，這讓我非常驚訝，我還以為我以前吃的已經夠乾淨了！我從這教訓學到，身體真的是非常敏感的系統，我們真的需要好好幫助身體修復。在逆轉疾病的全食物救命飲食法的幫助之下，我終於瞭解鹼性體質的重要性，也學會如何靠營養來抵抗疾病，這些在在都幫助我過著最棒、最有活力的生活。

犯錯，也不要太過自責，只要重新搭上這班逆轉疾病的全食物救命飲食的列車，就可以再次出發。此外，吃得健康也不用非得瘦了荷包，等經濟許可時，再慢慢全面升級到有機。生命是如此甜美，我們不該浪費時間在抱怨，所以只要盡力就好。不用怪罪自己、也不用太擔心緊張！拜託囉！

# 回顧

第**8**章

請記住下面幾點：

- 廚房要準備好**正確的工具**，料理時才能得心應手。

- 多多和**農夫**打交道，包括有機店、農販和食品互助會。

- **自己種**食物，至少種個香草花園或在露臺上種些番茄。就連城市女孩
  也可以自己栽種小麥草和羅勒葉。

- 熟記**最髒**的12樣和**最乾淨**的15樣農作物。

- **放鬆心情**外食，不要煩擾他人，盡可能做出最好的選擇，但不要搞得
  人仰馬翻。

# 補充品
## 加強天然食物的功效

*雖然在前面幾章*，我一直勸你要藉由完整有機的植物性餐飲來攝取維他命、礦物質、酵素、氧氣和植物生化素等營養，但其實你還可以靠下面這方法來增強現行飲食的功效。

我稱這套方法叫**基礎補充品**，也就是用來增進健康和飲食內容的基本補充品，例如營養補充品、超級食物和蛋白質粉。

請不要誤會，營養補充品並不能代替食物，而是**用來強化食物的功能**，這些產品能彌補飲食中的不足。

下面幾樣是我最喜歡的營養補充品，但這些都只是建議，提供你參考，同時我也會說明這些補充品如何幫助逆轉疾病的全食物救命飲食法發揮更大的功效。如果想更進一步瞭解，可以上網查詢，crazysexylife.com的網路商店會持續新增最新最讚的品牌。

購買營養補充品時，記得在能力許可範圍內，盡可能選擇最優質的產品。藥房裡販售的化學合成維他命和使用有機原料的小品牌還是不一樣，前者在大量生產下雖然可以放個半年，但還是比不上使用全食物的配方。然而，最好先和身心靈療法醫師或自然療法師諮詢，專家能幫助你量身打造一套使用營養補充品和超級食物的計畫。

# 益生菌

　　**請考量到現實面**：有時你必須助好菌一臂之力。當你因為環境或嘴饞亂吃東西時，或是生病吃藥或化療時，好菌都會減少，因此益生菌是我第一推薦的補充品。益生菌裡面有數十億的好菌，可以重建腸道平衡。

　　益生菌的字義即是「有益生命」，這些上億上兆的好菌原本沉睡在藥丸中，一旦進入腸道，就能重建體內菌叢的平衡。

　　你會發現最近健康食品店裡擺益生菌的地方變得很不一樣，這類產品現在真的超夯的！面對這麼多品牌，該如何選擇？**請挑選在代謝過程中會釋放出乳酸的菌種。**

　　許多益菌都符合這個標準，包括比菲德氏菌、布拉酵母菌、嗜酸乳桿菌和乳酸桿菌。有些品牌會添加果寡糖，這種天然糖分能供給細菌食物，幫助它們在小腸中生長分裂；有些品牌也會添加維他命、礦物質、胺基酸和其他補充品。

　　記得挑選比菲德氏菌和乳酸桿菌含量最高的種類，計算單位必須為10億。另外，切記要選擇以蔬果為原料的腸溶膜衣錠，因為腸溶膜衣錠能夠保護菌種不受胃酸影響。

　　現在市面上也有許多不需冷藏的品牌，對我這個常到處旅行出差的人來說，真是一個好消息。Dr. Ohhira就是一個不錯的品牌，不需要冷藏。

　　除此之外，我也喜歡Jarrow Formulas和PB8。

　　如果只是要維持腸道平衡，一天1～2顆就夠了，但若你現在的腸道菌相很糟，可能就需要連續幾週都服用大量的益生菌。

　　如果你覺得自己的腸道菌叢出現了問題，請先和自然療法師或身心靈整合醫師諮詢。醫師可以幫你開立完整的糞便檢驗單，這樣你就能得知體內的好壞菌是否已經失去平衡。

## 抗生素

　　有時抗生素是「必要之惡」，例如當你的身體無法自行排除細菌之際。抗生素真正的問題在於過分濫用，使細菌產生抗藥性，導致病人需要服用愈來愈強效的抗生素，但細菌也會產生出更厲害的新版本──「超級大蟲」。如果你必須進行抗生素療程，務必將醫師開立的藥物全部服用完畢。因為抗生素同時會殺死腸道內的好菌和壞菌，當你結束服藥後，務必補充益生菌來重建腸道的生態平衡。

# 超級食物 和 蛋白質粉

*超級食物是指*植物生化素含量特別高的食物（植物生化素就是植物裡天然特殊的化學物質，能幫助身體抵抗疾病），植物生化素能降低罹患某幾種癌症的機率、降低身體發炎現象、強化免疫系統，讓你更健康。

採自奧勒岡上克拉馬斯湖（Upper Klamath Lake）的藍綠海藻，是上選的超級食物。藍綠海藻有提振精力、使頭腦更清楚、重建細胞和中和自由基等多種功能，並且富含維他命和礦物質。

螺旋藻是一種富含葉綠素和蛋白質的藻類，我覺得Nutrex Hawaii所生產的夏威夷螺旋藻是很不錯的選擇。

綠藻提高人體酸鹼值、使腸道正常運作、強化免疫系統與吸附重金屬和輻射線。若你體內有過量的汞—可能是來自補牙內的汞合金或其他環境毒素，記得讓綠藻當你最好的朋友。上網sunchlorellausa.com可找到Sun Chlorella這個牌子。

綠粉通常是將小麥草或卡姆小麥乾燥後所製成，這類綠粉不能取代榨汁，只能當作營養補充品。我很喜歡Amazing Grass這牌子。製作果汁和果昔時，你可以添加1湯匙綠粉。大麻粉的蛋白質含量極高，生可可和角豆粉都能為果昔增添抗氧化劑和風味。Nutiva的大麻粉和大麻籽很不錯。Brendan Brazier和Sun Warrior也都是不錯的綠粉品牌。

Nuvitas有一系列的超級食物產品，它的馬卡粉能夠增強腎上腺功能，並提升性致。甲基硫醯基甲烷（MSM）這產品對各種疼痛和發炎症狀都有治療的效果，安全天然而且沒有副作用。

此外，MSM也是很不錯的美容礦物質，能創造濃密的頭髮、柔軟無瑕的肌膚、強健的指甲，還可以增加組織的滲透度，讓身體更容易吸收營養與排除毒素。Rich's 這個品牌的MSM不錯。

# 維他命B$_{12}$

*當你脫離動物性食品後*，只需要注意一種維他命：B$_{12}$，因為植物性食品不含維他命B$_{12}$。只有在未受污染或氯化的水源及土壤中，才有一些微生物能製造出這種維他命。動物吃下未被清洗過的植物、土壤分子或水，都可能含有會製造維他

命B$_{12}$的微生物，但我們不可能吃下這類食物。由於身體無法製造維他命B$_{12}$，而純素飲食也無法提供這種維他命，因此你必須從營養補充品中攝取。每天只需要攝取2.4微克就足夠身體所需，這是在所有的補充品當中，人類需要量最低的種類。

許多營養學家會建議大眾服用綜合維他命B，裡面包含了所有的維他命B，包括生育年齡的女性最需要的葉酸。若你想單獨服用維他命B$_{12}$，可以試試舌下含錠，這樣可以很快進入血液中。

不管單獨服用或是服用綜合維他命B，記得挑選甲基氰鈷胺形式的B$_{12}$，因為這是身體最容易吸收的類型。

# ✕🥄 維他命D

*你需要維他命D*來維持強健的骨骼和免疫系統。現在也有充分的證據顯示，維他命D能夠預防癌症和心臟疾病。如果你和多數美國人一樣很少在戶外活動，那你體內的維他命D量可能比較低。美國成年人中，有半數以上都未達到維他命D的攝取標準。而根據2009年的小兒科醫學期刊，也有超過600萬的美國幼童沒有攝取到足夠的維他命D。

## 談談 維他命D

法蘭克・理曼醫師 見 15 頁

**雖然我們稱它為維他命**，但因為維他命D對身體的影響極其深遠，包括新陳代謝、細胞運作和無數基因的展現方式，所以它其實更像是一種由身體所製造的荷爾蒙。反之，其他維他命無法透過身體來製造，只能依靠膳食來取得。

我依據個人的臨床研究，並和世界各國的醫師討論後發現，目前全球的維他命D缺乏現象十分嚴重。

據估計，約有10億以上的人口罹患維他命D缺乏症，並可能會引發重大的健康危機。維他命D缺乏症像是無聲無息的流行病，因為病患目前並未出現明顯的症狀。

下面是一些維他命D缺乏症的常見症狀：

- 疲倦
- 肌肉疼痛和虛弱
- 輕壓胸骨時會有疼痛感
- 肌肉痙攣
- 關節痛
- 慢性疼痛
- 體重增加
- 睡眠不安穩
- 注意力不集中或頭痛

維他命D和許多類固醇激素一樣，參與身體數百種酵素和蛋白質的製造過程，對於維持健康和避免疾病都不可或缺。你身體幾乎每一個組織和細胞上都有維他命D接收器。維他命D和體內超過2,000種基因都有互動關係，它能增強肌肉的強健度、製造骨骼、抗發炎和強化免疫系統，還能加強胰島素的功能，並有抗癌的效果。因此，幾乎每一種重大疾病都和維他命D缺乏症脫不了關係：

- 骨質缺乏症（骨質較同齡的健康者疏鬆）和骨質疏鬆症（細瘦易碎的骨骼）
- 17種癌症（包括乳癌、攝護腺癌和大腸癌）
- 心臟病
- 高血壓
- 病態肥胖
- 代謝症候群（糖尿病前期）和糖尿病
- 自體免疫疾病
- 多發性硬化症
- 類風濕性關節炎
- 不孕症
- 憂鬱症或季節性憂鬱症
- 阿茲海默症
- 纖維性肌痛症
- 慢性疼痛
- 牛皮癬

要正確診斷是否罹患維他命D缺乏症，只能依據血液檢測25-羥基-維生素D。可惜的是，許多醫師都檢驗成1,25-雙羥基-維生素D。事實上，1,25-雙羥基-維生素D值過高卻可能是因為25-羥基-維生素D過低或維他命D缺乏症所造成的。所以，當醫師看到病人的1,25-雙羥基-維生素D值過高或是正常時，通常會診斷病人並未罹患維他命D缺乏症，其實多數這類病人都有缺乏維他命的現象。如果你不想透過醫師開立檢驗單，ZRT檢驗室有提供血片檢查。

當太陽的紫外線照射到皮膚時，身體便會製造維他命D。只要不塗抹防曬乳液，曝曬於夏日陽光下20分鐘，身體就會製造出大約2,000單位的維他命D。這可是每天建議攝取量的100倍呢！身體會用這麼快的速度製造維他命D，一定有其特殊的原因。

既然曬太陽這麼好，我們為什麼那麼懼怕陽光呢？近25年來，許多皮膚科醫師都將太陽視為毒蠍，反覆告訴我們曬太陽的各種壞處與致癌性。但幾年來眾多研究顯示，適度曝曬陽光能使身體製造維他命D，有助維持骨骼強壯與避免各種癌症，包括皮膚癌。想要免費的自然抗癌療法，曬太陽真是第一名！雖然反覆遭豔陽曬傷（以兒童或膚色白皙的人）可能會引起黑色素細胞癌，但目前沒有證據顯示適度日曬也有這個副作用。

人類在太陽底下進化，原本就需要接觸些陽光，不應該每天躲在室內，或每次出門就狂塗防曬油。**即使只塗抹隔離作用很低的防曬油，還是會幾乎完全阻止身體製造維他命D的機制。**此外，坐在玻璃窗後面，也會使身體無法製造維他命D，因為紫外線無法完全穿透玻璃窗到達皮膚，因此身體也就無法製造維他命D。

如果你沒有維他命D過低的問題，以春夏秋季的陽光強度為基準，只要不塗抹防曬油，每天將臉部、手臂或雙腳曝曬在陽光下約20分鐘，就足夠身體所需。曝曬的部位並不是關鍵，大部分的人會想保護臉部的皮膚，只要在臉部塗上防曬油，其他部位一樣能曝曬到20分鐘的陽光。

如果你的居住地位於北緯37度以上，那冬季的陽光強度便不足以使身體製造充足的維他命D，就算你在一月挑最溫暖的一天，穿著泳衣曬日光浴，還是沒有用！你居住的地方距離赤道愈遠，就需要愈長的曝曬時間來製造出充足的維他命D。

你無法從飲食中快速獲取維他命D，因為很少食物含有這個營養素。最佳的選擇是高脂肪的魚類，比方野生鮭魚、鯖魚、鮪魚或沙丁魚、日曬過的花菇和蛋黃等。此外，鱈魚肝油、營養強化牛奶、柳橙汁和麥片也都

含有維他命D。不過，如果想從食物攝取到充足的維他命D，每天必須吃進2～3份的野生鮭魚，或是喝上20杯的營養強化牛奶才夠。

除了曬太陽以外，另一個獲取維他命D的方法就是服用營養補充品，但必須要攝取正確的劑量才有用，許多醫師建議的攝取量都太低。我比較偏好維他命D$_3$的形式。如果你是純素飲食者，可以服用維他命D$_2$，這種形式的維他命D並非以動物性產品為原料，但維他命D$_3$是動物性。然而，維他命D$_2$的活性比不上維他命D$_3$。

有許多因素會影響維他命D的需要量：年齡、體重、居住地的緯度、膚色、季節、防曬油的使用率、曬太陽的頻率，以及個人患病的嚴重度。一般說來，年長者的需要量比年輕人高、大個子的需要量比小個子高、胖子的需要量比瘦子高、膚色深者需要量比膚色淺者高、喜歡冬天者需要量比喜歡夏季者高、防曬油愛用者的需要量比討厭防曬油的人高、害怕日曬的人需要量比熱愛陽光的人高、病人的需要量比健康人高。

- 如果血液中的維他命D濃度超過45NG/ML，為了維持這個健康值，建議你每天服用2,000～4,000國際單位，實際需求則要視以上因素而定。但如果你年紀較大、體型魁梧、冬季時住在高緯度地帶、日曬時間不足、膚色較深，為了維持體內維他命D濃度，你需要比較高的劑量。
- 若血液中維他命D濃度介於30～45NG/ML，為了提高這個數值，我建議你在醫師的指示下每天服用5,000國際單位，連續服用3個月後，再檢查一次血液中的維他命D濃度。
- 若血液中的維他命D濃度低於30NG/ML，為了導正這個數值，我建議你在醫師的指示下，每天服用10,000國際單位，連續服用3個月後，再檢查一次血液中的維他命D濃度。一般人的血液中若缺乏維他命D，通常需要6個月的時間才能提高至健康值。只要你成功提高了維他命D濃度，之後只需每天服用2,000～4,000國際單位即可。

光是曬太陽不可能產生維他命D過多的現象：你的身體會自行控制維他命D的製造量，只要達到需求就不會再繼續製造。服用營養補充品倒是有可能中毒，但這種過量的情形非常少見。維他命D是屬於脂溶性，因此身體能儲存起來一陣子。如果你每天服用的劑量超過5,000國際單位，那每應該3個月定期檢查一次血液中的維他命D濃度。

# 綜合維他命

*如果你平常大都是*吃生機純素的餐點,只要多注意維他命D和維他命B$_{12}$,其他應該可以不用擔心。但總會有意外,可能你的飲食內容無法達到想要的標準,就算都能依照計畫進行,生病、過敏、服藥或壓力,都可能使身體需要額外的維他命和礦物質。

為了保險起見,我建議各位服用綜合維他命和礦物質的補充品。記得選擇成人的劑量,而且如果你沒有額外補充維他命B$_{12}$或綜合維他命B,記得看清楚你的綜合維他命中,維他命B$_{12}$劑量是否達到每日的建議攝取量。另外務必確定產品不含麩質,而且是純植物性配方。

營養補充品的品質很重要,但價錢並非決定品質的依據,昂貴的營養補充品品質不一定比較好。如果你負擔不起昂貴的營養補充品,市面上有許多廉價優質的品牌,你就不會捨不得每天服用了。

# Omega-3補充品

*第四章曾經提過*,身體對Omega-3等必須脂肪酸的需求並不亞於維他命。為了確保你攝取到充分的養分,我推薦你每日服用Omega-3補充品。記得選擇由海藻萃取的Omega-3,這樣你才能買到純淨的非動物性產品,而不是魚油膠囊。我比較推薦腸溶膜衣錠,可以避免胃部不適和打嗝。

請記住Omega-3膠囊只能當作營養補充品,不能代替飲食中天然的來源,像是堅果、種籽、豆子和植物油,特別是亞麻仁籽。

正確的服用量是多少呢?市售膠囊的含量從200毫克到1000毫克不等。一般說來,一天1000毫克應該就夠了,超過這個劑量可能會延緩凝血時間,對身體不好。

有一種很棒的純素Omega-3補充品,叫做Life's DHA Omega-3,可以加進你的健康寶庫中,請參考lifesdha.com。介紹這補充品給我的貴人是穆罕默德・奧茲(Mehmet Oz)醫師,當時他為了錄製歐普拉的節目,特別來拜訪我在布魯克林的小屋。他帶給我一杯綠汁、Life's DHA Omega-3和一件手術袍,到現在我還穿著寫作,超舒服的!

# 消化酵素

**我建議各位**每天服用消化酵素，這能**減輕消化系統的負擔，讓身體將精力轉移至其他用途**。消化酵素也能確保身體有充分的酵素來徹底消化食物和完整吸收營養。如果你有吃動物性食品或熟食，更要記得服用消化酵素，一旦食物被加熱超過攝氏47度，就會喪失許多維他命、礦物質和最重要的酵素。所以服用消化酵素來幫個忙吧！

市面上的消化酵素也是多到令人目不暇給，有些補充品裡面甚至有十幾種酵素。記得選擇至少含有以下三種酵素的品牌：負責消化蛋白質的蛋白酶、幫助消化碳水化合物的澱粉酶和幫忙消化脂肪的脂肪酶。

有些專家認為也應該服用纖維酶，才能幫助身體分解纖維素裡的不可溶纖維，它是植物細胞壁的主要成分。

請選擇植物性配方的消化酵素，這種配方比較類似體內天然的酵素形式。我最喜歡希波克拉底醫學中心販賣的品牌LifeGive HHI-Zyme，一大罐就有650顆；Enzymetica的產品也很好。不管你選擇哪種品牌，記得每餐服用1～2顆。


# 蘆薈汁

**最後我要推薦蘆薈汁**，這相當重要。我每天早晨都會喝Life Herbal Aloe Detox Formula。我會將1～2瓶蓋的蘆薈汁倒進1公升的水中，然後喝一整個早上。蘆薈不只能治療燙傷，眾多研究都顯示，蘆薈能全面強化免疫系統。

研究顯示蘆薈有以下三大功能：抗發炎、抗菌和抗病毒。根據美國骨科學會的報導，蘆薈汁還能舒緩消化道的各種不適，如結腸炎、潰瘍和腸躁症。

在一項研究中，氣喘患者在連續服用蘆薈汁6個月後，將近半數的受試者的氣喘症狀都降低了，有的甚至完全消失。蘆薈也含有蛋白質、鈣、鎂、鋅、維他命A、維他命$B_{12}$、維他命E和必須脂肪酸。蘆薈汁含有天然的鈣質、維他命C和酵素，此外，蘆薈中還有鍺，這種礦物質能改善許多症狀，如免疫系統不全、慢性疼痛、心臟疾病和循環問題等。

蘆薈肥大的葉子裡有膠狀物質，這種黃色液體有抗發炎和止痛的天然成分，能舒緩身體的腫脹疼痛和皮膚的不適現象。

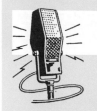

## 見證者：蜜莉變得強壯又快樂

我連續2年採行克莉絲的「逆轉疾病的全食物救命飲食」，這種生活模式給我身體的助益真是多到說不完：皮膚透亮、精力和專注力十足，免疫系統超讚，血液檢查正常，我感到強壯又快樂。逆轉疾病的全食物救命飲食除了讓我身體狀況變得超棒，還減低了癌症給我的威脅，現在癌症只變成牆上的陰影。

克莉絲和逆轉疾病的全食物救命飲食給了我一樣無人能給的禮物：自立自強的感受！也讓我學會如何生活才能讓自己變得更棒。我現在知道我有許多選擇的權利，我再也不用活在恐懼之中！我發現內在力量的強大，也學會許多充實生命的方法。我也瞭解到，癌症並非只和生命或死亡有關，重要的是生命的過程，我因此懂得無論如何一定要快樂。我還能控制吃進身體的東西，希望每一口吃進的食物都有最棒的養分，我也要求每一個想法都充滿正面的能量。

# ✕完整營養

*你如果平常只吃過*可嚼式的維他命片，那你可能會覺得我列的太多了。但我也看過有人登機時特別多帶了一只隨身行李，就為了要裝進他們的維他命丸、各式粉末、藥劑和補丸，這就太誇張了！

採用逆轉疾病的全食物救命飲食已經是非常健康的飲食模式，前述的補充品則能加強這份飲食的效果。我個人認為，如果你能購買最優質的植物性營養補充品，這些產品將能幫助你活力四射，散發出更閃耀的健康光芒！

請記住下面幾點：

- 食物是最佳的營養來源，但我們也可以接受一些幫忙：**營養補充品**和**超級食物**。

- **益生菌**能幫助平衡腸內菌叢，記得選擇比菲德氏菌和乳酸桿菌含量最高的品牌。

- 超級食物富含**植物生化素**，能降低罹患某幾種癌症的機率、降低身體的發炎現象、強化免疫系統，讓你變得更健康美麗。

- 確定你能攝取到足夠的維他命B$_{12}$。

- 如果你無法獲得充分的**日曬**，記得從補充品中攝取**維他命**D。

- 攝取Omega-3以提升腦力。

- **消化酵素**的功用——幫助消化。

- **蘆薈汁**就是抵抗惡敵的超級冠軍。

# 淨化冒險之旅
## 要啟航囉！

　　下一個*冒險*，也就是21天的淨化療程，能調整你的身體、心靈和精神，最後你將神清氣爽而且內外皆美。如果你喜歡這樣的感受，就持續進行吧！逆轉疾病的全食物救命飲食法是最佳的生活方式，請讓它作為你生活的基礎，不管你何時踰矩，最後都可以回歸到這樣美好的生活模式。

　　這個淨化療程的目的是幫助你脫離垃圾食物的枷鎖，我不想給你的生活增添任何壓力。我曾經說過，「完美」這東西根本不存在，抱著戒慎恐懼的心情吃飯就違背了本書的目的和精神。**你最終的目的在於獲得內心和體內的平靜，就是這麼簡單！**所以別害怕，出發吧！如果你在這21天中途放棄或倒戈，就笑一笑！重新再來，好嗎？在接下來的3個禮拜，我每天會持續給你許多啟發、建議和忠告。

　　在206頁，你可以看到一週的食譜建議。你也會發現，每天的內容和其他常見的7天、14天、21天或是30天排毒法很不一樣。

　　夢想並非遙不可及，女士先生們，但你必須展臂追逐。

　　為了幫助你達成目標，我每天都會提供你一些有關集中念力、自我肯定、祈禱、飲食和生活的小技巧，我也會給你持續下去的動力。祈禱的內容和宗教無關，當然，你也可以融入你個人的宗教。本書提到的祈禱比較像是與心靈的小對話，提醒你要關照內心的天使。

祈禱的最高境界就是自我肯定，
這能改寫你的潛意識，幫助你到達想要的生活。

　　雖然我幫你計畫好這趟身體和心靈的旅程，你還是可能會出現意外的症狀或
遭遇到困難。如果真是如此，你可以翻到最適合你當時需求的那頁。我也建議你
記錄每日的過程，和這本書放在一起。

　　切記，逆轉疾病的全食物救命飲食法並非要你餓肚子，這個療程能提供你許
多有益身體和精神健康的食物。一旦熬過早期的排毒症狀和對垃圾食物的癮頭，
就能開始享用地球上最優質的營養。我從經驗中得知，你最後將在不偏離基本原
則下找出最適合自己的模式，最後變得得心應手，如魚得水。

　　如果你還需要更多幫助或支持你的虛擬肩膀，請上crazysexylife.com，裡面有
數不清的激勵文字、社群、最新資訊、新聞和各式活動、休養所和網路節目的資
訊。對了，我也常上線喔！裡頭有太多無價的資訊啦！

## *現在讓我們出發吧！*

## 在這**21**天內，要問自己這**20**個問題

下面這幾個問題能幫助你的過程更加順利，最好每天晚上都能坐下，心無旁騖地
思考以下問題的答案。建議你可以影印這張表格，做成自己的日誌喔！

如果答案是**肯定**的，就在圓圈上做記號，或是填滿空格。

○ 1 你戒除咖啡了嗎？

○ 2 你遠離酒精了嗎？

○ 3 你排除麩質了嗎？

○ 4 你戒絕動物性食品了嗎？

○ 5 你是否已遠離精製糖，改吃低升糖指數的水果，並選用較佳的代糖，像甜菊
　　 和龍舌蘭蜜？

○ 6 你是否每天乾刷？

○ 7 你是否用鼻壺清洗鼻腔？

○ 8 你是否至少做了35分鐘的運動？

○ 9 你是否有靜坐15～20分鐘？

○ 10 你是否仔細用心地咀嚼每一口食物？

| | |
|---|---|
| ○ 11 | 你是否有開懷大笑，並表達愛意？ |
| ○ 12 | 你是否有接觸大自然，就算只有5分鐘也好。 |
| ○ 13 | 你有沒有睡足8小時，中間都沒有被打斷？ |
| ○ 14 | 你今天吃了什麼食物，有沒有榨汁啊？請寫下各餐的食物內容，包括早餐、午餐、晚餐和餐間的點心，最好可以在一天中隨時記錄。 |
| ○ 15 | 你喝了多少純水？新鮮的蔬菜汁也可以算進去。 |
| ○ 16 | 你服用了哪些營養補充品？ |
| ○ 17 | 排便情形如何？ |
| ○ 18 | 你在何時吃下最後一餐？最好睡前 3 小時前吃完最後一餐。 |
| ○ 19 | 你的身體狀況如何？ |
| ○ 20 | 你的情緒好嗎？ |

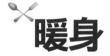

# 暖身

　　*開始前，最好給自己一週的轉換期*，就像斷奶週一樣。畢竟，你像是一隻剛學會平衡的小馬，不用在第一天就上場賽跑。挑選適合的一天開始，雖然逆轉疾病的全食物飲食法是一種簡單自在的生活，但盡量避開有許多派對、婚禮或生日的時期。擺設好你的櫥櫃和冰箱、準備好用具、營養補充品、拍掉跑步鞋上的塵埃、訂下按摩療程、買好灌腸袋、調查附近的大腸水療中心、買本能激勵你的日誌、挖出廚房的計時器來進行每日的冥想、複習第七章有關保養身體的技巧。

## 轉換期飲食調整指南

· 完全戒除精製糖和精製澱粉。
· 如果你還喝咖啡，請慢慢戒除，減少到每天只喝1杯，複習第三章的轉換技巧。
· 每星期最多喝2杯酒精性飲料，請選擇有機紅酒。
· 細胞有水的滋潤最快樂。務必飲用足量的水，而想排泄時就讓自己暢快一下。
· 一週最多攝取兩次肉類，每次不可以超過85～110公克。
· 慢慢戒除乳製品和麩質。一週內每種最多吃2～3份。
· 本週加倍攝取蔬菜，開始榨汁。

# 一週食譜範例

| | 星期一 | 星期二 | 星期三 | 星期四 | 星期五 | 星期六 |
|---|---|---|---|---|---|---|
| 睡醒時 | 檸檬水（可加一點紅辣椒粉）、花草茶 | 檸檬水（可加一點紅辣椒粉）、花草茶 | 檸檬水（可加一點紅辣椒粉）、花草茶 | 檸檬水（可加一點紅辣椒粉）、花草茶 | 檸檬水（可加一點紅辣椒粉）、花草茶 | 檸檬水（可加一點紅辣椒粉）、花草茶 |
| 早餐 | 綠汁 P234、新鮮莓類或1顆青蘋果 | 綠大師果昔 P234 | 正午前只喝綠汁 P234，需要比較多能量的時候，可以多吃1份香草奇異籽樹薯布丁 | 蘋果芽菜果昔 P234、發芽穀類麥片搭配堅果奶或是種子奶（吃不吃皆可，市面有售） | 正午之前只喝都市禪心果汁 P234、無麩質土司夾酪梨（請視口味酌加海鹽） | 正午前只喝綠汁 P234，需要時再吃性感種籽蛋糕 P242 |
| 午餐 | 無蛋豆腐沙拉 P235、無麩質麵包 | 墨西哥燉飯 P243、好料大沙拉搭配個人喜愛的沾醬 | 寵愛海苔捲 P241、薑汁檸檬草味噌湯 P240 | 野米番茄湯 P239、簡易地中海酸豆沙拉 P236 | 西班牙式橄欖捲餅 P243、好料大沙拉搭配個人喜愛的沾醬 | 生機主張「花生」麵 P244佐清蒸蔬菜（灑上海鹽，布拉克蘋果醋或油和檸檬） |
| 點心 | 蘋果、梨、芹菜條、搭配杏仁醬或腰果醬 | 無麩質餅乾沾鷹嘴豆泥 | 綠汁 P234、10～15顆杏仁 | 綠汁 P234、10～15顆杏仁 | 蔬菜切片搭配鷹嘴豆泥或其他種類的豆泥，也可搭配醬汁 | 綠汁 P234、1～2片米糕和生杏仁醬 |
| 晚餐 | 酪梨佐羽衣甘藍細葉沙拉 P235、蔬菜藜麥佐泰式「花生」醬菜 P242 | 燒烤風味豆腐 P244、高麗菜佐大麻籽沙拉 P235 | 烤番茄盅（餡料為松子菠菜糊和小蒔蘿）P244、地中海風藜麥酸豆沙拉 P236 | 佛陀飯 P242、醃漬海菜 P245、櫛瓜香菇味噌湯麵 P240 | 伍德斯卡和平沙拉 P234加入喜愛的沾醬、西南風烤甘藷佐黑豆漢堡 P243 | 亞州蔬菜拼盤 P245、奶醬菠菜 P244 |

＊星期天：快樂的斷食日！複習第六章，參看食譜內的女神生機湯 P240。

206

# 瘋狂性感 的一天

*健康快樂的一天是這樣展開*：早早睜開你的雙眼、刷牙、喝杯純水、一屁股坐上冥想墊！接著花15～20分鐘的時間來處理內心的吵雜，然後飲用綠汁和進行保養玉體的程序——乾刷、鼻壺、彈跳運動和瑜伽。中午以前最好只喝液體食物，也就是綠汁、綠色果昔、純水和茶，你可以喝很多杯。如果還是不夠，可以吃些固體食物。

午餐和晚餐請遵循80/20或60/40的比例，盤子中必須有一半以上是鹼性蔬菜，例如沙拉、清蒸或清炒的綠色植物和蔬菜，你可以參考前一頁的示範餐飲來創造自己的菜單。我相信你可以自己決定食物內容，我則負責解決你壓抑的情感！在每週的第七天，你會有一次斷食的機會，請記住，你可以自行決定是否要斷食，如果你想複習斷食的技巧，請參閱第六章 見 138 頁。

7天的內容約是這樣，再次強調：


**這不是醫師的處方籤，你不用依樣畫葫蘆。**


記住你可以自己增添食物的份量，這種飲食法的樂趣在於可以多吃一點也不怕！你只會多吃了許多鹼性的好東西。有些人可能還會嫌食物太多了！如果你以前只需要一杯咖啡和脆餅，那一開始當然會覺得無法吃進那麼多的鹼性寶物，傾聽身體的訊息然後做出適當的調整。

至於甜點方面，我不建議你每天晚上都吃甜食，但如果某天晚上你真的需要嘗嘗甜頭，可以選擇含70%可可的黑巧克力或一份當季水果，也可以喝巧克力酪梨醬 見 245 頁。

這樣你瞭解計畫內容了嗎？
讓我們開始進行吧！

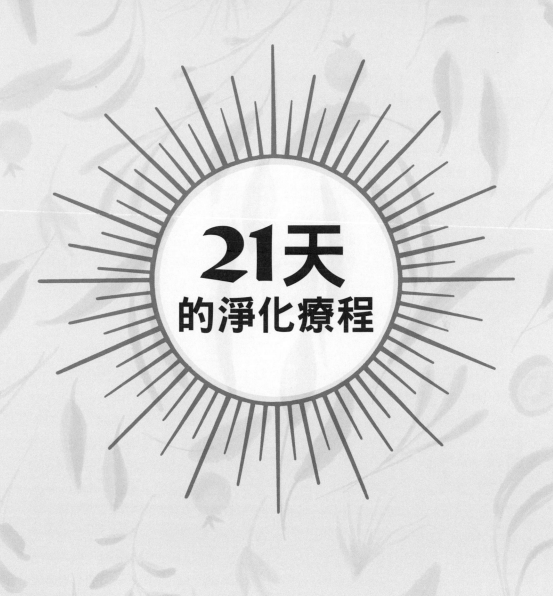

21天
的淨化療程

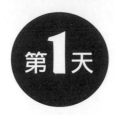

*答啦！*第一天開始囉！本週的功課是要以輕柔的腳步走出舒適圈，沒有輸贏的壓力。你只希望自己更進步、更健康、衝出自己設立的藩籬，這樣就夠棒了！

今天你要完全戒除咖啡，沒錯！完全戒除。如果你還吃肉類和乳製品，也是說掰掰的時間了。因為現在漢堡已經消失了，所以你必須服用維他命B₁₂或綜合維他命B。剔除麩質，想知道你是否對麩質過敏，唯一的方法就是暫時脫離。至於精製糖和精製澱粉，早就不知被踢到哪裡去了。

## 專注

接下來21天內，你必須特別注意你所專注的目標。我希望你專注於正面思考，盡量避免負面想法。例如，不要說「我做不好」；反之，我希望你將注意力轉到你成功的方面。

為了達到這個目標，你要特別注意自己的用字遣詞。我們都會和自己對話，想想看你都跟自己說些什麼，記得細胞也是有耳朵的，它們正在聽你說話喔！

## 祈禱

請幫助我敞開心胸，點燃我兒時的好奇心和勇氣。如果我變得暴躁易怒，請拍拍我的肩膀提醒我。不要相信那些阻礙我前進的聲音，請給我足夠的智慧來釋放這些雜音。

## 肯定

我有能力、我有自信、我很聰明、我跌倒後有能力靠自己再爬起來，而且我能自己做主。健康快樂是我與生俱來的權利，我用感激的心來接受這份禮物。

## 早餐

喝下1大杯純水來喚醒你的循環系統，可以在水中加點檸檬和紅辣椒粉，然後可以喝1杯香草茶、1～2杯綠茶、白茶或瑪黛茶。若你很餓，可以喝杯480c.c.的新鮮有機綠汁或綠色果昔（見p.234）。如果喝完仍然會餓，可以再多喝些綠汁或綠色果昔。

## 午餐

盤中60～80%要擺上彩虹顏色的沙拉、優質脂肪和其他美味的生食，像是美味的「花生」麵條、生蔬菜麵、堅果糕、豆薯海苔捲等，都是很好的選擇，吃這樣就很夠了。盤中剩餘的20～40%，可以放入健康熟煮的全食物，例如，清炒或清蒸蔬菜、豆子、天貝、豆腐、不含麩質的穀類和麵條、湯品、烤甘藷或海苔捲等。可以參考食譜範例、書單或上crazysexylife.com查詢，裡面有幾百種食譜等你來嚐鮮！

## 點心

果汁吧開業，喝雞尾果汁囉！每天大約3、4點時，我們的精力都會突然下降，此時不要再依靠刺激性飲料，那會戕害

你的腎上腺。嶄新的你現在要痛快暢飲綠汁！

如果想多吃些，可以嚼一把生杏仁、糙米糕沾鷹嘴豆泥、芝麻醬、酪梨醬、亞麻仁脆餅、豆子沾醬等。請自由創作！

如果你經常旅行出差，記得隨身帶些零嘴，這樣才不會受到便利商店或販賣機的誘惑。附有冰塊包的小型旅行冷袋可以保持果汁的新鮮度，也可以用來攜帶其他易壞的食物。許多甜葉菊產品都是小包裝，可以放在手提袋裡，所以一次可以多買幾包放著。生堅果和生種籽也可以存放在辦公室的抽屜。但不要放太多了，雖然堅果和種籽很營養，又富含優質脂肪，但卡路里可是很高。

## 晚餐

餐盤仍依照午餐的比例設計，實在很簡單，連想都不用想。我家晚上的餐點都很容易準備。我們會做盤美味的沙拉，裡面有蘿蔓葉、番茄、甜脆豆、油漬橄欖、大麻籽、紅洋蔥，醬汁則是加了龍舌蘭蜜的芥末醬。熟食部分，我們會做佛陀飯（見p.242），裡面有藜麥、綠花椰菜、鷹嘴豆、大蒜、Bragg醬油、黑胡椒、紅椒粉和一點亞麻仁油。我會吃一大盤沙拉（盤中的60～80%）和一點點佛陀飯（盤中的20～40%）。

## 甜點

真的可以吃甜點嗎？如果你很需要甜點，也沒有特殊的健康考量，或沒吃甜食可能會變成狼人般恐怖，來一點甜食倒沒什麼大礙，你可以吃一小塊至少70%的黑巧克力、可可布丁或一片角豆。我會自製巧克力，原料100%是可可、甜葉菊或雪蓮果。

請注意，**經常吃甜點會減緩體內淨化的速度**，但如果沒有甜食，你真的會受不了，那還是來片甜點，繼續努力吧！

## 保養身體

趕快動起來！祈禱時順便運動、散步、跑步、跳舞、和狗玩等等，隨你高興。我建議你每週至少抽出5天做35分鐘的運動。

此外，沖澡前請務必先乾刷，從腳趾一路刷到鼻子！在這段時間規律泡蒸氣浴會很有幫助，若是能做點遠紅外線蒸汽浴，那就更能加快淨化的腳步喔！

## 小技巧

在最理想的情況下，最好能在中午前只喝綠汁或綠色果昔。午餐和晚餐時才吃固體食物。然而，如果幾杯蔬果汁下肚後，你還是很餓，請等個20分鐘，再吃一碗低升糖指數的莓類，但記得水果要單獨吃。

其他早餐的選擇包括無麩質吐司沾Earth Balance純素奶油、酪梨沾一點海鹽、芹菜條沾杏仁醬、生麥片或無麩質的熟麥片、燕麥、種籽鬆餅、堅果奶、查布丁，當然也可以吃昨夜剩下的蔬菜和穀類！最後，記得要細細咀嚼！你可以試試一口咬20下嗎？如果你真的能這樣做，胃和腸道一定都會很愛你。

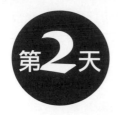

**第2天**

*你成功囉！* 第一天已經結束，你又往自由的方向更邁進了一步。雖然你要注意吃進嘴巴的東西，但不該吃的食物一樣要注意。

所有的健康飲食都有一個共通點：**屏棄垃圾食物**。採取這種飲食和生活方式就像坐上勞斯萊斯，你值得享有這趟優雅的旅程。

## 專注

擁抱自己，是真的擁抱喔！

你今天可能會很累、心情也很差。昨天你的生活和健康都開始了重要的轉變，但這可能喚醒了身體和情感上的痛楚。

沒關係，先放下手邊的工作——當然你得先念完這一段。

深深吸一口氣，然後將雙臂往天上高舉，做出祈禱的手勢，伸展你的身軀。放下雙臂時深深吐氣，然後擁抱自己。擁抱自己神聖的身軀時，大聲對自己說：「我愛你（加上自己的名字）！」請重複說三次。

## 祈禱

希望我能體會到自我的珍貴、價值和神聖。當我跟隨自身靈性的導引時，將自覺圓滿。

## 肯定

我愛我的大腿；我的皮膚很漂亮；我的器官既健康又強壯。

## 保養身體

不管你什麼時候有空，就是要運動，而且要運動35分鐘以上，這沒得商量，所以不要想逃。

對了，親愛的，你有沒有認真靜坐啊？不要毀約喔！就算你超不想靜坐，還是要親身試試看，**嘗試最重要！**

## 小技巧

事先計畫飲食內容，這真的很有用！雖然我沒有規定你每餐的內容，但這不表示你不用事先策劃。

不要急急忙忙弄晚餐，翻開烹飪書、上市場採買。先精心策劃餐點，這樣才能增加自己的成功率喔！

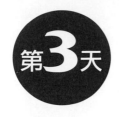

**第3天**

*星期三：瓶頸日。* 今天可能真的遇到瓶頸囉！太棒了！加油！趕快攀越這座山丘，最後你會是冠軍！

其實這只是小瓶頸罷了。你可能會出現一些**排毒症狀**，像是疲倦、頭痛、思考困難、皮膚紅腫和肌肉無力等等。沒關係，這些都是正常的現象，身體只要一有機會排毒，就會傾全力進行。本週還只是剛開始的試乘期，請咬緊牙關，繼續往前。

## 專注

用心靈來想像，現在你正展開全新的探險，再幻想一下，結束後的感受會有多棒。閉上眼睛1、2分鐘，想像一個彩色的日曆。隨著淨化療程一天天過去，想像自己每天結束時，都用綠色筆在日曆做個記號。當細胞獲得你的幫助，你自己也會沉浸在喜悅之中。

你成功了！現在睜開眼睛，相信自己今天會繼續堅持下去，盡最大的努力。最怕你什麼都不做。

## 祈禱

請讓我掙脫枷鎖，自由向前邁進；我想要多自由就能有多自由。

希望有人可以稍微鞭策我一下。

## 肯定

我又酷、又甜美、又精明，又有智慧！我真的從頭到腳愛死自己了！誰能抵擋我的魅力呢？

## 保養身體

運動！運動！淋巴需要你多動。

今天可以開始玩玩鼻壺，鼻寶和肺部會向你鞠躬！

## 小技巧

如果你正渴望法布奇諾或Cinnabon販賣的肉桂捲，請複習第三章有關戒除食癮的技巧。

**第4天**

*還記得小時候我們*幻想擁有自己的遊樂場,並養了2隻恐龍當寵物?上學的交通工具還是火箭呢!我們當時不只是這樣幻想,我們還信以為真。

結果有一天,白癡鄰居突然戳破了我們的夢想:「蘇姬,別傻了,那全都是不可能的。」你回答:「什麼?真的是這樣嗎?」然後在一把鼻涕和一把眼淚間,你的夢想就這樣幻滅了。

同樣道理,嶄新的你也可能會嚇到別人,因為你迫使他們認真檢視鏡中的自己。從現在開始,你可能會一直不斷聽到許多**來自朋友、家人和親戚的負面聲音**。這些人可能不支持你的新生活,也可能很疑惑,他們甚至感到備受威脅。但不要讓這些人的評斷影響你的士氣,他們只是還不瞭解你的狀況,請讓他們放心,告訴他們你很喜歡這樣的生活,而且身體也變得更健康,請用關愛溫柔的語氣來傳達你的想法。

## 專注

不管你的志向有多遠大,請務必相信你的潛力,好好擁抱你的目標,這是場穩贏不輸的戰役。對了,記得趕走那位白癡鄰居,雖然他可能早已消失,但你可能仍然念念不忘他說的那句話。

## 祈禱

請幫助我制伏內心的叛徒。讓我當開路的先鋒,而不是盲目的追隨者。我站在自身的榮耀之下,並希望其他人也和我一樣。

## 肯定

我有無窮的健康、心靈財富和快樂。我很有價值,我像座寶庫,今天這世界就需要我的幫助。

## 保養身體

你有屁股,所以搖搖你的屁股吧!你可以抽出幾分鐘?試試35分鐘好嗎?呼拉圈也很棒,你應該也有同感吧!運動時,請注意你的呼吸方式,你是否屏住呼吸或者呼吸很淺呢?**運動時如果能配合深沉的呼吸,將能刺激淋巴系統循環,使毒素能更快排出。**現在你應該已經愛上了鼻壺,呼吸也變得很順暢,盡情的呼吸吧!

## 小技巧

**曬曬太陽**當做點心。沒錯,癮君子一定會有固定的吸菸時間,你也可以有20分鐘的陽光時間來補充維他命D!

**第5天**

*你今天應該是超級害怕。*原本星期五就是開始狂歡的前奏，你已經準備好要大吃大喝和瘋狂補眠。以往和朋友狂歡放蕩時，總會吃進許多垃圾、喝進許多毒藥，現在請記得事先策劃餐點，這樣就不會再重蹈覆轍了。

**你還是可以盡情享樂**，但未必要喝那麼多酒，伏特加和萊姆都不會消失，現在請暫時點萊姆就好了。

## 專注

如果你覺得週末可能即將犯戒，請現在就準備好應變對策。這樣當凶猛的欲望襲來之際，你才知道要如何應付。請抱著兵來將擋、水來土掩的心態，這樣你將能穩若泰山。

當欲望襲來之際，請花片刻感受踏在地面的雙足、將雙頰貼在椅上、做幾個深呼吸，讓誘惑慢慢消失。

**問問自己真正想要什麼**，答案可能跟食物完全無關。也許你是需要一個擁抱或是小睡片刻，也或許你希望能和心理治療師好好談一談。

即使你必須跑去公共廁所來和內心進行一番心靈對話，那也沒什麼大不了，天知道其他人都在馬桶上做些什麼？！

## 祈禱

希望我能分享自身的光芒，讓自己同時更加閃耀。讓我秉持正直的心態與人相處，期待以身作則來激勵他人。當我忘記時，請提醒我，給我神聖的紀律。

## 肯定

只要堅定意志，我一定能成功。我是神力女超人，我還帶著防彈手銬。我用真言套索（註：神力女超人的武器之一）來對抗食物的誘惑，透過隱形計畫來消滅它們。我有能力掌控一切！

## 保養身體

靜坐並非休息時間，靜坐也一樣是工作，我希望你能很努力。連披頭四都重視靜坐的功效，相信你也會受益良多，披頭四每天都靜坐20分鐘，看樣子靜坐的效果很神奇喔！

## 小技巧

與神共餐。**盡量在就寢前三小時吃完晚餐**，因為身體是在夜間進行修護，不要給身體添加消化食物的負擔。

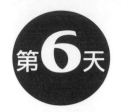

**情緒排毒反應**是非常正常的現象。在這段時間,你可能會變得暴躁易怒、有點憂鬱又想掉眼淚,若剛好遇到生理期,症狀會更明顯。你已經甩掉了粉飾痛苦的壞食物,也丟掉了快樂假象的零食,這假象其實只維持30秒鐘。真棒!麻木我們的東西只是蒙蔽真相的面紗,婚禮可以戴面紗,但婚後的生活可不需要!我相信很快就會雨過天晴,但如果你沒有定期打掃心靈,雜草可是很快就會長出來的。

### 專注

**專注在你身上!**抽出一點時間休息和檢討。想想本週的表現,在日記寫下你遇到的考驗、你得到的勝利,和能在下兩週繼續幫助你的一些小技巧,記得用溫和的言語。

寫完這份隨興筆記後,請好好犒賞一下自己,做件愉快的事。你想去做指甲美容?按摩?散步?還是和有趣的朋友一起喝茶聊天?沒有食物的空暇時間可能會令你覺得漫無目的,這時請記得:美好的經驗能創造寶貴的回憶。當生命即將走到盡頭,我們真正擁有的只剩下回憶,現在就用心多創造一些回憶吧!

### 祈禱

請讓我獲得快樂與自由;讓我愛人,同時也能被愛;讓我擁有完整的自我與健康的身體。

### 肯定

我每邁出一步,就是一種勝利;我每摔倒一次,就是一個教訓。勝利或教訓,都是一種進步。

### 保養身體

在每天固定的運動時間結束之後,展開雙臂做幾個超級慵懶的伸展動作,每做一個動作時要肯定自己。

摸腳趾頭時要說:我的身軀很靈巧。

扭腰時說:我很有勇氣。

把手伸向天空時說:我能放大自己。

往後仰時說:我的身上沒有贅肉。

倒立時告訴自己:我是大廚師。

### 小技巧

上街血拼囉!注意,是要買菠菜,不是鞋子。接下來是很重要的一週,而且明天又是斷食日,趕快準備吧!

此外,記得飲用足夠的純水、攝取充分的優質脂肪並好好咀嚼蔬菜。**不要餓肚子**,沒錯,你的體重會減輕,但這只是本療程的附帶優點,而非主要目的。

若你的體重正常或偏瘦,又覺得自己一下瘦太多,可以多吃些堅果和種籽,種籽可以整顆吃,也可以吃堅果或種籽醬、熟煮過的穀類、無麩質麵包或酪梨等高熱量的食物。

如果你過重,逆轉疾病的全食物救命飲食能夠幫助你用自然的方式找回身體的平衡。

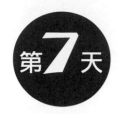

**第7天**

*你今天可以整日或半日斷食，這要依據你個人的需要來決定，所以記得傾聽身體的聲音。不論你選擇整日或半日，務必隨時補充水分和蔬果汁。*

## 專注

**網路排毒！**昨天你清理了感情上的糾葛，今天你要排除一直想看電子信箱的欲望。正如提摩斯·賴瑞（Timothy Leary）所言：「打開心扉、體驗內心、脫離體制。」沒錯，**螢幕斷食！**如果你發現，你花在調查遊樂地點的時間，比真正玩耍的日子還要多，那就本末倒置了，還是少點網路遊戲，多點真正的遊戲吧！長時間坐著上網，可能會引起腰酸背痛、乾眼症、腕隧道症候群、睡眠問題，甚至頭痛。改變你和科技的關係。首先，你在靜坐時，可以想想該如何規劃上網的時間。試試下面這幾招：

- 用老方法：打電話！不要再一直寄電子郵件。
- 只在固定時間檢查信箱，早上10點或下午2點、4點。上網時記得關閉電腦的來信提醒。
- 上網時不要一心多用，這樣其實更沒效率。
- 不要再用臉書追蹤前男友的動態。
- 當你想靜一靜時，可以利用電子信箱的自動回信功能。寫作本書的最後6個月，我就是利用自動回信功能，否則根本無法完成。我的自動回信內容如下：

*親愛的朋友們：*
*我下一本書的截稿日期就快到了，因此我可能無法立刻回信。如果你有緊急事件，請聯絡我的祕書。*

*寧靜、愛和蔬菜。*
*克莉絲·卡爾*

- 如果你玩推特，記得不要漫無目的的玩，也不要在晚餐時間玩。沒人想知道你才剛上完廁所；推特是用來建立形象，不是一堆自戀的蠢話。

## 祈禱

在這個混亂的世界，請幫助我找到寧靜，提醒我不要因為外界的干擾而忽略保養身體。
**過高的目標和壓力都會使身體酸化。我放一天假，世界不會因此毀滅。**

## 肯定

我很沉穩，但我的身軀輕盈。我內心祥和，又很好相處。
簡單中可以找到美麗。

## 保養身體

到大自然去吧！去海灘、山上或是公園健行、爬樹、欣賞瀑布。
不管現在溫度是不是零下12度，也不管你

是不是只想依偎在筆電旁邊，穿上溫暖的衣服，把自己包成豆泥捲餅，讓冷風吹打在你臉上。

回家後沖個熱水澡，然後塗抹神奇的精油霜，先倒出15～20滴你最喜歡的精油，加上荷荷芭油、酪梨油、椰子油或甜杏仁等基底油，這是很健康的全身滋潤霜。

## 小技巧

殺死電視！今晚也不可以上網哦。我打賭，現在你的書架上應該有一本書正期待你的賞閱。書本也是有感情的喔！

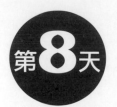

**成功了！**第一週已經結束，不管是好是壞，最困難的已經過去了。

接下來可能會有些痛苦（隨時都可能出現排毒症狀），但是你已經邁出了勇敢的步伐。真希望你有看到我為你起立喝采！

## 專注

從一把椅子，可以學到生命所有的教訓。飲食就是椅子上面積最大的焦點，椅子的四隻腳分別是心靈、身體、精神和每日的修練。只要其中一樣沒做好，椅子就會倒下。

美女，你缺哪一樣呢？本週請找出一個專注的目標，好好加強。

## 祈禱

我的身體就是上帝給我的禮物，能擁有這麼美麗的身軀，我真是心懷感謝。請指示哪裡是我身體未受關注之處，請幫助我好好關注這些地方。

## 肯定

我很優雅、我很犀利、我很溫柔、我精力無窮、我很傻、我很認真、我喜歡自我的矛盾，我能在矛盾中穿梭自如。

## 保養身體

讓血液動起來！你身體每一公斤的肌肉每天大約會燃燒70～110卡的熱量，但每一磅脂肪只會燃燒4.4卡。肌力訓

練能夠加速新陳代謝，專家建議每週至少要做2～3次的肌力訓練，每次30分鐘。你也可以用拉繩來鍛鍊肌力，拉繩又漂亮又方便攜帶，在皮包中塞條拉繩，然後去公園運動吧！因為你昨天才剛斷食，今天可以考慮使用灌腸袋並且補充益生菌。若想深層淨腸，也可以試試大腸水療。斷食會擠出身體的廢物，請助腸道一臂之力吧！

## 小技巧

**請發揮同情心。**如果你覺得有時候很難對自己展現同情心，那你就將這份心意轉給動物、地球和整個宇宙吧！
面對保護動物這個議題，我抗議的方式就是用叉子選擇蔬食，並把錢花在刀口上。如果你可以為後代子孫著想，那就更棒了。終結殘害動物的行為，就從你開始吧！

*最近肚子會不會不舒服？*你可能會有一點便祕，也或許有一點腹瀉。兩種情形都很正常。你現在正在淨化身體和重建細胞，同時不斷排出廢物。身體會愈來愈健康，纖維就像是腸道的啞鈴，能使腸道更強壯。或許你的排泄速度突然變得飛快（一天2～3次），你會擔心這是否正常，這當然正常。

如果你上廁所的次數變多了，應該要很開心；若你還是無法順利排便，可試試Oxy-Mag或Nature Calm和優質益生菌，也許你只是需要一些補充品的幫助。

## 專注

請注意今日排便狀況。傳統觀念認為女性大便或排氣都是不雅的舉動，請屏棄這種無稽的教條。
排氣很好，大便更棒。穿緊身牛仔褲才笨呢！讓肚子呼吸吧！

## 祈禱

有時我太拘謹又很沒耐性。請安撫我那瘋狂揮舞的雙手，讓我更能接受祝福。

## 肯定

我放得下。能量在我體內自由自在地流動。我能招來許多好運。

## 保養身體

提到便祕，充滿化學物質的體香劑也會

使汗腺窒息。Skindeep.org裡頭有介紹比較好的品牌，我的最愛是Hugo Naturals的海茴香和西番蓮體香劑。

## 小技巧

如果你出現排氣或飽脹等症狀，請記得多遵守食物混合的原則（見p.124）。每餐搭配服用一顆消化酵素（見p.200），吃飯時也不要喝水。

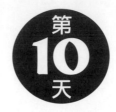

### 第10天

**十位歡囉！萬歲！**

健康鬥士有沒有更健康了呢？為了能夠衝上美麗的星空，身上要加滿電力，但這途中不可能事事順心。上週你像是乘坐了感情上的雲霄飛車，本週你可能一樣討厭我，還可能痛恨這本書、這整個淨化療程、這整個世界、你自己、郵差、總統和每一個人。

這些都是好轉反應，但你還是要重視自己的感覺，**你可以觀照這些感覺，但不用被牽著鼻子走。**你哭鬧的背後原因到底是什麼？你是否無法設下健康的底線？請勇敢說不，你會感到前所未有的自由。

如果想說不時，硬要說好，那你將無法承受痛苦。如果你真的已經到達忍耐的極限，就將憤怒徹底宣洩出來吧！跑去山頂上扯破喉嚨大聲嘶喊吧！

### 專注

遇見內心的祭司。她的能量驚人。

她熱衷性愛、腳踏紅色高跟鞋、言論自由、笑聲宏亮。這位祭司充滿愛心和同情心，但為了保有赤子之心，她絕對會堅持到底。她的香味迷人，是廣藿香加玫瑰再加上一點埃及麝香。

如果你的內在祭司身體有什麼殘缺，請盡力修護她。

### 祈禱

相信我擁有眾人的愛，我內外皆美！讓

我享受女性的能量，請指引我找到內心的祭司，提醒我再也不要離開她身邊。

## 肯定

我充滿能量和熱情；我珍愛自己的女性特質。

## 保養身體

裸身跳舞。接著泡個燭光熱水澡，在洗澡水中加幾滴迷迭香、薰衣草或松木精油，就能有放鬆肌肉和心靈的效果。舒服的斜躺在浴缸內，同時啜飲花草茶。

## 小技巧

**沙拉裡面可以添加一些功能性食物**，像是泡菜或其他自然發酵的蔬菜，在天然食品店或有機食品店的冷藏區可以買到這些食物，它們能增加體內的好菌。

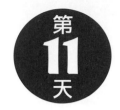

*昨日你關照了自身*的挫折感和憤怒的情緒。今天開始注意你是否突然瞬間心情大悅。許多人在淨化的過程會突然有一種快樂，甚至幸福的感覺。你現在吃的食物對心情都很有幫助，比百憂解還有效，卻沒有一堆副作用。

請珍惜這些感覺，幸福感就會一直上升，愛自己也愛這個世界，你就會有如置身天堂般滿足。如果你不知道自己到底愛什麼，可能只是因為缺乏練習，我會幫助你鍛鍊記憶力。

## 專注

將你所愛的人事物列出一張表，總共要10項。

愛是充滿磁性的力量，能為細胞吸引更多善緣；愛還會讓我們散發光彩。

不管那些人事物是多麼地微不足道，你都要好好感謝他們，只要這樣，就能提醒自己生命中充滿了幸福。

如果我們訓練自己的雙眼，將會發現周遭有太多美好的事物。

## 祈禱

請讓我發現生命的奇蹟和偉大，看到奇蹟等於看到自己。

## 肯定

我真喜歡這種健康的感覺，讓我在此時此刻感到自豪。

## 保養身體

如果天氣好，就出去騎單車；如果天氣糟或冷，把暖氣調到24℃，做半小時的熱瑜伽。

接下來，請預約一次按摩療程，用紅筆寫在日曆上吧！

## 小技巧

發芽。如果能在沙拉上加點綠豆芽，營養價值就會更高。Sproutman.com可以找到完整的發芽方式。我自己的老方法是：用溫水將豆子浸泡一夜。以濾網篩淨後，接下來幾天，多用清水洗幾次。當小尾巴長到約3公分長，就可以享用。記得要放冰箱冷藏。

### 我喜歡

- 紫色墨水筆
- 和我的狗羅拉依偎在一起
- 四爪古典浴缸和吊燈
- 巴布·狄倫
- 玩益智遊戲
- 運動褲
- 水鑽髮飾
- 《Bun of Steel》健身DVD的葛雷格·史密斯（Greg Smithey），我媽也超愛他
- 在公文上塗鴉
- 我那帥氣的丈夫幫我清洗榨汁機

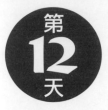

## 第 12 天

感激是一種生活態度。現在你已經找到珍愛的人事物，歡迎感激進入你的生命吧！感激讓你變得富有，離開貧窮。

當我思考生命中的恩典，幸福感就會持續上升；如果我一直要東要西，只會愈來愈空虛。

生命不是等你準備好才會開始，生命早就已經開始了。

**想想自己擁有什麼，而非欠缺什麼。** 如果你連一樣值得感激的東西都想不出來的話，那你就真的被內心的掃興鬼綁架了。這可不妙，趕快出動陽光糾察隊來趕走他！

## 專注

這件事十分值得你好好地思考一下——假如你現在的問題突然都消失了，你覺得自己會因此而立刻變快樂嗎？

請說實話，我猜答案是否定的。

許多人為自己內心負面聲音築起了堅固的城牆，疑惑和絕望等負面情緒也深深鞏固在我們的心裡，即使痛苦的來源消失了，別以為這些自我打造的城牆就會倒塌。

等你不再繼續供養這些負面情緒，這座痛苦城堡自然就會倒塌。

## 祈禱

請讓我用感恩的心來度過在地球上的每一天，同時珍惜自己所擁有的幸福。

### 肯定

我擁有充實的生活，內心有著滿滿的喜悅，而且身體健康，使我充滿能量、活力和安詳。

### 保養身體

從網路下載一份引導式冥想或祥和吟唱的CD。

抽出15分鐘來休息和整理思緒。

### 小技巧

把化妝包和藥櫃都整理乾淨。

幸好，你有新的選擇，所以你不但要珍惜天然的產品，而且要善加利用；所有的化學滋潤霜、舊口紅以及眼影都要丟掉（見p.164）。

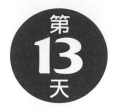

**第13天**

***為自己和別人準備餐點***，這是能深深表達愛意的方式。隨著你的廚藝日漸精湛，現在你可以邀請朋友一起共享無麩質的麵包。雖然你正在進行體內淨化的療程，但不代表你必須離群索居。

分享你的知識吧！這世界需要你！傳授同事榨汁的祕招、為媽媽準備健康的晚餐，同時分享你的食譜。你是我看過最性感的「預防勝於治療」啦啦隊隊員，快揮舞你的彩球吧！

### 專注

率領世界改變——這是甘地的名言，不是我發明的，他真夠酷！

### 祈禱

讓我幫助其他人找到核心活力；讓我能夠傳達自己的知識。雖然我自己很興奮，但是別人可能不想有被逼迫的感覺，請教我用耐心和同情心幫助他人。

### 肯定

我確信我能夠以非常清楚的方式來傳授我的智慧。

### 保養身體

有聽過刮舌苔這個祕招嗎？你有沒有注意過舌頭上偶爾會累積一層舌苔？這是廢物和病菌所累積的。你可以幫舌頭把這層舌苔刮掉，健康食品或藥房就可以

買到刮舌器，一個大約只要2塊美金。舌頭如果乾淨，法式舌吻會更火辣喔！

## 小技巧

如果你正為嗜肉族群準備餐點，要特別注意調味，份量也要足夠，這樣才能夠讓他們有驚豔的感覺。

你可以做一份烤蔬菜、生機千層麵、天貝三明治，或是豐盛濃郁的穀類餐點和湯品。要不要再加一道令人垂涎的甜點？你也可以在宴會開始前先用新鮮果汁招待客人，記得用性感的高腳酒杯或香檳杯來盛裝。

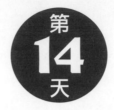

**第14天**

*又是斷食日囉！*如果你有能力斷食，很棒！如果不行，那就吃清淡新鮮的蔬食吧！斷食的優點之一是能保持清晰的神智和純淨的精神。斷食能趕走體內的廢物，剝去老舊的外皮，重現神聖芳香的內在。歷史上許多偉大的精神領袖都是斷食的實踐者，其他積極分子、藝術家和哲學家也依靠定期斷食來和深層自我連結。

斷食名人堂裡有甘地、佛陀、耶穌、德雷莎修女、柏拉圖、亞里斯多德、林肯和達文西。佛陀的斷食精神和本書的精華不謀而合。雖然佛陀曾嘗試進行長時間的斷食，但他覺得此法過為極端（我也是這樣認為），所以佛陀選擇一天斷食的方式來幫助自己找到中庸之道和明心見性。佛陀真夠辣的！

## 專注

想想生活中哪裡堆積了太多雜物？是衣櫃嗎？還是檔案櫃？更別提名片盒了，想到就累！現在是大掃除的時候了，但抹布和掃帚可不是唯一的工具。現在也該**把黑名單拿出來清算一下**，有些人只會一直要求你付出，你可沒那個精力跟他們繼續耗下去。真正重要的人自然就會出現。

## 祈禱

請讓我用關愛的態度釋放生命中負面的人際關係。我將祝福寄予他們，希望他

們也能走向光明，這樣我就不用一直收拾他們的爛攤子。請引領我走向樂於給予和接受的朋友。

### 肯定

我能廣結善緣，我能吸引同好；我的友誼能滋養我，今日我能夠感受到友誼的支持。

### 保養身體

請複習一下第七章有關靈氣的部分（見p.151），給自己療癒的能量。先做個35分鐘的運動，然後去洗個鹽水浴或蘋果澡。

### 小技巧

你的小寐功有沒有長進？你現在能不能很快睡著？對了，你有沒有每天睡足8小時？

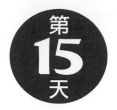

*講實在話*，有時候「原諒」這兩個字感覺卻像三字經。

面對曾經傷害過我們的人事物，要抱持寬恕的心實在不容易，但心中累積怨恨只會把我們變成犯人。想要自由嗎？選擇和平吧！想走入幸福的國度，和平是唯一的通行證，這不代表你必須擁抱敵人或邀請他們到家裡用餐，這也不等於我們就該容忍別人的暴力或漠視。和平是指把健康視為第一要務，所以必須放下所有阻礙你獲得健康的仇恨！將所有榨乾精力的負面情緒全都宣洩出來，寬恕吧！

**有時候我們最難原諒自己的身體，或許你覺得身體好像背叛了你。**

請重新思考這個問題，假如現在身體是你的教授，他會想教你什麼呢？請想想這個問題。

如果你做得到，請原諒你的家人、朋友、敵人、細胞、骨頭與身體組織，但最重要的還是要原諒你自己。

### 專注

寫下你想要原諒的人、往事和身體部位，列成一張表。

### 祈禱

幫助我釋放痛苦，教我寬恕。

### 肯定

透過寬恕的力量，所有情感上和身體上

的束縛都消失了。我接受我的過去，同時期待著未來──今日我選擇寬恕。

## 保養身體

**重視遊戲享樂的重要。**計畫何時要遊戲，把時間寫在行事曆上。遊戲有什麼好處呢？答案是幫助你寬恕！試試彈跳遊戲。在彈簧墊上跳15分鐘就能消耗掉100卡路里，這功效可不容小覷，在彈簧墊上跳躍能夠消除堆積在組織、細胞和大腿上的脂肪。你可以一邊強力放送最喜歡的歌曲，一邊跳到天空。如果你現在沒有閒錢買彈簧墊，也可以買跳繩。瘋狂跳躍吧！親愛的！

## 小技巧

自己製做登山口糧。因為枸杞類的乾果升糖指數不高，而且和堅果的消化時間相同，所以搭配食用沒有問題，可以試試枸杞、生馬卡達姆堅果或腰果、桑椹和一點生可可嚼片。

你可以把這份口糧取名為寬恕乾果綜合包，一邊享用，一邊感謝上天讓你變得如此強壯。

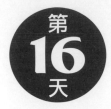

**如果你想要徹底發揮自我**，認真過每一天的生活，那就去旅行吧。不要害怕，依照克莉絲的生活模式下去進行，上天下海也不怕。

## 專注

**去冒險吧！**你不是生活在一座孤島（當然孤島居民除外）。沒有人能阻止你去欣賞自家的後院，去鎮上走走也行，或是環遊世界。

## 祈禱

讓我有智慧能看穿自己設下的界限。

## 肯定

我是全宇宙的女神，我向全世界招手。

## 保養身體

乾刷了沒？有做到！慢跑35分鐘了沒，有做到！散步35分鐘了沒？翻筋斗35分鐘了沒？跳躍35分鐘了沒？會用鼻壺了沒？通通做到！有沒有請修眉師幫你修眉啊？眉毛像是臉上的框架，最能彰顯你的美貌，要好好關照。

## 小技巧

請閱讀我朋友艾蜜莉・黛絲彩能的外食建議吧（見p.188）。

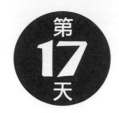

**第17天**

*在罹癌的這段日子裡*，我學到一課：我最好的朋友就是自己。

你知道嗎？**你也是你自己最好的朋友！**如果你能瞭解並尊重自己的需求，不管時局多麼艱困險惡，你永遠都不會感到孤單。

請永遠不要忘記這點喔！

生命不是那麼順遂，路上一定會有許多阻礙。請拍拍自己的肩膀，好好鼓勵一下自己！要為自己感到自豪，你已經完成許多任務了。你真的很讚！

## 專注

現在該問問你自己這些問題了：

該多關心生命中的什麼事情？

放下什麼責任才能多給自己一些時間？

好朋友會用什麼關愛的文字形容你呢？

用紅色唇膏在浴室的鏡子寫下這些關愛的字。

## 祈禱

**阻礙其實就是機會。**請讓我發現機會躲在哪裡。

## 肯定

我接受且疼愛自己的原貌；我相信自己的能力。

## 保養身體

剪個新髮型、買幾件新衣服，學瑪丹娜當個百變女王。

現在你大概已經瘦了幾公斤，皮膚變得年輕又水嫩，你的生活態度也變得很積極，所以該換個造型來呼應這個神奇的轉變。

## 小技巧

幫自己按摩肚皮，你的腸子會很感激你。先平躺下來，雙膝彎曲，腳掌貼地，用適當的壓力依順時鐘的方向緩緩按摩。從右邊開始，經過肚皮，就是肋骨下方部位後到左邊，重複做幾次。如果你覺得排氣不順，可以在肚皮上擺放個溫水瓶。

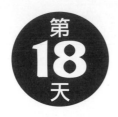

**第18天**

*佈告板能幫助*我們集中目標，讓我們將夢想具體呈現出來。我的佈告板貼滿了宇宙的神奇事物，這些全都讓我萬分感動（見p.16）！如果你現在還沒有自己的佈告板，要趕快做一個。如果你已經有佈告板，該是更新的時候了。用關愛和虔敬的心來布置你的佈告板，相信佈告板有無限的神力，保持內容活潑生動。

如果你東貼西貼後，只坐在沙發上欣賞你的作品，那是不夠的。你要計畫何時進攻啊！下面是一則有關佈告板的小故事，我自己很喜歡，也可能會激起你創作佈告板的動力。

### 《瘋狂性感的抗癌辣妹》和歐普拉

當我決定要製作我的紀錄片時，我就把「瘋狂性感癌症」這幾個字寫在佈告板上。雖然許多有線電視的主管勸我別想把這種怪異片名的癌症紀錄片搬上電視，一方面，癌症這主題也太過悲觀，但我並未就此放棄。

我在夢想旁邊貼了張小紙片，上面寫著：「歐普拉，幫我留個位置，我要去找你囉！」雖然當時我連小命都快保不住了，更別提要完成一部影片，但我還是全神貫注於我的夢想，為了完成這個計畫，我投入了全心全意和畢生積蓄。

4年後，影片真的在教學頻道上映，而我也坐上歐普拉那張舒服的白沙發。那夢幻的一天似乎很不真實，我都忘了到底發生了什麼事，但我還記得歐普拉很喜歡我的香水味，我很欣賞她的耳環，她還幫我取了一個超酷的綽號——瘋狂性感老師。歐普拉本人非常親切、超漂亮，而且很會擁抱。

對了，錄影完，我還去吃中國菜。套句歐普拉的老話，「我個人十分確信」，當天我感到無比的驕傲和成就感。當一個人擁有信念、目標和佈告板時，你最好不要擋住他的路，不然他的衝力可能會把你撞倒。

### 專注

要有創造力！你的工具就是：剪刀、雜誌剪報、祈禱文字、格言、給自己的情書、膠水、佈告板、圖釘、軟木板和想像力。請讓自己能自由探索一切事物。把內心的編輯關在廁所裡，他真是有夠煩人的。佈告板完成之後，要放在你常常看得見的地方。你的佈告板不要像紫羅蘭一樣縮在角落，它希望像種馬一樣閃電般奔馳。

### 祈禱

擦亮我的眼睛，祝我看到希望，祝我掌握契機。

### 肯定

心想就會事成。

### 保養身體

跳肚皮舞，上zumba課（一種結合許多拉丁風格舞蹈的運動），學擊劍或跆拳

道。反正動起來就對了。喔,對了,你有用牙線嗎?切記,健康的牙齒等於健康的身體。

## 小技巧

當法國人吧!沒錯,我真的希望你學習法國人的精神。法國女人的食量比較小,她們不會想撐破肚皮。不要把胃撐滿,留一點空間來發揮創意和法式精神。細嚼慢嚥。

提醒自己快要吃飽了,然後收拾碗筷,離開餐桌。

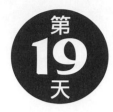

**因為我們即將抵達目標**,所以今天要來點不一樣的。

當然,我希望你能吃得健康、肯定自己,虔誠祈禱和多多運動。但下面這項新作業需要很大的專注力:創意寫作。這是我很喜歡的一項功課——想像自己十年後的模樣,然後給自己寫一封信,裡面寫到這十年來生活上有什麼進展,一開頭先這樣寫:「你一定不敢相信這個好消息!」你可以寫得愈仔細愈好,你的居住地,你的長相、你的心情、你的現況。

然後和朋友分享這封信,沒錯,要大聲念出來喔!朋友也可以幫你念。

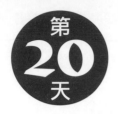

**第20天**

*你太棒了！*現在療程即將結束，你是否感到五味雜陳？感到興奮嗎？還是覺得緊張呢？或是充滿感動？把心情寫下來吧！想想你進步了多少。你也成功改寫了劇本，只剩有些部分還需要修正。你現在即將抵達終點，就剩下最後一搏了。

## 專注

組個克莉絲團體。自創一組互助團或健康姊妹淘。互相鼓勵、彼此切磋，勾小指約定結盟，幫助對方堅持下去。
在這趟狂放的冒險之旅，如果有個朋友鞭策你，會比較容易達成目的。

## 祈禱

希望我能找到最契合的朋友，來組成互助團體、互相鼓勵。

## 肯定

我希望結交到能夠支持和鼓勵我的朋友。我們會互重互愛，各自扛下應有的責任。

## 保養身體

乾刷。
沖澡後在身上塗抹椰子油，如果你希望身上閃閃發光，可以試試Simply Divine的草本亮油，原料如下：亮粉、精油、維他命E、蘆薈、酪梨、牛油、無條件的愛和感激之情。

## 小技巧

當個螺旋藻芭蕾舞孃！這種藍綠藻是營養寶庫，富含維他命$B_{12}$、鐵和完全蛋白質。這種神奇的綠粉能夠強化免疫力，保護肝臟，同時幫助消化。你可以在果昔裡面添加一點。

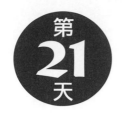

*你成功了！耶！我現在起立為你鼓掌喝采，其實我早就激動到在椅子上跳上跳下。在接下來*的日子，請記得逆轉疾病的全食物救命飲食並非要你100%遵守，然後不成功便成仁。你只要盡力採取鹼性的植物性飲食、滋養心靈和身體，同時注意內心的需求。記得寫下你個人的目標來引導自己，不管你偏離到何處，這個目標都會幫助你回歸正途。請使用最精簡、最有力量的文字，你才會銘記在心。把這張紙放在聖壇上，這樣你可以看得到，也能感覺到，最後終將達到目標。

## 我的個人目標

我致力追求和平。健康的身體和心靈是和平的基礎。然後才能將這精神延伸到我的飲食、人際關係、個人、商業交易和所有的決定。別人不能給我快樂，別人只能和我分享來自和平的快樂。

### 專注

活在當下，期盼未來。

### 祈禱

我的真我閃耀榮光，請幫助我堅定目標，以正直之心、直覺力和熱情來面對未來。

### 肯定

我就是成功的代表人物！我是冠軍！

### 保養身體

來，做個90分鐘的深層組織按摩，因為你值得。

### 小技巧

你已經改變飲食、扭腰擺臀、清除身體的廢物、進行克莉絲式祈禱、像戰士般肯定自己、找出你愛的事物，善用感激的力量，為了以防萬一，甚至還加了一點魔法。但如果不知怎麼搞的，你還是沒自信呢？我還有最後一招：假裝你很有自信，一直撐到你真的有自信為止。「奧林匹克態度」（Attitude Olympians）使用這種自我激勵的方法有好幾世紀了，很快你也能夠發現並接受自己的尊貴之處。

請記住，當我們的想法和目標一致時，夢想就會實現。假裝只是讓我們學會相信自己，不要委屈求全。如果心中出現負面想法，我們立刻就能用正面思考和肯定的言語來取代這些消極的念頭。原本你想：「我又病又弱又醜。」現在變成：「我愛我的身體、我很健康、我很強壯、我超辣！」試著把自信穿上身，記得多試幾次，直到合身為止，然後繼續勇往直前。

我愛你！感謝你一路相隨。我打從心底感到與有榮焉。

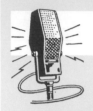

## 見證者：貝琪從內到外散發光彩

自從看了克莉絲在教學頻道的癌症紀錄片——一開始我還覺得片名很奇怪，但我深深被她那美麗的靈魂所吸引。雖然當時她的健康狀況很糟，但她竟然還能散發神奇的光芒，我也希望能有那樣的風采！我當時的自體免疫系統出了許多病因不明的問題，我只希望能恢復健康，但西方醫藥和大藥廠都無法給我一個解答，只是一直要我遵守醫囑，乖乖吃藥。等到克莉絲建立了社群網站之後，我就立刻上癮了。我做出許多改變，例如幾乎完全戒除加工製品、糖和其他壞食物，我還找到一些幫助我改變的朋友。在這段過程，我不但學到許多寶貴的教訓，同時也分享了自己的心得。另外，我的腸胃炎症狀減輕了，甲狀腺功能改善了，結腸炎也消失了，我在各方面的成長真是不可計數。現在我每天都非常努力，希望讓自己由內到外散發光彩！

## 綠色窈窕女神

哇！綠色窈窕女神出現了！

我們在這段極短的時間，已經有了很大的進步。更勁爆的是，雖然你可能只是開始飲用綠汁，用豆子取代牛肉，你的生命都已經開始轉變。

多棒啊！你真是聰明，令人讚嘆！我還有一個好消息要通知你，更棒的旅程才正要展開。我有很多朋友在跳入這種生活模式之前，也都和你一樣健康狀況不佳，甚至還罹患某些疾病，他們也都認為一定有更棒的解決方式。

嘿，我當時也是一樣啊！我希望你全心全意投入這項飲食法，如果你真的能這麼認真，你會發現健康和快樂的潛力都是永無止境的。

生命的負擔減輕了，你的光芒更加閃耀。讚！

食譜

# 果汁和果昔

## 「不發動戰爭，改發動果汁機」綠汁（2人份）

這是我早晨的飲料，這份食譜約為900c.c.。

### 材料

大黃瓜2條、羽衣甘藍4～5株、芹菜4株、大型花椰菜莖1～2株、西洋梨1～2顆、薑片1片（約2.5X2.5公分）

### 做法

將所有食材榨成汁。也可以加入其他綠葉蔬菜：荷蘭芹、菠菜和蒲公英葉。如果有甜豌豆或向日葵芽，也可以一起加進去。

## 都市禪心果汁（8人份，8杯）

都市禪心餐廳的主廚馬克・阿法萊（Marc Alvarez）所提供。

### 材料

大型蘿蔓葉6～8片、羽衣甘藍葉4～6片、青蘋果2顆、富士蘋果4顆、茴香1株、芹菜半株、小黃瓜1條、黃甜椒1顆、350公克的小菠菜葉、薑片1片（約2.5X2.5公分）、檸檬1顆

### 做法

1. 蘿蔓葉和羽衣甘藍葉放入裝滿冷水的大碗中浸泡，輕輕攪動葉片以去除沙子。洗淨後取出，放入另一只碗中。
2. 用冷水洗淨其他剩餘的材料，待材料瀝乾後切成小片。
3. 啟動果汁機，將所有食材榨成汁，記得綠葉蔬菜和水果要輪流放入。若放置冰箱中，最多可保存2天。

## 綠大師果昔（2人份）

### 材料

香蕉1條或西洋梨1～2顆、蘿蔓葉5～8片、酪梨1顆、小黃瓜1條、E3live 補充劑60c.c.、椰子水1杯（也可用純水代替）、視口味添加甜葉菊糖或1茶匙龍舌蘭蜜

### 做法

將所有食材放入果汁機中攪打均勻

## 蘋果芽菜果昔（2人份）

### 材料

青蘋果1～2顆、蘿蔓葉1小束、小黃瓜1條、椰子油半湯匙、綠花椰菜1杯或甜豌豆芽1杯、視口味添加甜葉菊糖或1茶匙龍舌蘭蜜

### 做法

將所有食材放入果汁機中攪打均勻。

# 沙拉與醬汁

## 伍德斯卡和平沙拉

任選下面幾種食材，再搭配芝麻醬食用。

### 材料

有機綠葉包（蘿蔓葉、芝麻菜或菠菜）、小黃瓜切片、紅色甜椒、蘿蔔絲、綠花椰菜的菜花部位、紅洋蔥片、紫高麗菜切片、芽菜（我愛用向日葵芽和綠豆芽）、酪梨、油漬橄欖和大麻籽

## 芝麻沾醬

芝麻醬1杯、檸檬汁半杯、大蒜1瓣、純水

（依照個人喜好的口感，取適量來稀釋醬汁），酌加鹽巴和胡椒調味

**做法**

把所有食材放入大碗中用攪拌器混勻。

## 無蛋豆腐沙拉（6人份）

查德‧薩諾（Chad Sarno）提供。

**材料**

板豆腐2大塊、純素美奶滋1杯、洋蔥細片¼杯、紅蘿蔔絲半杯、義大利香菜末⅓杯、營養酵母¼杯、鹽半茶匙、胡椒半茶匙

**做法**

1. 把豆腐放入大碗中打散，用手將所有食材和豆腐攪拌均勻。
2. 做好的沙拉可保存5天。

## 高麗菜佐大麻籽沙拉（4人份）

查德‧薩諾所提供。

**材料**

紅高麗菜或綠高麗菜碎末4杯、大麻籽或芝麻籽3湯匙、大麻籽油1湯匙半、橄欖油2湯匙、檸檬汁2湯匙、香菜末¼杯、海鹽半湯匙、紅辣椒粉少許（可有可無）

**做法**

把所有食材放入碗中攪勻，稍微擠壓一下高麗菜，讓醬汁融入，這樣一來，菜也會比較軟嫩。

## 酪梨佐羽衣甘藍細葉沙拉（2人份）

查德‧薩諾所提供。

**材料**

羽衣甘藍1株、番茄或紅椒1杯（切碎）、酪梨1杯（切碎）、橄欖油或亞麻仁油2湯匙半、檸檬汁1湯匙半、海鹽1茶匙、紅辣椒粉半茶匙

**做法**

把所有食材放入碗中攪勻。攪拌過程可以稍微加壓，這樣羽衣甘藍會比較軟嫩，酪梨也會變成泥狀。請立刻食用。

你也可以試著自己自由變化，加入新鮮的香草或各種蔬菜切片，也可以用瑞士甘藍或菠菜代替羽衣甘藍。

## 純素凱撒沙拉和沾醬

伍德‧史塔克餐廳主廚潘‧布朗（Pam Brown）提供，www.thegardencafewoodstock.com。

**材料**

純素美奶滋1杯、第戎芥末醬1茶匙半、大蒜1瓣、水1湯匙、檸檬汁1茶匙半、橄欖油1湯匙、營養酵母1茶匙半、酌加鹽和胡椒調味

**做法**

把醬汁和紅洋蔥末倒在蘿蔓葉上，再烤一片無麩質的麵包，切成方塊當做搭配沙拉的麵包丁。

## 綠色女神生機沾醬（1杯）

吉娜‧漢蕭（Gena Hamshaw）所提供。

**材料**

芝麻醬¼杯、橄欖油¼杯、納瑪醬油（Nama，未經高溫殺菌的生醬油）1湯匙又1茶匙、烤芝麻油1湯匙（這不算100%生食，但……）、密實的義大利香菜1杯、未經過濾的生機蘋果醋（例如Bragg牌）、密實的蒔蘿葉1杯、水半杯、大蒜1瓣（可不加）、青蔥1～2株（切碎）

### 做法

將食材放入處理機中用高速打勻，你也可以用Magic Bullet攪拌機或是一般果汁機。若用食物處理機，可能要先將大蒜切碎。

## 地中海風藜麥酸豆沙拉（4人份）

查德・薩諾所提供。

### 材料

藜麥飯3杯、橄欖油¼杯、新鮮薄荷葉或蒔蘿葉末3湯匙（可加可不加）、酸豆3湯匙、檸檬汁2湯匙、檸檬皮1湯匙、松子3湯匙（稍加烘烤）、大蒜3瓣（切碎）、大蔥2湯匙（剁碎）、酌加鹽和胡椒調味

### 做法

用手將所有食材攪拌均勻，即可享用，此道沙拉冷熱食用皆宜。

## 簡易地中海式酸豆沙拉（2人份）

查德・薩諾所提供。

### 材料

小黃瓜1條（切成圓形的細片）、酸豆¼杯、番茄3顆（切成細片）、紅洋蔥¼杯（切成細條）、蘋果醋2湯匙、橄欖油2湯匙、羅勒葉3湯匙（捲起來切成細片）、海鹽半茶匙

### 做法

把所有食材放入碗中攪拌均勻。
食用前先靜置1小時，讓各種食材的風味融合在一起。

## 甜味第戎芥末沾醬（2杯）

查德・薩諾所提供。

### 材料

現成第戎芥末醬¾杯（若是現做的醬，用量可以減少一點）、亞麻仁油¾杯、龍舌蘭蜜¼杯、新鮮薑末2湯匙、大蒜4瓣（切碎末）、蘋果醋½湯匙、醬油3湯匙、水¼杯、海鹽1湯匙

### 做法

將所有食材放入碗中攪拌均勻，可以視喜好酌加甜味劑。

## 紅蘿蔔味噌沾醬（3杯）

吉娜・漢蕭所提供。

### 材料

大型紅蘿蔔3～4條（或7～8條小型紅蘿蔔，切碎）、水1杯、清淡白味噌3湯匙、納瑪醬油1湯匙、檸檬汁1湯匙、大型去核的椰棗乾3顆、薑片1片（去皮，約2.5X2.5公分）、烤芝麻油1湯匙

### 做法

將芝麻油以外的食材倒入維他美仕調理機中，先從低速開始，然後慢慢加速，一開始馬達聲可能會很大，但等到食材開始順利攪拌後，噪音就會降低一些。食材攪拌滑順後，就可以調整至高速，再緩緩倒入芝麻油一起攪拌。如果你喜歡濃稠一點的質地，不妨可以多加一點紅蘿蔔！
若沒有維他美仕，先將紅蘿蔔刨絲，再用一般攪拌機調理亦可。這沾醬可搭配沙拉或當生蔬菜的沾醬享用。

## 酪梨小茴香沾醬（1杯）

吉娜・漢蕭所提供，食譜的靈感來自純素廚師米拉・可翁費爾德（Myra Cornfield），這道柔順軟滑的沾醬在聚會或晚餐中總是大受歡迎。

## 材料

整粒小茴香子1茶匙、新鮮萊姆汁3湯匙、特級初榨橄欖油3湯匙、熟酪梨1顆、鹽半茶匙、第戎芥末醬半茶匙、大蒜1瓣（切碎）、水¼～½杯（視喜歡的濃度決定）、黑胡椒

## 做法

用厚底鍋將小茴香子乾炒至香味四溢，然後用香料研磨器打成細粉狀。接著將打好的小茴香粉、萊姆汁、油、酪梨、鹽、芥末、大蒜和水用攪拌機打勻。

最後，再加入黑胡椒並視個人的喜好調味即可。

# 亞洲風薑味沾醬（約1.5杯）

吉娜‧漢蕭所提供。

### 材料

薑片1片（約2.5X2.5公分，或1茶匙半薑粉）、薑黃半茶匙、亞麻仁油¾杯、芝麻油2茶匙（烤熟的芝麻）、萊姆汁¼杯、清淡白味噌2湯匙、納瑪醬油¼杯、水半杯、棗子4大顆（去核）或1～2包的甜葉菊粉

### 做法

用高速將所有食材打勻至滑順為止。

# 田園式生機沾醬（約1～1.5杯）

吉娜‧漢蕭所提供。

### 材料

腰果¾杯（浸泡至少2小時）、水半杯、萊姆汁2湯匙、蘋果醋¼杯（喜歡酸味者可多加一點）、鹽¼～半茶匙、乾燥百里香半茶匙、乾燥奧勒岡葉半茶匙、大蒜1瓣（可不加）、新鮮蒔蘿葉3湯匙、新鮮義大利香菜3湯匙、洋蔥粉半茶匙（可不加）、橄欖油3湯匙

### 做法

1. 將所有食材用高速攪拌器打勻，也可以用另一種方式代替：先將油以外的食材用食物調理機打勻，再慢慢倒入橄欖油，繼續攪打至柔軟滑順為止。

2. 沾醬打好之後，再加進幾湯匙的香草一起攪拌。搭配一大盤沙拉享用吧！

# 國王大蒜大麻籽沾醬（約1.5杯）

克莉絲汀‧蘇珊娜（Kristen Suzanne）提供。

### 材料

大麻籽油1杯、新鮮檸檬汁半杯、大蒜3大瓣、義大利調味粉1茶匙半、喜馬拉雅山結晶鹽半茶匙

### 做法

將所有食材用攪拌器打勻。倒一點在沙拉上，剩下的放在密封罐中保存，這道沾醬最多可以存放5天。

# 阿茲提克沙拉（4人份）

紐約蠟燭餐廳所提供（原Candle Cafe和Candle 79已歇業，2023年春天兩家店之主廚聯合再開新店Candle），這道濃郁的沙拉充滿了墨西哥風味。所有的食材都可事先準備好，食用前再拌勻即可，candlecafe.nyc。

### 材料

1. 天貝：天貝225公克（切成4等份）、蘋果汁1杯、醬油1杯、水⅔杯、去皮薑末¼杯、大蒜2瓣、龍舌蘭蜜1杯、墨西哥烤肉醬（請參見下一個食譜）

2. 藜麥：生藜麥1½杯、水2¾杯、海鹽1湯

匙、去穗甜玉米2支、紅洋蔥1顆（去皮切細片）、新鮮香菜末1杯、紅甜椒1顆（去籽和白囊後切成細條狀）、萊姆1顆（榨汁）、烤番茄沾醬（見下下一個食譜）、乾燥黑豆2杯（煮熟後濾乾）或罐頭黑豆2杯（濾乾）

3.烤南瓜子：南瓜子1杯、橄欖油2茶匙、海鹽1茶匙、辣椒粉半茶匙、什錦生菜4杯（包括水菜、浦公英或芝麻菜等）

## 做法

1.天貝做法：

1)烤箱先預熱至180℃。

2)將切成塊狀的天貝平鋪在烤盤上。混合蘋果汁、醬油、水、薑、大蒜和龍舌蘭蜜。把調好的醬汁倒在天貝上，然後加蓋烤45分鐘。烤好後濾乾醬汁，靜置一旁待涼。

3)可以預熱火爐、烤架，或是預熱烤箱的最高溫燒烤模式。將墨西哥啟波特雷辣椒（Chipotle）烤肉醬均勻抹上天貝後，燒烤至稍微有些焦黃為止。

2.藜麥沙拉做法：

1)用冷水沖洗藜麥直到水能保持清澈為止，然後將水瀝乾。將鹽水煮滾，再倒入藜麥，調降火力後加蓋續煮20～25分鐘。煮好後用叉子稍微翻攪，然後倒入另一只大碗，再次翻攪，靜置一旁待涼。

2)把玉米放到滾沸的鹽水中煮8分鐘，煮好之後濾乾放涼，然後用尖刀刮下玉米粒放入碗中，靜置一旁。

3)混勻洋蔥、香菜、紅椒和黑豆，加入萊姆汁後先翻攪一遍，混合均勻後再倒入

藜麥中繼續攪拌，再加入烤番茄沾醬一起攪拌。

3.烤南瓜子做法：

1)烤箱先預熱至190℃。

2)把南瓜子均勻抹上橄欖油、鹽和辣椒粉，然後平鋪在烤盤上，烤約5～7分鐘，或直到南瓜子劈啪作響為止。靜置一旁待涼。

4.沙拉做法：把什錦生菜均勻分配到4個沙拉碗中，然後將加好醬汁的藜麥放到生菜上面。把天貝方塊切成三角形，把切好的四個三角形天貝放在藜麥上，並擺設成輻射狀。最後灑上南瓜子和一點點沾醬。

## 墨西哥啟波特雷辣椒烤肉醬（5杯）

紐約蠟燭餐廳所提供，這道辣味沾醬是廚房必備的調味利器。

我們的冰箱都會存放一些，可以隨時用來搭配烤豆腐或烤麵筋，沾著燒烤蔬菜食用也很美味，candlecafe.nyc。

### 材料

乾燥墨西哥啟波特雷辣椒3根、大蒜末3湯匙、番茄糊1杯半、蘋果醋1杯、黑糖蜜半杯、龍舌蘭蜜1杯、芥末¼杯、乾燥羅勒¾杯、海鹽1茶匙、新鮮現磨黑胡椒粉、水1杯、醬油半杯

### 做法

1.辣椒放在熱水中浸泡約15分鐘，濾乾後切片。

2.將切好的辣椒和其他食材放入攪拌器中打勻。

3.放置冰箱最久可存放2星期。

## 烤番茄沾醬（3杯）

由紐約市的蠟燭餐廳提供。這道沾醬不但美味，而且用途廣泛，其強烈的風味和各種蔬菜及穀類都相當契合，尤其適合搭配沙拉食用，candlecafe.nyc。

### 材料

番茄4顆（切半）、特級初榨橄欖油1¼杯加1湯匙、海鹽半茶匙、新鮮現磨黑胡椒粉、紅椒片1茶匙、大蒜2瓣（壓碎）、新鮮香菜2湯匙

### 做法

1.烤箱預熱至205℃。

2.將番茄均勻抹上1湯匙橄欖油、鹽和胡椒。把番茄放置在烤盤上，切面朝下，烤約20～25分鐘或直到番茄皮裂開。放置一旁待涼。

3.將番茄、剩下的1¼杯橄欖油、醋、紅椒片、大蒜、香菜、鹽和胡椒全部放入攪拌機中打勻。打完後嚐嚐味道，再酌加調味。放置冰箱最久可放1星期。

### 變化

若想做出西南部辣味烤番茄沾醬，在攪拌前加入4片泡過水的墨西哥啟波特雷辣椒。

## 突尼西亞風羽衣甘藍沙拉佐橄欖和檸檬味生機芝麻醬（8人份）

拉森‧湯馬斯（Latham Thomas）所提供。

### 材料

羽衣甘藍2½株（縱切成細長片）、海鹽1茶匙、特級初榨橄欖油¼杯、辣味咖哩粉1茶匙、納瑪醬油¼杯（60c.c.）、生機龍舌蘭蜜1湯匙、檸檬汁半杯、紅辣椒粉1茶匙、生機芝麻醬1杯、薑末30公克、松子1杯、去核綠橄欖1杯半、紅甜椒片1杯半、大麻籽1杯

### 做法

1.取3片羽衣甘藍葉疊在一起後縱切成2公分條狀。

2.將橄欖、甜椒和大麻籽以外的所有食材打成濃稠沾醬，再將橄欖、甜椒、大麻籽和羽衣甘藍放入碗中，倒入芝麻醬攪拌均勻。給羽衣甘藍和沾醬充分融合的時間，因為沾醬裡的鹽和檸檬的酸能軟化菜葉，讓纖維變軟，加速身體消化吸收。用手揉攪菜葉可以加快軟化速度，也可以用木湯匙拌攪。

3.這道沙拉可以立刻食用，或是前一天先做好。這沙拉一旦加了沾醬，最多只能存放冰箱兩天，不然會變得太軟爛。若你還是想事先準備好，就將羽衣甘藍和沙拉沾醬分開存放，食用前再攪拌。

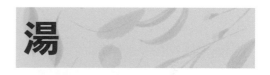

湯

## 野米番茄湯（4人份）

查德‧薩諾所提供。

### 材料

日曬乾燥的番茄半杯（事先浸泡）、蒜末1湯匙、水3杯（最好使用浸泡乾燥番茄的水）、番茄3杯（切碎）、義大利香菜半杯（切碎）、羅勒葉⅓杯（切碎）、櫛瓜1條（切碎）、蘋果半顆、新鮮奧勒岡葉末2湯匙、海鹽半湯匙、紅辣椒粉或辣椒碎末¼茶匙、白胡椒粉少許、發芽野米2杯、磨

菇切片1杯半（事先用2湯匙的納瑪醬油醃漬）

**做法**

1. 用維他美仕果汁機打勻乾燥番茄、大蒜和1杯水。接著放入米飯和磨菇以外的食材，用低速攪打出碎粒的口感。

2. 最後加入飯和磨菇，用低速攪打10～20秒。趁溫熱享用。

## 女神生機湯（1～2人份）

**材料**

大型酪梨1顆、紅椒1顆、沙拉用生菜2杯、羽衣甘藍1把、青蔥1～2株、紅藻粉1茶匙、酌加少量海鹽或Bragg蘋果醋、大蒜1瓣（壓碎）、紅椒粉少許、酌加新鮮香草（如蒔蘿、百里香和羅勒葉）、純水

**做法**

所有食材攪拌均勻，加點純水稀釋。請用你最愛的蔬菜，亦可用橄欖油或亞麻仁籽油代替酪梨。

## 櫛瓜香菇味噌湯麵（4人份）

查德·薩諾所提供，www.rawchef.com。

**材料**

深色大麥味噌¼杯、溫水4杯、新鮮薑末1湯匙半、大蒜2瓣、芝麻油2湯匙、醬油½湯匙、紅辣椒粉¼茶匙、櫛瓜8～9片（去皮後用螺旋狀削菜器削薄片）1條、香菇8～9片（去梗切薄片，再用1湯匙醬油和橄欖油醃漬）、青蔥末2湯匙

**做法**

用高速攪拌器將味噌、溫水、薑、大蒜、芝麻油、醬油和紅辣椒粉打成液狀。打好

的湯用細目濾網過篩，不要使湯起泡。上桌前倒入碗中，上面再灑上剩餘的食材。

## 薑汁檸檬草味噌湯（6～8人份）

紐約蠟燭餐廳所提供。檸檬草在泰式料理中扮演著相當重要的角色，能給湯品增添美妙清新的口感；佐以薑片與味噌時，味道更濃郁。這道湯品很適合搭配沙拉或穀飯，candlecafe.nyc。

**材料**

水8杯、檸檬草1株（修整後去掉堅硬的外皮，再切成細片）、芝麻油1茶匙、黃洋蔥1杯（去皮後對半切，然後切成細片）、薑末2湯匙、白味噌¾杯、青蔥末1杯（只要綠色部分，裝飾用）、磨菇1杯（擺盤用）

**做法**

1. 將水和檸檬草一起煮滾後，續煮15分鐘後，取出檸檬草，再用濾網過濾湯汁。

2. 熱油鍋翻炒洋蔥和薑，約10分鐘，或直到洋蔥變透明為止，然後放到湯鍋，加進預留的水一起煮滾，沸騰後開蓋用小火續煮5分鐘。

3. 熄火後攪入味噌，用大湯勺把湯舀進碗中，再加點磨菇和青蔥裝飾。立刻食用。

## 小黃瓜佐酪梨生機湯（6～8人份）

前蠟燭79餐廳的主廚安琪·拉摩絲（Angel Ramos）所提供。

**材料**

小黃瓜8條（切碎）、酪梨4顆（去皮去核）、墨西哥辣椒1條（去籽）、薄荷葉1株（去梗）、萊姆1顆（榨汁）、鹽2湯匙、櫻桃蘿蔔1顆（先切成條狀再切碎）、紅甜椒半顆（先切成條狀再切碎）、甜玉

米粒（約採自1根玉米的量）

**做法**

1.用攪拌機高速打勻小黃瓜、酪梨、墨西哥辣椒、香菜、薄荷葉、萊姆汁和鹽，直至非常均勻為止，約1～2分鐘。

2.把濾網放置在一只1～2公升的容器上，倒進湯過濾，必要時可用煎匙。把1人份的湯舀進碗中，放上櫻桃蘿蔔、紅椒和甜玉米粒裝飾。

## 克莉絲汀的豐收湯（6杯份）

克莉絲汀·蘇珊娜提供。

**材料**

水1杯、大型櫛瓜1顆（切碎）、中型番茄（切¼）2顆、芹菜3根（切碎）、紅蘿蔔2杯（切碎）、棗子2顆（去核）、大蒜1瓣、喜馬拉雅結晶鹽2茶匙、洋蔥粉1湯匙、黑胡椒粉半茶匙、亞麻仁油或橄欖油半杯

**做法**

將油以外的材料放入處理機中用高速攪拌約1分鐘，我個人比較喜歡有點溫熱和軟滑的質地。轉成低速慢慢拌入油品，最後再用較高的速度攪打約1分鐘。即可享用！

**變化**

添加香菜籽半茶匙、南瓜派香料半茶匙

# 醬料

## 番茄醬（2人份）

**材料**

小番茄1杯、黃色甜椒1顆、乾燥的番茄¼

杯、羅勒葉1杯、橄欖油1湯匙，可酌加海鹽、酌加乾燥百里香、乾燥奧勒岡葉

**做法**

將所有食材放入高速食物處理機中攪拌至濃稠滑順為止。

## 蓮花青醬（2人份）

**材料**

密實盛裝的羅勒葉2杯、大蒜2瓣、海鹽半茶匙、松子半杯、橄欖油半杯

**做法**

所有食材放入食物處理機或攪拌機攪勻。

**以上醬料皆可當作麵醬，拌入無麩質的南瓜麵條。**

# 主菜

## 寵愛海苔捲（3～4人份）

**材料**

海苔4片、短梗糙米飯2～3杯、芝麻醬、小黃瓜半顆（切成細條狀）、小型紅蘿蔔1顆（切成細條狀）、酪梨半顆（切成細條狀）、向日葵芽半杯、青蔥2株（切成細條狀）、Bragg有機醬油或無麩質納瑪醬油、薑汁¼杯

**做法**

1.將海苔的亮面朝下放在竹捲上。雙手先用水沾濕，旁邊準備一小碗水以便沾濕手指。在海苔上均勻鋪上一層飯，上方

留下約1公分的空間。在靠近身體的這側擺放2片小黃瓜，下方留下約2.5公分的空間。然後在小黃瓜旁邊擺上¼的紅蘿蔔、酪梨和青蔥，再加一點芽菜，最後從下方將海苔捲緊，用竹捲會比較好施力。在最上方抹點水來封口。

2. 小心地將海苔捲切成約2.5公分厚的圓塊。最好使用沾濕的三角形缺口刀。其他的食材依同樣的方式來處理。食用時可以沾點醬油。在醬汁中加點薑汁，口感會更嗆！

3. 你也可以做出生機海苔捲，只要將米飯的部分改成豆薯、白花椰菜或蕪菁即可。可以先用食物處理機將這幾種食材稍微打碎，外觀會比較類似米飯。

## 佛陀飯（2～3人份）

對於很講究食物的人來說，佛陀飯很像速食。只要在無麩質的穀飯（小米、藜麥或糙米）上添加各種清蒸蔬菜、輕炒過的蔬菜或生蔬菜細片即可，加進酪梨口味更棒。此份量可以餵飽2個飢餓的人。

### 材料

糙米1～2杯（絕對夠吃）、綠花椰菜半株、鷹嘴豆1杯、紫洋蔥半顆（切片）、紅蘿蔔（削成細條狀）1條、大蒜1瓣、亞麻仁籽粉¼杯、大麻籽¼杯、酪梨1顆、油漬橄欖半杯（切碎）、酌加海鹽或Bragg有機醬油（橄欖已經很鹹，不用加太多）、橄欖油或亞麻仁油1湯匙（可不加）

### 做法

將糙米飯依水2比1的比例煮熟。若你是使用生菜，要先剁碎，並趁飯還熱時將飯與

菜混勻，雖然這會稍微加熱生菜，但是營養不會因此流失。最後依個人喜好調味。

## 泰式「花生」醬菜（4人份）

查德·薩諾所提供，www.rawchef.com。

### 材料

杏仁醬半杯、新鮮薑末1湯匙半、檸檬汁1湯匙半、增加甜味的乾棗、葡萄乾或梅乾2湯匙、大蒜2瓣、海鹽或醬油1湯匙半、Serrano辣椒末1茶匙、水半杯（用來稀釋醬汁）、紅蘿蔔2條（切成細條）、櫛瓜2條（切成半月型）、綠花椰菜的菜花部位1杯、扁豆莢1杯、香菜末半杯

### 做法

1. 先用高速食物處理機將杏仁醬、薑、檸檬汁、增甜食材、大蒜、鹽、辣椒和水打勻，可加入適量的水來稀釋。

2. 把醬汁和蔬菜與香菜放入大碗中攪拌均勻，攪拌均勻後即可將蔬菜放到乾燥機中，用40℃烘2～3小時或直到蔬菜變軟為止。

## 性感種籽蛋糕（份量視蛋糕大小決定）

### 材料

生南瓜籽¼杯、生向日葵籽¼杯、生亞麻仁籽¼杯、生芝麻籽或大麻籽¼杯、小米磨成的粉或無麩質穀類粉1杯、烘焙用蘇打粉1茶匙半、海鹽半茶匙、甜葉菊1包（可自由增添）、肉桂粉少許、未增甜的大麻奶（用來稀釋麵糊）

### 做法

1. 取一只咖啡研磨機，將所有種籽磨細，但大麻籽可以不用磨碎。你也可以用咖

啡研磨機將小米磨細，或是直接用無麩質穀類粉替代，然後請非常用心地將所有材料混勻。

2. 在鍋子或煎盤上抹點椰子油—最適合高溫煎炒的油品，鍋子加熱後，倒入約一大湯匙的麵糊，煎到麵糊開始冒泡，等到蛋糕底部有些焦黃後即可翻面續煎。最後加一點龍舌蘭蜜即可享用。

## 墨西哥燉飯（4人份）

查德·薩諾所提供。

### 材料

野米3杯（發芽過或煮熟的皆可）、青蔥末3湯匙、番茄片1杯半、香菜末半杯、新鮮奧勒岡葉末2湯匙、海鹽1茶匙、日曬乾燥的番茄半杯（浸泡1～3小時）、白味噌1湯匙半、大蒜末1湯匙、辣椒粉1湯匙、小茴香粉半茶匙、檸檬汁2湯匙、橄欖油3湯匙

### 做法

先將發芽過後或煮熟的米飯放入大碗中，然後用手伴入青蔥、1杯番茄片、香菜和奧勒岡葉。放置一旁備用。用高速食物處理機將乾燥番茄、剩餘的番茄片、大蒜、辣椒粉、小茴香粉、檸檬汁、橄欖油和鹽打勻。最後將打好的番茄糊和米飯混勻。

## 西班牙式橄欖捲餅（1～2人份）

由伍德史塔克花園餐廳主廚潘·布朗所提供，www.gardencafewoodstock.com。

### 材料

墨西哥麵皮1大片、Daiya起司120公克、焦糖洋蔥60公克、烤紅椒60公克、橄欖8顆（對切）

### 做法

把起司放在麵皮上，約佔一半的空間，再均勻擺放洋蔥、紅椒和橄欖油。將麵皮對折後，再燒烤至金黃酥脆。

## 西南風烤甘藷佐黑豆漢堡（10片漢堡）

由伍德·史塔克花園餐廳主廚潘·布朗所提供，www.thegardencafewoodstock.com。

### 材料

煮熟黑豆2杯（打成泥）、去皮切塊的甘藷2杯、橄欖油2茶匙、鹽巴、黃色洋蔥切片85公克、大蒜2茶匙、Tamari醬油3湯匙、小茴香粉2茶匙、胡椒粉、熟飯200公克、梅林辣醬油1茶匙半、玉米粉30公克（玉米粉需要再額外準備30公克來裹漢堡）

### 做法

1. 將烤箱先預熱到180度。

2. 甘藷削皮切塊，邊切邊放入冷水中，將水瀝乾，灑上橄欖油和鹽巴。烤盤先抹一點油，將甘薯塊放置於烤盤上，烘烤25～30分鐘，直到甘藷熟軟為止。要偶爾翻動一下。

3. 在一只大炒鍋上抹點橄欖油，然後用中大火加熱，再加入洋蔥和大蒜拌炒至有點焦黃為止。將黑豆泥放入碗裡，加入洋蔥、混入Tamari醬油、小茴香粉，並酌加鹽和胡椒調味。再加入飯、甘藷、梅林辣醬油和30公克玉米粉。在一只鐵鍋上抹點橄欖油，把漢堡兩面煎至稍微有點焦黃，最後放入烤箱烤10分鐘。

4. 用你最喜歡的麵包或土司來夾烤好的黑豆漢堡片，也可以沾點番茄莎莎醬或墨西哥酪梨醬一起食用。

## 生機主張「花生」麵（1～2人份）

吉娜·漢蕭所提供。

### 材料

1. 亞洲風味醬：薑片2.5X2.5公分大小、橄欖油1杯（或亞麻仁油）、芝麻香油2茶匙、萊姆1顆（榨汁）、輕淡白味噌¼杯、去核乾棗6顆或楓糖漿¼杯、納瑪醬油2湯匙、水半杯

2. 麵條：大型櫛瓜1條或小型櫛瓜2條（削成螺旋條或細絲狀）、紅椒半顆（切成火柴棒狀）、大型小黃瓜¼條或小型小黃瓜半條（切成細條）、青蔥（點綴用）

### 做法

1. 將亞洲風味醬的所有食材放入處理機，用高速攪拌至滑順為止。

2. 將青蔥之外的材料2全部攪拌均勻，加入¼杯調味醬，必要時可多加些，灑上青蔥裝飾。亦可添加甜豆莢、冬菇、扁豆莢芽或綠豆芽。

## 燒烤風味豆腐（4人份）

查德·薩諾所提供。

### 材料

豆腐2大塊（各切成6片）、醬油或Tamari醬油3湯匙、芝麻油1湯匙、鳳梨汁半杯、米醋3湯匙、龍舌蘭蜜2湯匙、大蒜2瓣（剁碎）、薑末1湯匙、辣椒粉半茶匙

### 做法

1. 除了豆腐之外，將所有食材放入碗中攪拌均勻。把豆腐放入容器中，然後加入醬料淹過豆腐片，靜置約1～3小時。

2. 將豆腐放在烘焙紙上，倒¼的醬汁，用150℃慢烤1～1.5小時，烤到一半時將豆腐翻面。待醬汁全部蒸乾，豆腐變硬後，即可搭配冰涼的蕎麥麵食用。

## 烤番茄盅（8～10顆番茄盅）

查德·薩諾所提供。

### 材料

松子1杯半、大蒜2瓣、檸檬汁2湯匙、水⅓杯、肉豆蔻粉1茶匙、海鹽半湯匙、橄欖油2湯匙、紅甜椒片1杯半、日曬乾燥的黑橄欖1杯（去籽切碎）、新鮮羅勒葉末2湯匙、新鮮小蒔蘿葉末3湯匙、新鮮奧勒岡葉末1湯匙半、小菠菜嫩葉碎末1杯半、烤好的番茄8～10顆（挖出中間的果肉和籽做出杯子的形狀）

### 做法

用食物處理機將松子、大蒜、檸檬汁、水、肉豆蔻、鹽和橄欖油打勻後，倒入碗中用手把醬料和番茄外的其他食材攪勻，再把餡料塞入番茄中。

## 奶醬菠菜（Palak Paneer）（4人份）

查德·薩諾所提供（註：Palak在印度文指菠菜，Paneer指印度特有的鄉村起司，這是印度常見的菜餚之一）。

### 材料

松子半杯、檸檬汁1湯匙半、橄欖油2湯匙、大蒜半湯匙、新鮮薑末1湯匙、印度綜合香粉（garam masala）1湯匙、肉桂粉半茶匙、黑胡椒粉¼茶匙、鹽1茶匙、小菠菜嫩葉4杯、紅甜椒片¼杯、細香蔥末3湯匙

### 做法

將所有調味料放置高速攪拌器中打勻。用手混攪均勻小菠菜、甜椒片和細香蔥。若

想溫熱吃，可以放入乾燥機中，用40℃烘1小時。

## 亞洲蔬菜拼盤（4人份）

查德‧薩諾所提供。

### 材料

綠花椰菜的菜花1杯、紅甜椒1杯（切長絲）、紅高麗菜1杯（切細絲）、大磨菇1杯（切成小塊後用3湯匙橄欖油加2湯匙納瑪醬油醃漬3小時）、豆芽1杯、香菜末半杯、新鮮羅勒葉碎末半杯、橄欖油半杯、柳橙汁⅔杯、白味噌3湯匙、納瑪醬油2湯匙、新鮮薑末3湯匙、大蒜末1湯匙、海鹽半湯匙、紅辣椒粉1茶匙

### 做法

1.將綠花椰菜花、紅甜椒、紅高麗菜、醃漬好的大磨菇、豆芽、香菜末和新鮮羅勒葉放入大碗中混勻。放在一旁備用。

2.用高速攪拌器混勻橄欖油、柳橙汁、味噌、醬油、薑、鹽和紅辣椒粉。然後將蔬菜和醬汁攪勻。醃漬約1小時後放在乾燥機裡，用40℃烘1小時。溫熱食用。

## 醃漬海菜（4人份）

查德‧薩諾所提供。

### 材料

相良布海藻2杯（浸泡過）、羊栖菜2杯（浸泡過）、青蔥末3湯匙、納瑪醬油1湯匙、橄欖油2湯匙、新鮮萊姆汁1湯匙、芝麻香油半茶匙、白芝麻籽3湯匙

### 做法

將所有食材在碗中攪拌均勻，可立刻食用或放置冰箱冷藏。

# 甜點

## 酪梨巧克力布丁（巧克力酪梨醬）

吉娜‧漢蕭所提供。

### 材料

熟酪梨1顆（去核）、乾棗子6～10顆（視棗子大小而定，必要時先浸泡）、香草精半茶匙、可可粉4滿匙或2湯匙角豆粉、水半杯

### 做法

1.將前4樣食材放入食物處埋機中打勻（也可以使用果汁機或維他美仕，但這道食譜比較適合用食物處理機調理）。

2.緩緩加入水，偶而須暫停攪打，將調理機邊緣沾黏的食材拌勻，攪打至質地濃稠，狀似柔軟滑順的巧克力布丁為止。請注意，如果你目前正採行低升糖指數飲食或是抗念珠菌感染飲食法，請不要使用棗子，可以改用甜葉菊或龍舌蘭蜜。

## 香蕉果昔冰

吉娜‧漢蕭所提供，www.choosingraw.com。

### 做法

取2～3根冷凍香蕉（你可以用利可袋或特百惠保鮮盒來冷凍香蕉），丟入攪拌器中。開始運轉後攪打約5分鐘，視情況偶而須暫停下來，將調理機邊緣沾黏的食材刮下拌勻。香蕉的質地應該會愈來愈輕盈且鬆軟滑順，最後成品應該要像是一大碗奶昔冰淇淋。用挖匙取適量放入碗中，你一定會讚不絕口！

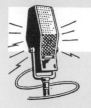

# 見證者：喬帝整個人煥然一新

在嘗試逆轉疾病的全食物救命飲食後，我整個人都快要飛起來了，而且不用穿斗篷喔！我真的覺得宛如重生一般。在進行排毒之前，我一直瘋狂尋找憂鬱症的解藥。我在網路上搜尋，結果發現了crazysexylife.com這個網站，這真是天賜良機。

我加入了這個家族，並主動進行排毒療程，這些都是我為了掌控生活所邁出的幾個小步。現在能保持這樣的身體狀況，已經足夠讓我感激到落淚。自從我戒除乳製品之後，精神有了相當大的改善，早上起床時也不再出現噁心的分泌物。精製食品、小麥和麩質都是過去式了！我也不再有腹脹的困擾，完全不會有想吃紅肉、雞肉或魚肉的欲望。榨汁和創造新的生機餐點讓我接觸許多有趣的食物。總而言之，我整個人已經煥然一新，我現在以身為純素飲食者為傲！

# 好用的資訊

| | |
|---|---|
| 網路商店可購得 | 納瑪醬油（Nama）<br>Breville<br>Hurom慢磨機<br>維他美仕（Vita max，部分大型超市、量販店也可以找到，但型號不齊全）<br>Blendtec<br>Waring MBB518<br>KitchenAid<br>Epson浴鹽<br>Cuisinart<br>角豆粉（carob）<br>Magic bullet<br>Bragg有機醬油<br>印度什香粉（garam masala）<br>特百惠保鮮盒<br>young living（也可找代購） |
| 網路商店尚無引進，需透過國外網站訂購 | Omega 4000<br>Champion<br>Green Star<br>Samson Ultra<br>Oster<br>Wellness Carafe<br>Pur<br>Needak<br>NHS<br>雪蓮果漿 |
| 部分超市、有機商店或網路商店可購得 | Brita<br>梅林辣醬油（Worcestershire）<br>低鈉溜醬油（Tamari）<br>Bragg有機蘋果醋<br>第戎芥末醬 |
| 多透過代購購買 | 地吉諾粉（Teeccino，草本咖啡） |
| 國外品牌官網 | LifeGive HHI-Zymes：hippocratewellness.org（但此支線產品已停）<br>Enzymetica：enzymedica.com<br>Life Herbal Aloe detox formula：www.aloelife.com<br>Nature Calm：naturalcalm.ca<br>Sea's Gift：www.jayonefoods.com（為Jay Foods旗下品牌）<br>E3live：www.e3live.com<br>Essential 3：essentialthree.com |

| 國內有代理商，可透過網路購買 | Excalibur<br>Foodsaver |
|---|---|
| 臺灣尚未開放，目前署列管項目 | 大麻奶（hemp milk）<br>大麻籽<br>大麻籽油 |
| 部分食品材料行和網路商店有販賣 | 亞麻仁籽 |
| 迪化街或某些超市可購得 | 椰棗 |

# 臺灣癌症防治資訊一覽

## 服務癌症病患的有用單位

- 財團法人陶聲洋防癌基金會
  電話：02-23631536
  地址：臺北市羅斯福路3段277號4樓
  網址：https://www.sydao.org.tw

- 再出發癌症病友服務中心
  服務電話：04-7238595轉3253
  健康諮詢專線：04-7256652
  網址：https://www2.cch.org.tw/layout_2/
  index.aspx?id=5734

- 財團法人臺灣癌症基金會
  電話：02-87879907
  地址：臺北市南京東路五段16號5樓之2
  網址：https://www.canceraway.org.tw

- 中華民國癌症希望協會
  電話：02-33226286
  地址：臺北市中正區臨沂街3巷5號1樓
  網址：https://www.ecancer.org.tw

- 財團法人臺灣癌症臨床研究發展基金會
  電話：02-28271203
  地址：臺北市石牌路二段95號2樓之3
  網址：https://www.tccf.org.tw

- 財團法人臺灣癌症資訊全人關懷基金會
  電話：02-25813136
  地址：臺北市民生東路一段26號11樓之2
  網址：https://www.ttcc.org.tw

- 中華民國癌友新生命協會
  電話：02-26955598
  地址：臺北縣汐止市康寧街161號6樓
  網址：https://love-newlife.org/

- 財團法人中華民國兒童癌症基金會
  電話：02-23896221、23319953
  地址：臺北市青島西路11號6樓
  網址：https://ccfroc.org.tw

- 社團法人中華民國乳癌病友協會
  電話：02-23688068、23688068
  地址：臺北市中正區羅斯福路二段140號6
  樓之5
  網址：http://www.tbca-npo.org.tw

- 財團法人中華民國婦癌基金會
  電話：02-55766418
  地址：臺北市北投區石牌路二段201號中正
  樓7樓
  網址：https://www.femalecancer.org.tw

- 財團法人乳癌防治基金會
  電話：02- 23924115
  地址：臺北市杭州南路一段6巷7號1樓
  網址：https://www.breastcf.org.tw

## 癌症相關學術單位

- 中華民國癌症醫學會
  電話：02-23753867
  地址：臺北市常德街一號臺大景福館2樓
  204室
  網址：https://www.taiwanoncologysociety.
  org.tw/ehc-tos/s/

- 臺灣癌症安寧緩和醫學會
  電話：0988332-184
  地址：臺北市中山區松江路65號6樓611室
  網址：https://www.wecare.org.tw/

- 中華民國中醫癌症醫學會
  電話：02-37651197
  地址：臺北市永吉路30巷148弄14號2樓
  網址：http://www.tcma-7v.org.tw/G1.html

- 臺灣腫瘤護理學會
  電話：02-27903158
  地址：臺北市民權東路六段123巷28號6樓
  之5
  網址：http://www.onst.org.tw

## 癌症救命醫院

- 醫療財團法人辜公亮基金會和信治癌中心醫院
  電話：02-28970011、66030011
  地址：臺北市北投區立德路125號
  網址：https://www.kfsyscc.org/m/

- 長庚紀念醫院癌症資源網
  長庚醫院基隆癌症中心（情人湖院區）
  電話：02-24329292分機2351
  地址：204基隆市基金一路208巷200號
  網址：https://www1.cgmh.org.tw/khcc/index.html

  林口長庚紀念醫院癌症中心
  電話：03-3281200分機2511
  地址：桃園市龜山區文化二路11之5號綜合大樓B1癌症中心
  網址：https://www1.cgmh.org.tw/lhcc/index.html

  嘉義長庚紀念醫院癌症中心
  電話：05-3621000
  地址：嘉義縣朴子市嘉朴路西段6號(綜合醫學大樓14樓H區)
  網址：https://www1.cgmh.org.tw/jhcc/

  高雄長庚紀念醫院癌症中心
  電話：07-7317123分機2289
  地址：833高雄市鳥松區大埤路123號醫學大樓7樓癌症中心
  網址：https://cghdpt.cgmh.org.tw/dept/8j000

  新北市立土城醫院癌症中心
  電話：02-22630588分機3330
  地址：236017 新北市土城區金城路二段6號癌症中心
  網址：https://cghdpt.cgmh.org.tw/dept/VJ000

- 三軍總醫院癌症中心
  網址：https://wwwv.tsgh.ndmctsgh.edu.tw/unit/10062/31963

- 財團法人屏東基督教醫院癌症中心
  電話：08-7368686
  地址：屏東縣屏東市大連路60號
  網址：https://www.ptch.org.tw/ipfcc/ipf-cc_index.html

- 高雄榮民總醫院癌症防治中心
  電話：07-3422121分機8020
  地址：高雄市左營區大中一路386號
  網址：https://org.vghks.gov.tw/cancer/

- 高雄市立小港醫院癌症中心
  網址：http://www.kmhk.org.tw/cancer/

- 花蓮佛教慈濟綜合醫院癌症醫學中心
  電話：0800-200985
  地址：花蓮市中央路三段707號
  網址：https://hlm.tzuchi.com.tw/cancer/

- 基督教門諾會醫院癌症醫學中心
  電話：03-8241234
  地址：花蓮市民權路44號
  網址：https://www.mch.org.tw/Docs/61/Default.aspx

- 奇美醫院癌症中心
  電話：06-2812811 分機53971
  地址：臺南市永康區中華路901號
  網址：http://sub.chimei.org.tw/59017

- 光田綜合醫院癌症中心
  地址：（沙鹿總院）臺中市沙鹿區沙田路117號（電話 04-26625111）
  　　　（大甲分院）臺中市大甲區經國路321號（電話 04-26885599）
  網址：http://www.ktgh.com.tw/CANCER

- 天主教耕莘醫院癌症防治中心
  網址：https://www.cth.org.tw/?aid=52&pid=43

- 天主教聖馬爾定醫院癌症防治中心
  電話：05-2756000分機2271或專線：05-2779107
  地址：嘉義市大雅路二段565號（地下二樓）
  網址：http://www.stm.org.tw/cancer/

- 國泰綜合醫院癌症資訊網
  電話：02-2708-2121
  地址：臺北市仁愛路四段280號
  網址：https://www.cgh.org.tw/ac99/rwd1320/category.asp?category_id=129

- 臺北醫學大學附設醫院臺北癌症中心
  服務專線：02-66369060
  網址：https://www.cancertaipei.tw/

- 亞東紀念醫院癌症中心
  服務專線：02-77281709
  地址：新北市板橋區南雅南路二段21號 北棟腫瘤科暨血液科
  網址：https://www.femh.org.tw/section/sec-brief?CID=0208

- 中國醫藥大學附設醫院癌症中心
  電話：04-22052121
  地址：臺中市北區育德路2號
  網址：https://www.cmuh.cmu.edu.tw/Department/Detail?depid=112

- 臺大癌醫中心
  電話：02-23220322
  地址：臺北市大安區基隆路三段155巷57號
  網址：http://www.ntucc.gov.tw/ntucc/ Index.action